Entzündliche Orbitaerkrankungen

Springer-Verlag Berlin Heidelberg GmbH

Renate Unsöld · Gabriele Greeven

Entzündliche Orbitaerkrankungen

Klinik · Radiologie · Differentialdiagnose

Mit 495 zum Teil farbigen Abbildungen

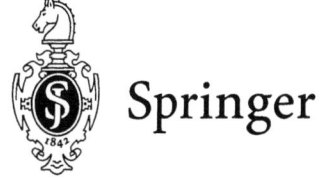

Springer

Prof. Dr. med. Renate Unsöld
Außerordentlicher Professor,
Medizinische Fakultät der Heinrich-Heine-Universität
Ärztin für Augenheilkunde
Blumenstraße 28, D-40212 Düsseldorf

Dr. med. Gabriele Greeven
Chefärztin des Institutes für Diagnostische Radiologie
am St. Elisabeth-Krankenhaus
Friedrich-Ebert-Straße 56, D-56564 Neuwied

ISBN 978-3-662-11685-2

Die Deutsche Bibliothek – CIP-Einheitsaufnahme
Unsöld, Renate: Entzündliche Orbitaerkrankungen : Klinik, Radiologie, Differential-
diagnose/Renate Unsöld ; Gabriele Greeven.
ISBN 978-3-662-11685-2   ISBN 978-3-662-11684-5 (eBook)
DOI 10.1007/978-3-662-11684-5

Dieses Werk ist urheberrechtlich geschützt. Die dadurch begründeten Rechte, insbesondere die der Übersetzung, des Nachdrucks, des Vortrags, der Entnahme von Abbildungen und Tabellen, der Funksendung, der Mikroverfilmung oder der Vervielfältigung auf anderen Wegen und der Speicherung in Datenverarbeitungsanlagen, bleiben, auch bei nur auszugsweiser Verwertung, vorbehalten. Eine Vervielfältigung dieses Werkes oder von Teilen dieses Werkes ist auch im Einzelfall nur in den Grenzen der gesetzlichen Bestimmungen des Urheberrechtsgesetzes der Bundesrepublik Deutschland vom 9. September 1965 in der jeweils geltenden Fassung zulässig. Sie ist grundsätzlich vergütungspflichtig. Zuwiderhandlungen unterliegen den Strafbestimmungen des Urheberrechtsgesetzes.

© Springer-Verlag Berlin Heidelberg 1997
Ursprünglich erschienen bei Springer-Verlag Berlin Heidelberg New York 1997

Die Wiedergabe von Gebrauchsnamen, Handelsnamen, Warenbezeichnungen usw. in diesem Werk berechtigt auch ohne besondere Kennzeichnung nicht zu der Annahme, daß solche Namen im Sinne der Warenzeichen- und Markenschutz-Gesetzgebung als frei zu betrachten wären und daher von jedermann benutzt werden dürften.
Produkthaftung: Für Angaben über Dosierungsanweisungen und Applikationsformen kann vom Verlag keine Gewähr übernommen werden. Derartige Angaben müssen vom jeweiligen Anwender im Einzelfall anhand anderer Literaturstellen auf ihre Richtigkeit überprüft werden.

Umschlaggestaltung: Erich Kirchner, Heidelberg
Satz: Fotosatz-Service Köhler OHG, 97084 Würzburg

SPIN 10554289   21/3135-54321 – Gedruckt auf säurefreiem Papier

Gewidmet unseren Lehrern und Freunden

Jack DeGroot
Alexander R. Margulis
und
Thomas H. Newton

Inhalt

1	Einleitung	1
2	Allgemeine Gesichtspunkte zur Diagnose entzündlicher Orbitaerkrankungen	3
	Anamneseerhebung	3
	Optimaler Einsatz bildgebender Verfahren	4
	Interdisziplinäre Zusammenarbeit	5
	Charakteristische äußere Erscheinungsbilder entzündlicher Orbitaerkrankungen, die eine Diagnose mit großer Sicherheit erlauben	6
	Ähnliches äußeres Erscheinungsbild ätiologisch unterschiedlicher Erkrankungen	7
	Unterschiedliches äußeres Erscheinungsbild von 8 Patienten mit klinisch gesicherter endokriner Orbitopathie	46
3	Endokrine Orbitopathie	57
	Definition und Pathogenese	57
	Psychosomatische Aspekte	58
	Klinisches Bild und CT-Befundmuster	58
	Polymyositische Form	58
	Mono- bzw. paucimyositische Form	69
	Dakryoadenitische Form	71
	Form des Fettgewebshydrops	72
	Differentialdiagnose	72
4	Entzündlicher Pseudotumor der Orbita	75
	Definition und Ätiologie	75
	Klinisches Bild und CT-Befundmuster	75
	Okuläre Myositis-Tendonitis	75
	Skleritisch-tenonitische Form	81
	Dakryoadenitische Form	84
	Mäßig diffus infiltrierende Form	86
	Massiv diffus infiltrierende Form	90
	Form des umschriebenen Weichteiltumors	92
	Form der aspetischen Thrombophlebitis mit fließendem Übergang zum Tolosa-Hunt-Syndrom	93
5	Entzündliche Erkrankungen der Tränendrüse und ihre Differentialdiagnosen	95
6	Entzündliche Orbitaveränderungen bei Nasennebenhöhlenerkrankungen und ihre Differentialdiagnosen	109
	Orbitale Komplikationen eitriger Sinusitiden	109
	Septische Thrombophlebitis	111
	Subperiostaler Abszeß	112

Eitereinbruch in die Orbita 113
Septische Sinus-cavernosus-Thrombose 114

7 Darstellungen klinisch und histologisch gesicherter
  entzündlicher Orbitaerkrankungen und ihrer Differentialdiagnosen – Auswahl nach didaktischen Kriterien 117

8 Ähnliche computertomographische Befunde bei ätiologisch
  unterschiedlichen Erkrankungen 175
  Verbreiterung einzelner Augenmuskeln 175
  Diffuse Infiltration der Orbita 179
  Einseitige Verbreiterung des Sinus cavernosus 183

9 Charakteristische computertomographische Befunde,
  die eine Diagnose mit großer Sicherheit erlauben 185

Literatur 189
Sachverzeichnis 193

1 Einleitung

Entzündungen orbitaler Gewebe verursachen den überwiegenden Teil aller Orbitaerkrankungen. Ihre Abgrenzung gegeneinander und gegen andere Krankheitsprozesse, vor allem Neoplasien, ist oft schwierig und auf der Basis der klinischen Befunde allein nicht möglich.

Die Dünnschicht-CT ist noch immer das aussagekräftigste bildgebende Verfahren zur Differenzierung pathologischer Prozesse im Bereich des Gesichtsschädels und der vorderen Schädelbasis, das in besonderen Fällen von der Sonographie und der MRT sinnvoll ergänzt wird. Die gleichzeitige Berücksichtigung einer genauen Anamnese und Familienanamnese, des klinischen Bildes und der computertomographischen Befundmuster erlaubt in den meisten Fällen die differentialdiagnostische Einordnung. Wo dies nicht möglich ist – z. B. bei amorphen Weichteilmassen oder dichten Infiltrationen – zeigt die CT den günstigsten Zugangsweg für eine klärende Biopsie.

Im vorliegenden Text werden die klinischen Merkmale der häufigsten entzündlichen Orbitaerkrankungen kurz systematisch beschrieben, ihre charakteristischen computertomographischen Befundmuster demonstriert und die wichtigsten klinischen und computertomographischen Kriterien für ihre Differentialdiagnose herausgearbeitet.

Anschließend sind ausgewählte klinisch und histologisch gesicherte Fälle nach didaktischen Gesichtspunkten so dargestellt, daß sie die Vertiefung wichtiger differentialdiagnostischer Kriterien ermöglichen. Die Anordnung der Befunde erfolgt so, daß auf der einen Seite die klinischen Daten zusammengefaßt, auf der anderen Seite die radiologischen Befunde, differentialdiagnostischen Erwägungen und definitiven Diagnosen aufgeführt sind.

Die Fälle sind bewußt nicht nach Gruppen geordnet. Auf diese Weise soll dem Leser die Wissensüberprüfung an konkreten klinischen Fallbeispielen erleichtert werden. Eine absichtlich sehr begrenzte Anzahl von Übersichtsarbeiten bzw. für die Differentialdiagnose wichtiger Einzelarbeiten ist am Ende des Buches aufgeführt.

Die nach didaktischen Gesichtspunkten ausgewählten Fallbeispiele entstammen einem Krankengut von ca. 4000 in mehr als 15 Jahren untersuchten eigenen Fällen von Orbitaerkrankungen, von denen ca. 1000 Beispiele als Fallsammlung aufgearbeitet sind.

2 Allgemeine Gesichtspunkte zur Diagnose entzündlicher Orbitaerkrankungen

Bei manchen Orbitaerkrankungen ist auf Grund des charakteristischen Aspekts eine klinische Diagnose auf Anhieb mit großer Sicherheit zu stellen, wie beispielsweise bei der typischen endokrinen Orbitopathie (Fall 1). Nicht selten ergeben sich jedoch durch zusätzliche anatomische oder klinische Besonderheiten im Einzelfall atypische Bilder (Fälle 28, 30, 31, 33 und 34). Erstaunlich häufig finden sich aber auch nahezu identische äußere Erscheinungsbilder bei ätiologisch sehr unterschiedlichen Erkrankungen, wie beispielsweise subperiostalen Abszessen, malignen Tumoren und unspezifischen Orbitaentzündungen, die sehr unterschiedliche therapeutische Maßnahmen erfordern (Fälle 3-26). Beachtlich ist oft auch das breite klinische Spektrum einzelner Krankheitseinheiten, wie etwa „der endokrinen Orbitopathie" (Fälle 27-34).

Ähnliches gilt auch für CT- und MRT-Bilder. Bei vielen Erkrankungen läßt sich auf Grund dieser Bilder die Diagnose mit großer Sicherheit stellen, bei anderen ist zur Diagnosestellung der klinische Befund unbedingt erforderlich. So können beispielsweise ätiologisch sehr unterschiedliche Läsionen zur Auftreibung einzelner Augenmuskeln (Tafel 15) oder zum Bild einer diffusen Infiltration der Orbita mit Maskierung der orbitalen Strukturen führen (Tafel 16). Deshalb ist es wichtig, neben der Beachtung des klinischen Aspekts auch eine sehr genaue Anamnese zu erheben, bei der z.B. eine Traumavorgeschichte, eine Vorgeschichte klinisch immunologischer Erkrankungen des Patienten und seiner direkten Verwandten, HNO-ärztlicher Erkrankungen und vorausgegangener Operationen etc. zu erfassen sind.

Diese Erkenntnisse sollten in konzentrierter, aber möglichst vollständiger Form dem Radiologen mitgeteilt werden, damit bereits die Untersuchungstechnik so gewählt werden kann, daß die diagnostische Kapazität der Untersuchungsmethode voll genutzt wird. Dies läßt sich eindrücklich an der Diagnose von z.B. venösen Gefäßerkrankungen zeigen, die häufig erst mit einer Dünnschichttechnik in Kopftieflage nachweisbar sind (Fall 106).

Wenn die Diagnose weder auf Grund des klinischen Aspekts noch der internistischen und HNO-ärztlichen Befunde noch der Ergebnisse der bildgebenden Verfahren zu stellen ist, muß die Biopsie Klärung bringen. Hier zeigt das bildgebende Verfahren in der Regel den optimalen Zugangsweg.

Bei Veränderungen der Tränendrüse allerdings ist bei der Biopsie einseitiger Prozesse, die den Verdacht auf primäre epitheliale Neoplasien nahelegen, große Vorsicht geboten. Denn Rezidivhäufigkeit, maligne Entartung und Mortalitätsrate werden bei diesen Tumoren durch eine Biopsie oder eine Anoperation um ein Vielfaches gesteigert. In diesen Fällen ist eine primäre En-bloc-Resektion mit angrenzendem Knochen erforderlich.

Anamneseerhebung
Angesichts des breiten Spektrums ätiologisch sehr unterschiedlicher entzündlicher Orbitaerkrankungen und ihrer Differentialdiagnose empfiehlt sich eine sehr ausführliche Anamneseerhebung, ggf. auch die Erhebung einer Familienanamnese hinsichtlich systemischer entzündlicher Erkrankungen und Tumorerkrankungen. Wichtig ist besonders, nach vorausgegangenen Traumen und Operationen zu fragen. Oft ergeben sich daraus wichtige Gesichtspunkte für die Interpretation der CT- oder MRT-Bilder, wie z.B. die Erklärung für Knochendefekte und für intramuskuläre Hämatome, Luftemphyseme, granulomatöse Entzündungen nach Nasennebenhöhlenoperationen oder das Eindringen von Fremdkörpern in die Orbita etc. Dabei ist es wichtig, auch lange zurückliegende Traumen und Operationen zu erfassen. Denn manche Veränderungen führen zu Spätkomplikationen wie etwa einer Schrumpfung von Nasennebenhöhlen nach Nasennebenhöhlenoperationen oder der Bildung von Mukozelen, gelegentlich auch zu zeitlich versetzt auftretenden posttraumatischen Sinus-cavernosus-Fisteln, die sich auf diese Weise leicht erklären lassen. Bei Kindern ist zu berücksichtigen, daß sie häufig infolge von

unerlaubten Streichen eingetretene Traumen und Fremdkörperverletzungen aus Angst verschweigen.

Andererseits besteht aber auch die Gefahr, daß Bagetelltraumen zur Erklärung schwerwiegender pathologischer Orbitaprozesse angeführt werden, die traumaunabhängig sind, was mitunter zu einer Verzögerung adäquater diagnostischer und therapeutischer Maßnahmen führt. Dies ist besonders nachteilig bei malignen Prozessen, z. B. einem Rhabdomyosarkom, einem Neuroblastom oder leukämischen Infiltrationen.

Da ein großer Teil entzündlicher Orbitaerkrankungen auf pathologischen Immunprozessen beruht (endokrine Orbitopathie, manche Formen des entzündlichen Pseudotumors, orbitale Weichteiltumoren im Rahmen der Panarteriitis nodosa und Wegenerschen Granulomatose etc.), sollte auch eine sehr genaue Familienanamnese bezüglich entzündlicher Systemerkrankungen erhoben werden, da diese Erkrankungen häufig genetisch prädisponiert und entsprechende Erkrankungen in einzelnen Familien oft über viele Generationen nachweisbar sind.

Nicht selten entwickelt auch ein und derselbe Patient in verschiedenen Lebensphasen verschiedene Autoimmunerkrankungen, so daß die Kenntnis früherer Autoimmunerkrankungen die Diagnose des aktuellen Krankheitsprozesses erleichtern kann.

Auch nach vorausgegangenen respiratorischen Infekten und den zu ihrer Behandlung angewandten Therapien sollte gefragt werden, um Komplikationen beispielsweise eitriger Sinusitiden, die durch antibiotische oder entzündungshemmende Anbehandlung mitigiert und atypisch verlaufen, trotzdem richtig einordnen zu können. So lassen sich etwa durch anbehandelte subperiostale Abszesse entstandene orbitale und zerebrale Komplikationen richtig einordnen und rechtzeitig erkennen. Oftmals ist die Orbita der primäre Manifestationsort von Metastasen entfernter Tumoren oder generalisierter leukämischer Infiltrationen, so daß eine genaue Anamneseerhebung hinsichtlich vorausgegangener internistischer Erkrankungen und pathologischer Laborbefunde wichtig ist.

Bei einem akromegalen Habitus sollte man daran denken, daß eine diffuse Verbreiterung mehrerer Augenmuskeln im Zusammenhang mit somatropinproduzierenden Hypophysenadenomen auch bei ungestörtem Regelkreis der Schilddrüsenhormonproduktion und ohne Schilddrüsenerkrankung vorkommen kann (Fall 45). Die pathogenetischen Zusammenhänge sind im einzelnen noch nicht geklärt.

Optimaler Einsatz bildgebender Verfahren
Viele Fehldiagnosen und Verzögerungen der Diagnosestellung mit oft schwerwiegenden Folgen lassen sich durch einen überlegten und gezielten Einsatz der bildgebenden Diagnostik vermeiden.

Veränderungen in den vorderen beiden Dritteln der Orbita, wie z. B. kavernöse Hämangiome, Sinus-cavernosus-Fisteln mit einer typischen Flußumkehr, Schwellungen multipler Augenmuskeln beider Orbitae bei endokriner Orbitopathie etc., lassen sich mit großer diagnostischer Sicherheit sonographisch richtig einordnen. Hingegen bleiben Veränderungen oder Anteile von Veränderungen im hinteren Drittel der Orbita aus methodischen Gründen ebenso unerkannt wie die meisten knöchernen Veränderungen. Dadurch kann es zur Fehleinschätzung sekundärer Veränderungen im Bereich der vorderen Orbitaabschnitte kommen, die dann zu einer Verzögerung der Diagnostik – beispielsweise in das Schädelinnere vorwachsender Meningeome oder von Malignomen der Nasennebenhöhlen – führen.

Viele entzündliche Orbitaerkrankungen und ihre Differentialdiagnose lassen sich nur bei Verwendung einer Dünnschichttechnik diagnostisch hinlänglich sicher erkennen.

Auf die Orbita begrenzte Veränderungen sind wegen der großen Dichteunterschiede der orbitalen Gewebe meist auch ohne Kontrastmittel gut nachzuweisen. Die sichere Darstellung sich in das Schädelinnere ausdehnender pathologischer Prozesse, insbesondere von Meningeomen und Metastasen im Bereich der vorderen Schädelgrube, erfordert eine intravenöse Kontrastmittelgabe und/oder eine zusätzliche MRT-Untersuchung. Bei venösen Gefäßfehlbildungen entscheidet oft die Untersuchungstechnik in Kopftieflage über die Nachweisbarkeit der Veränderung (Fall 106).

Viele entzündliche Orbitaprozesse (und ihre Differentialdiagnosen) gehen mit Veränderungen der die Orbita begrenzenden Knochen oder mit Verkalkungen einher, z. B. Phlebolithen bei venösen Gefäßfehlbildungen, Kalkeinlagerungen bei sklerosierenden Entzündungen, Fremdkörpern innerhalb von Fremdkörpergranulomen. Diese Krankheitsprozesse werden wegen der unzureichenden Darstellung von knöchernen Strukturen und Verkalkungen bei der MRT-Untersuchung häufig nicht richtig eingeordnet. Dies gilt vor allem für dickere Schichttechniken der MRT, bei denen die Abgrenzung von lufthaltigen Nasennebenhöhlen, knöchernen Strukturen und großen Gefäßen gegeneinander schwierig ist.

Daher ist u. E. die Dünnschicht-CT bei optimaler Untersuchungstechnik nach wie vor die Methode der Wahl für die primäre Untersuchung von Läsionen im Bereich der Orbita und auch der vorderen Schädelbasis. Sie läßt sich jedoch in vielen Fällen durch Untersuchungen mit Ultraschall oder durch eine MRT um wichtige zusätzliche Informationen ergänzen.

Generell sollten die bildgebenden Verfahren nicht im Sinne eines Screenings eingesetzt, sondern in gezielter Auswahl bzw. sinnvoller Aufeinanderfolge vorgenommen werden.

Bei der Dünnschicht-CT der Orbita empfiehlt sich als Schichtebene der Wahl ein negativer Winkel von etwa −20° zur Orbitomeatallinie, damit auch die Strukturen der Orbitaspitze und des Canalis opticus optimal dargestellt werden. Dies ist insbesondere bei solchen Prozessen wichtig, die sich von der Orbita durch die Fissura orbitalis superior oder den Canalis opticus in das Schädelinnere erstrecken können, sowie für die Untersuchung der Lagebeziehung des Sehnervs zur A. carotis interna innerhalb des Canalis opticus.

Interdisziplinäre Zusammenarbeit

Da in vielen Fällen die richtige Interpretation der radiologischen Befunde von der Kenntnis der klinischen Befunde abhängt, ist auf diesem Gebiet eine enge Kooperation zwischen Klinikern und Radiologen von besonderer Bedeutung. Entweder muß eine detaillierte Angabe der anamnestischen und klinischen Daten vom Kliniker an den Radiologen oder eine gemeinschaftliche Besprechung der Befunde erfolgen. Je früher und ausführlicher die Kommunikation stattfindet, um so eher wird sie zu einer Optimierung der Wahl der Untersuchungstechnik beitragen können.

Durch eine enge Kooperation lassen sich erfahrungsgemäß falsch-negative Befundungen und Fehlinterpretationen ebenso verringern wie – durch Vermeidung weiterer unnötiger Untersuchungen – die Kosten.

Viele entzündliche Erkrankungen der Orbita sind wie ihre Differentialdiagnosen mit entzündlichen und neoplastischen Systemerkrankungen, Erkrankungen aus dem Gebiet der HNO-Heilkunde, der Neurologie, der Neuropädiatrie und Neurochirurgie assoziiert. Deshalb erfordert ihre adäquate Diagnose und Therapie neben dem Wissen um diese Zusammenhänge auch eine enge interdisziplinäre Zusammenarbeit innerhalb dieser Fächer. Sie ist die Voraussetzung für eine optimale Behandlung dieser diagnostisch schwierigen Patientengruppe, die sich häufig primär an den Augenarzt wendet.

Nicht zuletzt ist eine enge interdisziplinäre Zusammenarbeit zwischen Klinikern und Chirurgen dieser Fächer und den radiologischen Kollegen auch für die richtige Interpretation postoperativer Befunde sowie für die Überprüfung der Wirksamkeit verschiedener Therapieformen unerläßlich.

Insbesondere bei den orbitalen Komplikationen chronischer Systemerkrankungen und Neoplasien hängen die Lebensqualität und die Lebenserwartung nicht selten von der Effektivität dieser interdisziplinären Zusammenarbeit ab.

Charakteristische äußere Erscheinungsbilder entzündlicher Orbitaerkrankungen, die eine Diagnose mit großer Sicherheit erlauben

Tafel 1

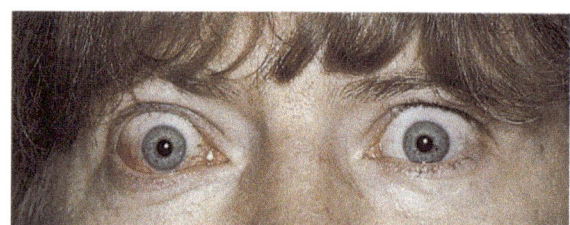

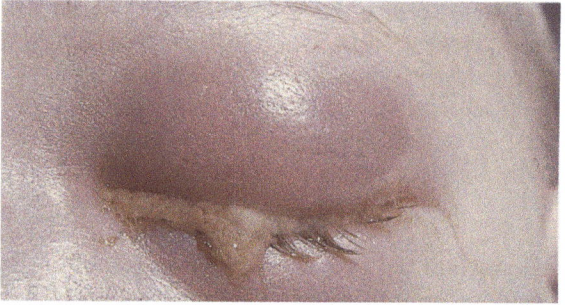

Diagnose 1: Charakteristische endokrine Orbitopathie mit Protrusio bulbi beidseits, Oberlidretraktion und periorbitaler Weichteilschwellung.

Diagnose 2: Eitrige „Orbitalphlegmone" mit Eiteraustritt in die Lidspalte.

Ähnliches äußeres Erscheinungsbild ätiologisch unterschiedlicher Erkrankungen

Tafel 2

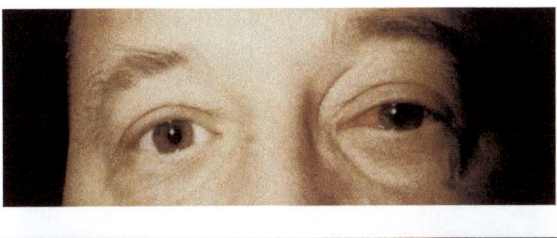

3

4

Beide Patienten weisen eine einseitige periorbitale Schwellung und Rötung, eine Ptosis und eine konjunktivale Injektion auf.

Fall 3

J. M. 49jähriger Mann

Anamnese und klinischer Befund

Vor einem Jahr endonasale Kieferhöhlen- und Siebbeinoperation. Postoperativ Doppelbilder und Schmerzen. Mit CT und MRT Nachweis einer Raumforderung im Bereich des M. rectus medialis links.

9 Monate später mediale Orbitotomie wegen zunehmender Sehverschlechterung.

Histologie: „Veränderungen wie bei Pseudotumor orbitae."

Kortisontherapie. Nach Reduktion der Kortisontherapie erneut Schmerzen, Motilitätsstörungen und periorbitale Schwellung.

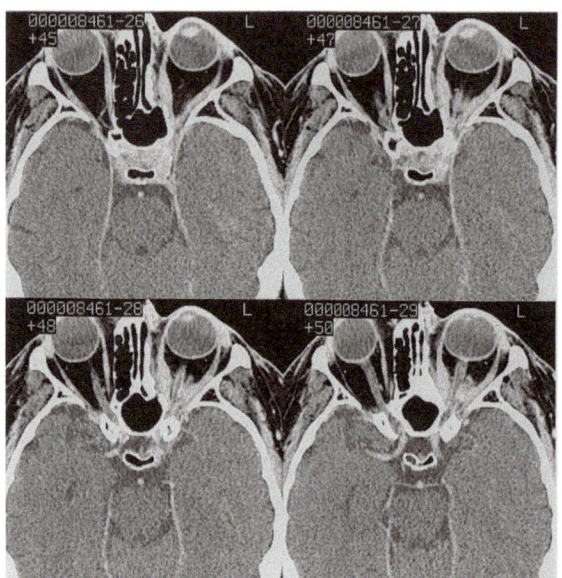

3.1

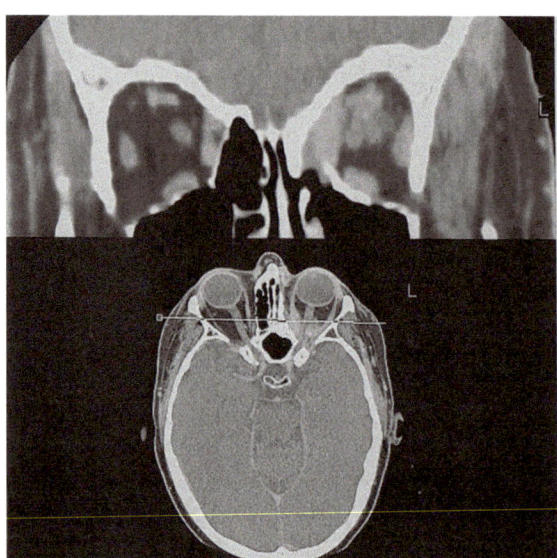

3.2

CT (3.1, 3.2)

Zustand nach Radikaloperation der linken Siebbeinzellen und medialer Orbitotomie. Die mediale Orbitawand und der mediale Anteil des Orbitadachs sowie des Orbitabodens fehlen. Der entstandene Hohlraum im Bereich der Siebbeinzellen wird partiell ausgefüllt durch weichteildichte Zonen, die sich auch in die Orbitaspitze ausdehnen, so daß der Sehnerv in diesem Bereich als bandförmige Zone erniedrigter Dichte zur Darstellung kommt. Der benachbarte M. rectus medialis ist spindelförmig verdickt und in die Operationshöhle verlagert.

Diagnose

Nach Radikaloperation der linken Siebbeinzellen und medialer Orbitotomie postoperativ große Knochendefekte der medialen Orbitawand mit ausgedehntem Narbengewebe in diesem Bereich und in der Orbitaspitze sowie spindelförmiger Auftreibung und Verlagerung des M. rectus medialis in die Operationshöhle.

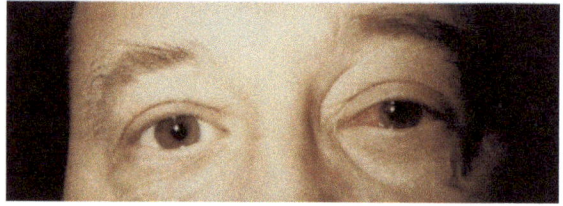

3.3

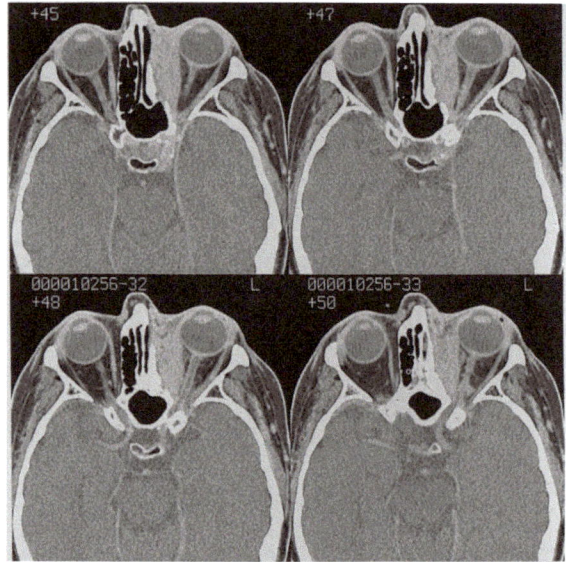

3.4

CT (3.3, 3.4)

8 Monate später Volumenzunahme der weichteildichten Zonen in der Operationshöhle mit Verdrängung des M. rectus medialis in Richtung Orbitamitte.

Diagnose
Rezidiv der reaktiven granulomatösen Entzündung.

Zwischenzeitlich Operation wegen „Narbenbildung" im Bereich des Augenmuskels. Unverändert Doppelbilder.

Seit 3 Monaten erneute Kortisontherapie mit klinischer Befundbesserung.

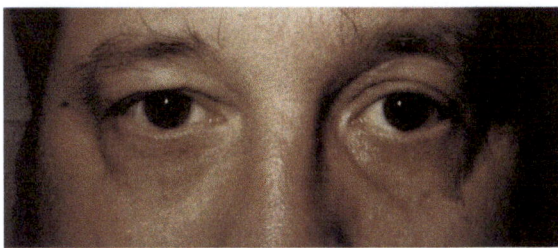

3.5

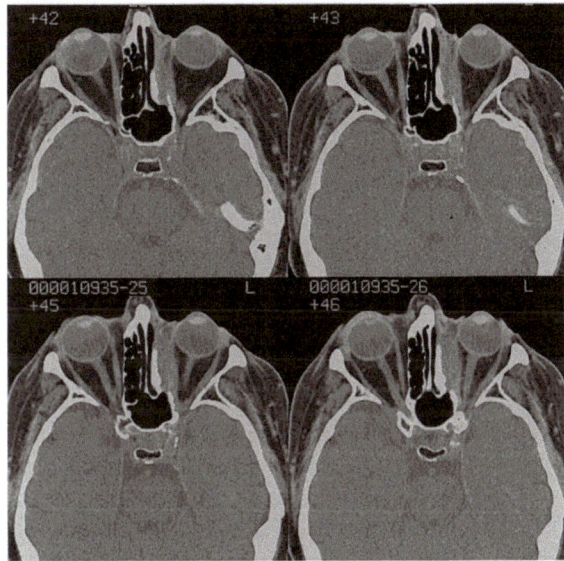

3.6

CT (3.6)
1 Jahr nach dem 1. CT ist der entstandene Hohlraum im Bereich der linken Siebbeinzellen vollständig ausgefüllt durch eine homogene weichteildichte Zone, in der der M. rectus medialis kaum noch abgrenzbar ist. Insgesamt jedoch Befundbesserung.

Diagnose
Granulomatöses Gewebe im ehemaligen Siebbeinbereich links mit Ausdehnung in die Orbita.

Histologie
Granulomatöse Entzündungsreaktion (kein Morbus Wegener).

K.K., 54jährige Frau

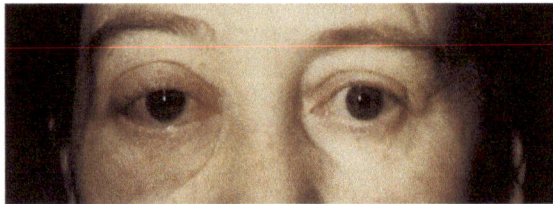

4.1

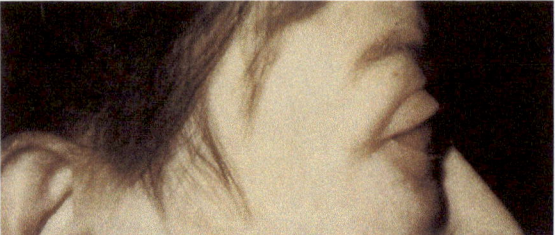

4.2

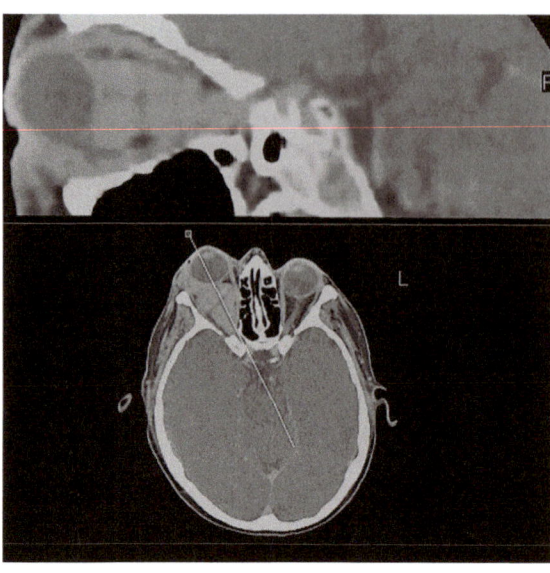

4.4

Anamnese und klinischer Befund
Seit 9 Jahren Protrusio bulbi rechts, seit einem halben Jahr erhebliche Zunahme.

Druckgefühl hinter dem rechten Auge. Eingeschränkte Bulbusbeweglichkeit in alle Richtungen und Doppelbilder bei extremem Blick nach rechts. Keine Visusminderung. Geschwollene Lider.

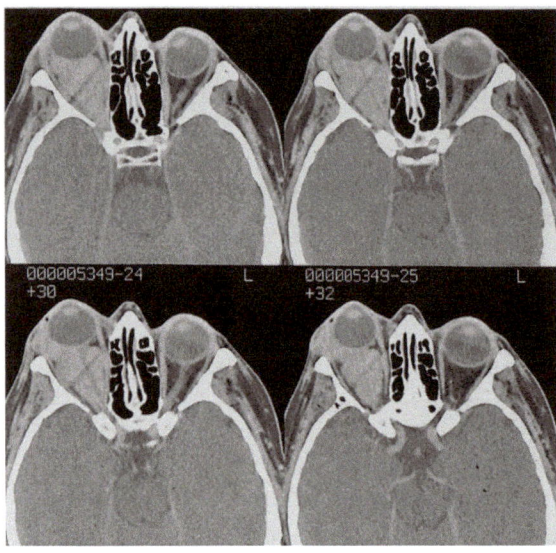

4.3

CT (4.3, 4.4)
Große, glatt begrenzte, polyzyklische Raumforderung im rechten Intrakonalraum, in der der Sehnerv als bandförmige Zone erniedrigter Dichte zur Darstellung kommt. Impression der Bulbuswand von dorsal und Protrusio bulbi.

Differentialdiagnose
Optikusscheidenmeningeom, langsam wachsendes Lymphom oder entzündlicher Pseudotumor der Orbita oder Metastase eines bisher unbekannten Primärtumors.

Bioptische Abklärung erforderlich.

Bioptische Sicherung eines niedrigmalignen Non-Hodgkin-Lymphoms mit Überwiegen der T-Zell-Reihe. Orbitabestrahlung.

Einen Monat später Magenbiopsie: Verdacht auf Maltom.

7 Monate später Gastrektomie mit Nachweis eines Maltoms (Antes 1997). Chemotherapie.

(Fortsetzung s. S. 11)

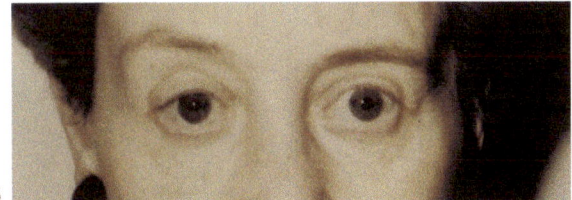
4.5

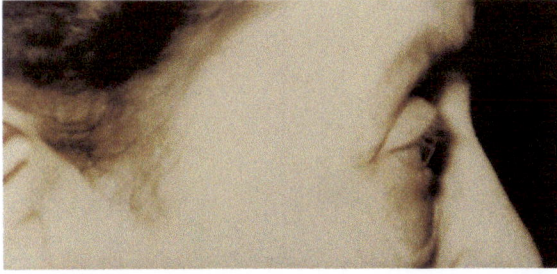
4.6

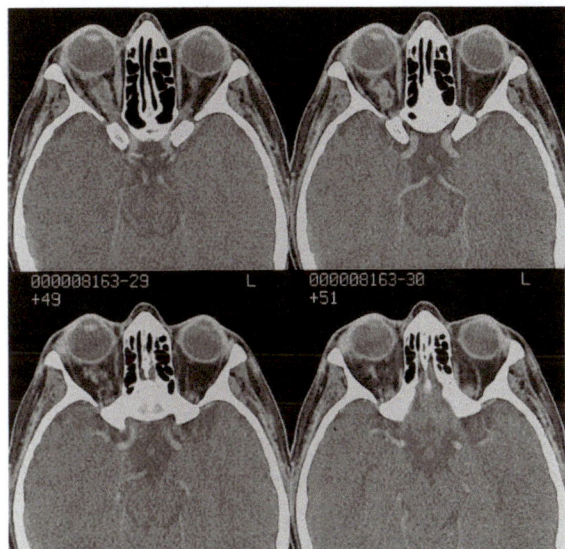
4.7

CT (4.7, 4.8)
Ein Jahr später bandförmige Zonen erhöhter Dichte um den Sehnerv, der als Zone erniedrigter Dichte zur Darstellung kommt. Rückgang der Protrusio bulbi.

Diagnose
Nach Radiatio und Chemotherapie gute Rückbildung des bioptisch gesicherten Lymphoms.

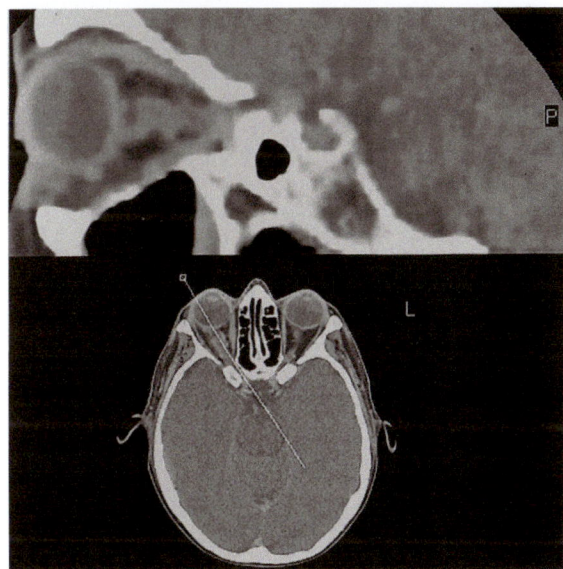
4.8

Tafel 3

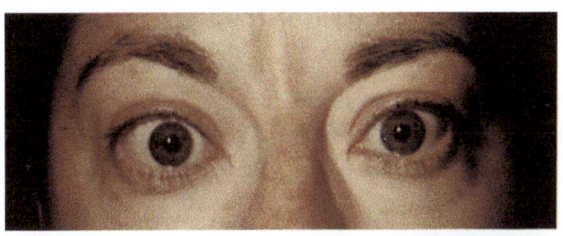

5

6

Beide Patientinnen weisen weite Lidspalten mit einer Oberlidretraktion über den Limbusrand hinaus auf.

W. B., 44jährige Frau

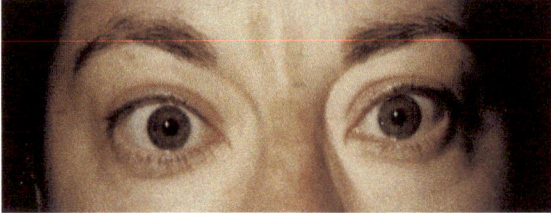

5.1

Anamnese und klinischer Befund
Protrusio bulbi, rechts mehr als links.

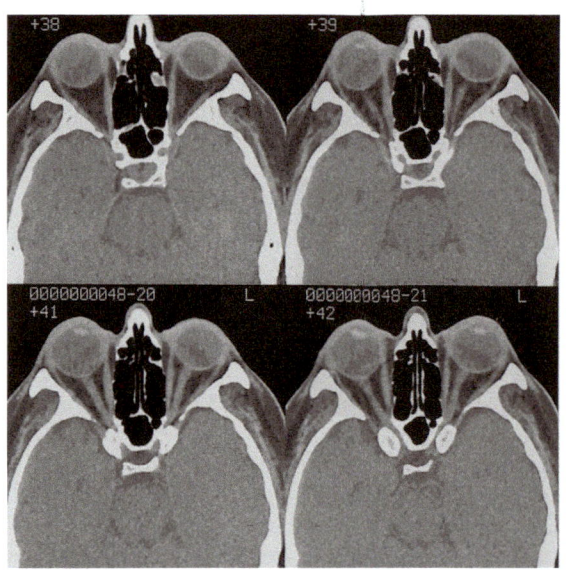

5.2

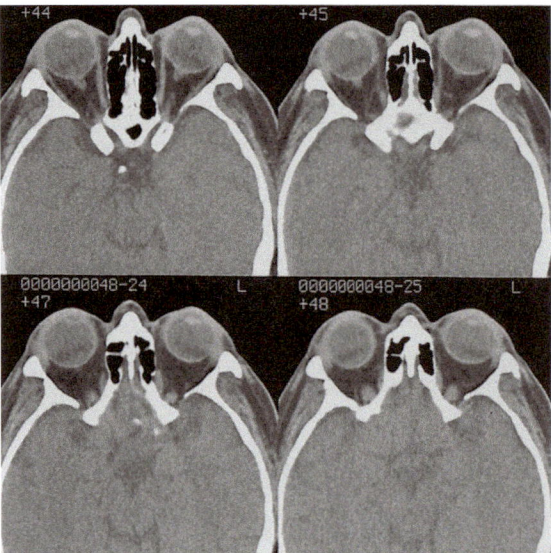

5.3

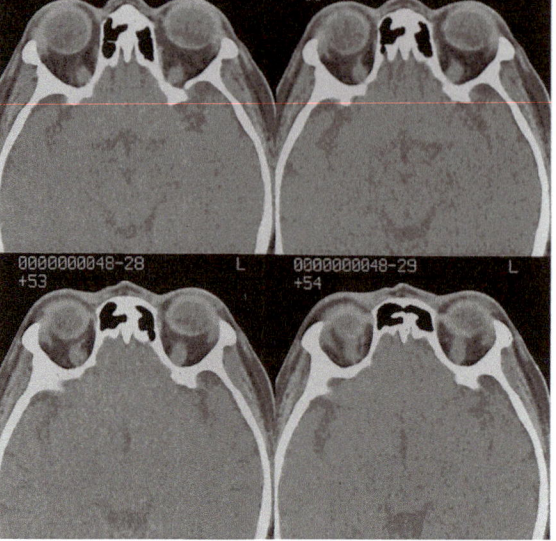

5

CT
Kleine Orbitae und dadurch bedingte Vortäuschung einer Protrusio bulbi.

Kommentar
Den klinischen Verdacht auf eine endokrine Orbitopathie bestätigt die CT nicht. Außerdem sind nach Angaben der Patientin die „großen Augen" seit Kindheit bekannt.

P. G., 31jährige Frau

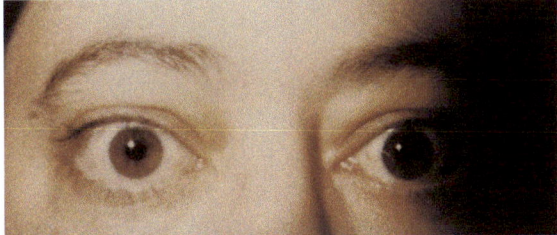

6.1

Anamnese und klinischer Befund
Hyperthyreose und endokrine Orbitopathie seit einem Jahr bekannt. Zunächst thyreostatische Therapie, dann vor 7 Monaten subtotale Thyreoidektomie. Erfolglose Kortisontherapie.
  Exophthalmus beidseits und Oberlidretraktion sowie Hebungseinschränkung.

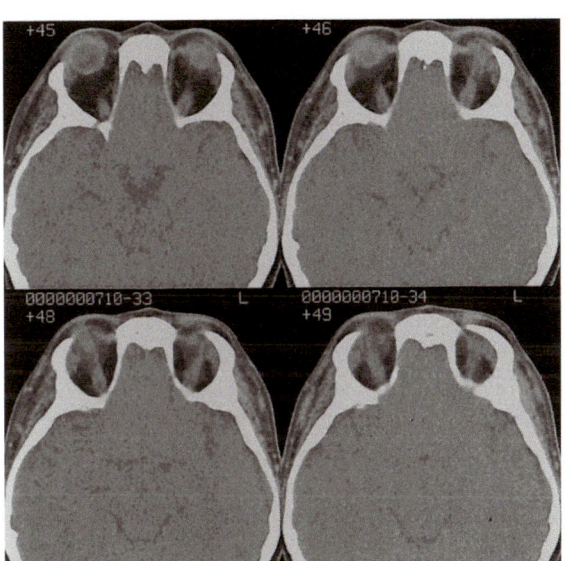

CT
Geringe Verbreiterung des oberen Augenmuskelkomplexes beidseits, geringer Fettgewebshydrops beidseits und geringe Vergrößerung der Tränendrüsen.

Diagnose
Endokrine Orbitopathie, vorwiegend dakryoadenitische Form.

6.2

6.3

Tafel 4

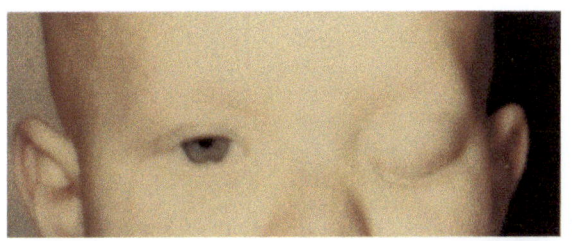
7

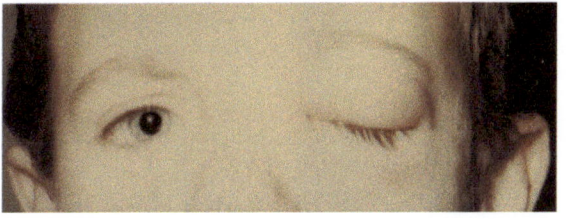
8

Bei beiden Kindern bestehen eine einseitige Protrusio bulbi links, eine Lidschwellung und eine vollständige Ptosis.

H. A., 4 Monate altes Mädchen

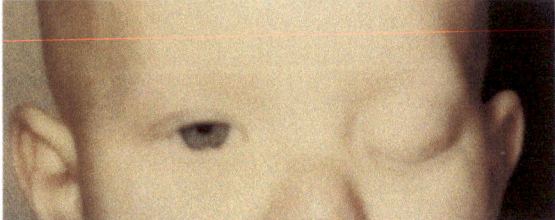

7.1

Anamnese und klinischer Befund
Seit 2 Wochen zunehmende Ptosis links. Schreiattacken. EEG ohne Befund.

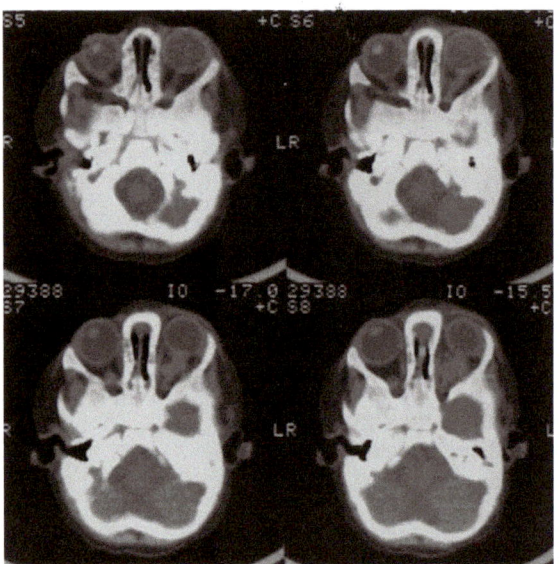

7.2

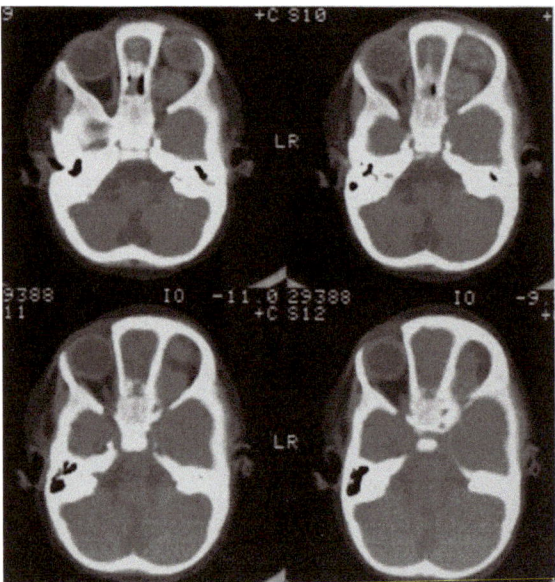

7.3

CT
Große, solide, polyzyklische begrenzte Raumforderung im oberen Intrakonalraum links.

Differentialdiagnose
Rhabdomyosarkom oder Metastase eines Neuroblastoms.

Histologie
Rhabdomyosarkom.

Verlauf
Nach Chemotherapie vollständige Rückbildung.

Kommentar
Bei einer intrakonalen Raumforderung im Säuglingsalter kommt bei fehlendem Nachweis eines Neuroblastoms vorwiegend ein Rhabdomyosarkom in Frage. Das Fehlen knöcherner Veränderungen oder eines Nasennebenhöhlenprozesses spricht gegen das Vorliegen einer Histiozytose X oder einer Osteomyelitis.

Fall 8

B. O., 4jähriger Junge

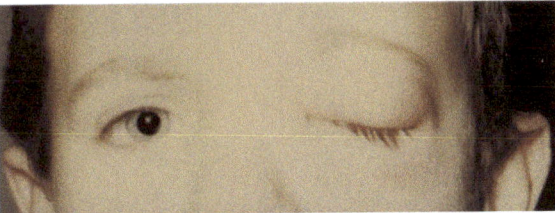
8.1

Anamnese und klinischer Befund
Seit 14 Tagen Erkältung mit Schnupfen, verstopfter Nase und Fieber bis 38,8 °C.
Jetzt erhebliche Weichteilschwellung der Periorbita links.

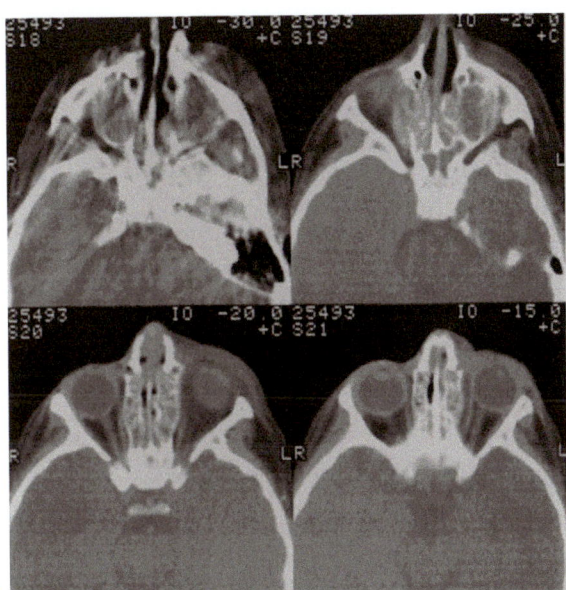
8.2

CT
Vollständige Verschattung beider Kieferhöhlen und der Siebbeinzellen. Weichteilschwellung im Bereich des Gesichtsschädels und der Periorbita. Scharf begrenzte Zone erhöhter Dichte im medialen Extrakonalraum mit Verlagerung des benachbarten M. rectus medialis nach lateral.

Diagnose
Pansinusitis mit Weichteilphlegmone der Periorbita links und subperiostalem Abszeß.

Verlauf
Nach antibiotischer Therapie vollständige Rückbildung der Symptomatik.

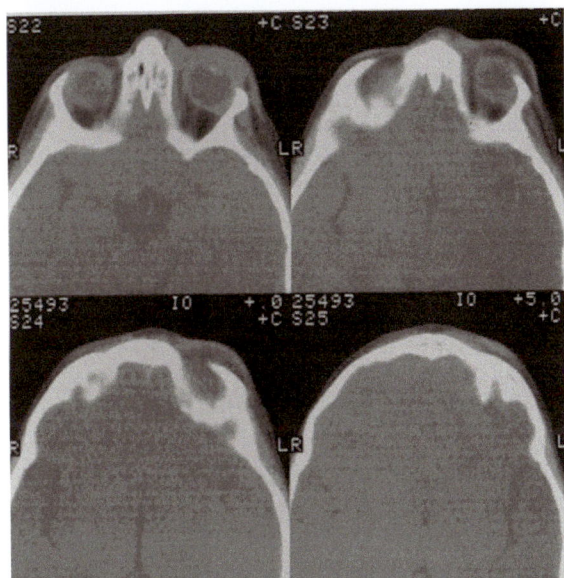
8.3

Tafel 5

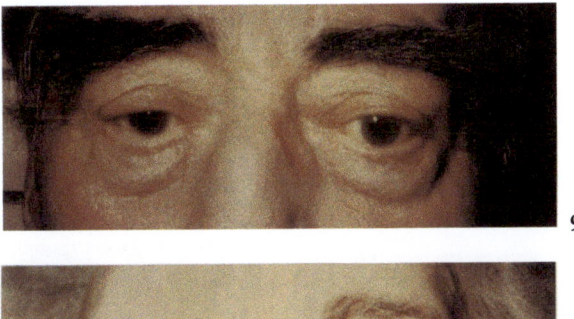

9

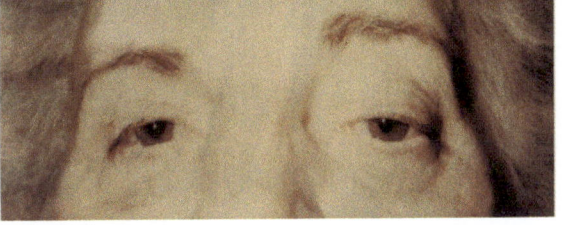

10

Bei beiden Patienten besteht eine einseitige Protrusio bulbi.

Fall 9

B. F., 77jähriger Mann

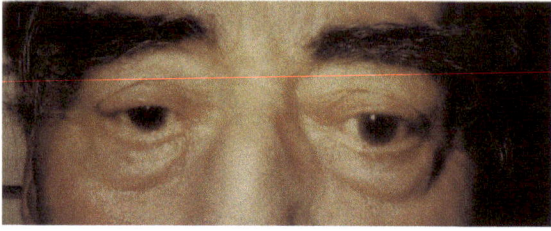
9.1

Anamnese und klinischer Befund
Hyperthyreose und thyreostatische Therapie vor 6 Jahren.
 Bei Kontrolle vor 2 Jahren Euthyreose.
 Seit einem Monat linksseitiger Exophthalmus, Chemosis, Konjunktivitis, verstärkter Tränenfluß und Doppelbilder.
 Überprüfung der Schilddrüsensituation am Vortag: Euthyreose.

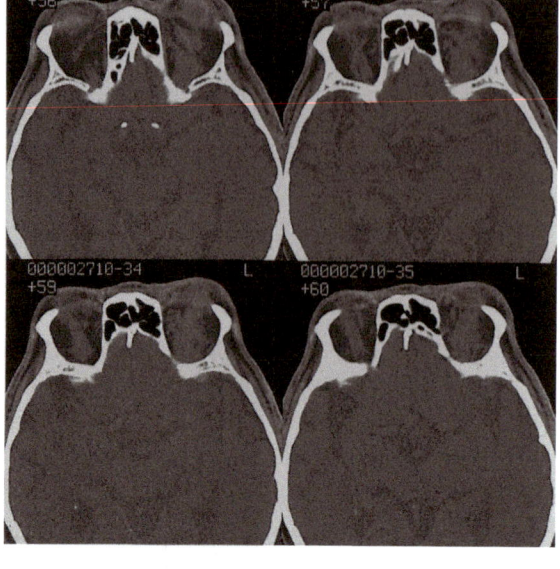
9.4

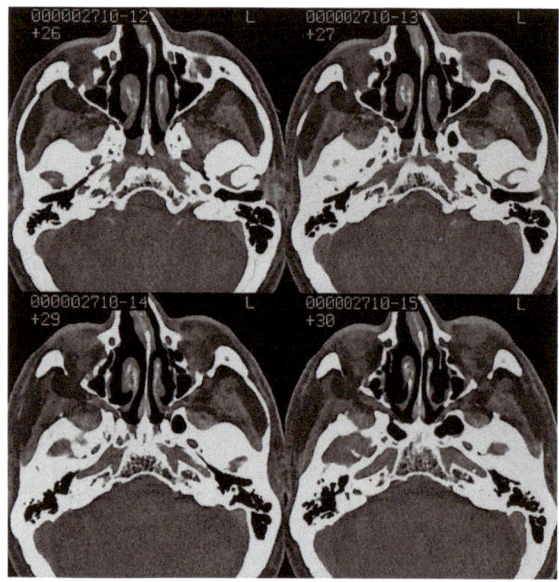
9.2

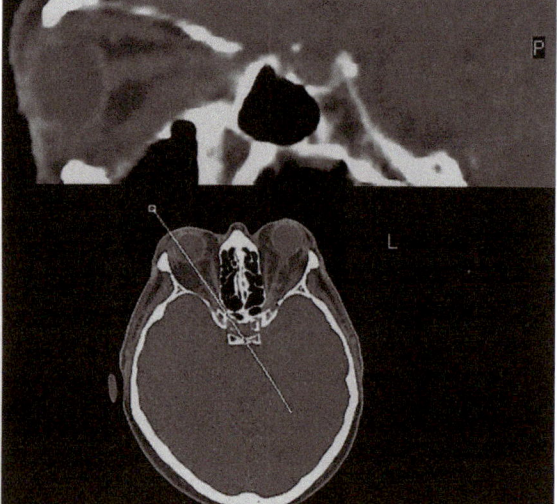
9.3

9.5

CT
Erhebliche Verdickung aller Augenmuskeln und Stauung der orbitalen Venen mit Exophthalmus beidseits, links mehr als rechts. Exkavation des rechten Orbitabodens, partiell auch Druckusur und Herniation von orbitalem Fett: spontane Dekompression.

Diagnose
Polymyositische Form der endokrinen Orbitopathie mit ausgeprägter Venenstauung.

Kommentar
Infolge der spontanen Dekompression rechts ist die Protrusio bulbi deutlich geringer als links.

Fall 10

W. C., 67jährige Frau

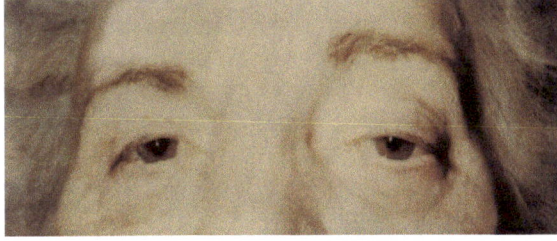

10.1

Anamnese und klinischer Befund
Exophthalmus links seit vielen Jahren (auf alten Fotos erkennbar).

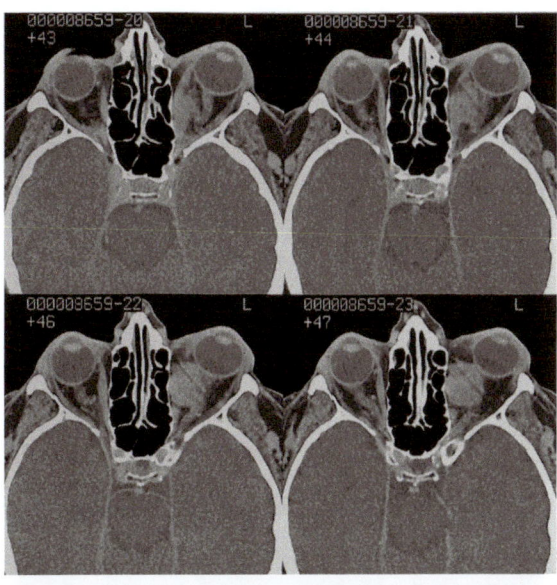

10.2

10.3

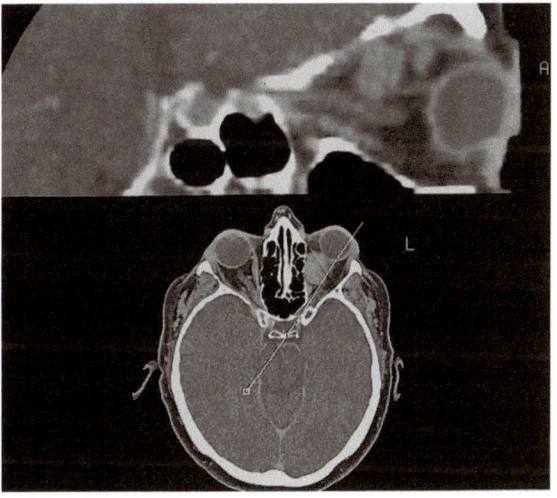

10.4

(Fortsetzung s. S. 24)

Fall 10

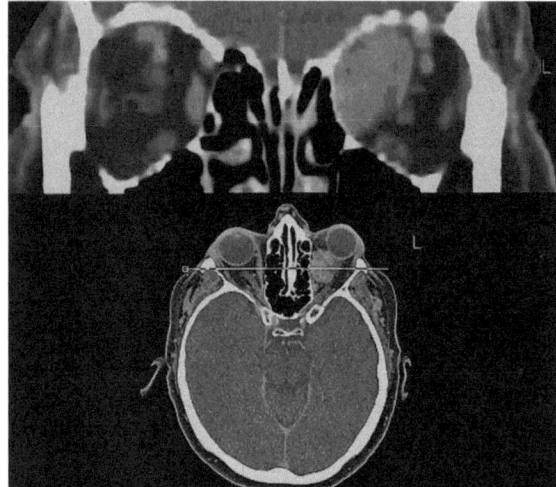

10.5

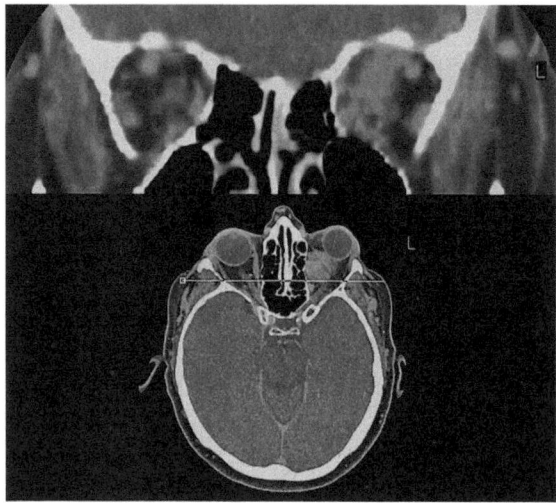

10.6

CT
Im oberen inneren Intrakonalraum links große rundliche Raumforderung mit Exkavation der benachbarten Lamina papyracea und erheblicher Verlagerung des Bulbus nach vorn. Beidseits prominente Vv. ophthalmicae superiores und kleine venöse Konvolute.

Diagnose
Venöse Gefäßfehlbildung.

Kommentar
Die Impression der linksseitigen Lamina papyracea durch die rundliche Raumforderung spricht für einen lange bestehenden Prozeß.

Tafel 6

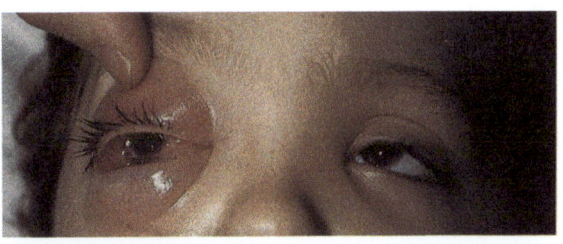

11

12

Bei beiden Kindern bestehen eine vollständige
Ptosis, eine massive periorbitale Schwellung und
Rötung sowie eine Chemosis.

T. D., 4jähriges Mädchen

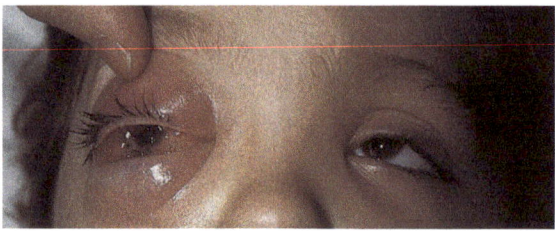

11.1

Anamnese und klinischer Befund
Seit einigen Tagen rasch zunehmende periorbitale Schwellung, Protrusio bulbi, Motilitätseinschränkung und Chemosis.

Diagnose
Panophthalmitis.

K. V., 4jähriger Junge

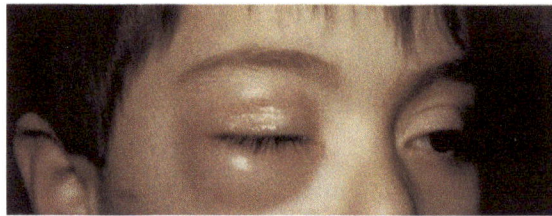

12.1

Anamnese und klinischer Befund
Vor 1 Woche „Schädelprellung" mit leichter Schwellung über dem rechten Auge.
Jetzt plötzlich aufgetretene Schwellung und Rötung der rechten Periorbita. Zusätzlich Rhinobronchitis und Fieber, noch keine Entzündungsparameter.

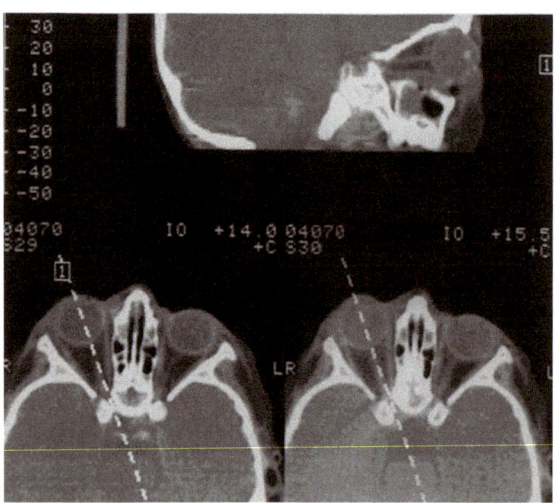

12.2

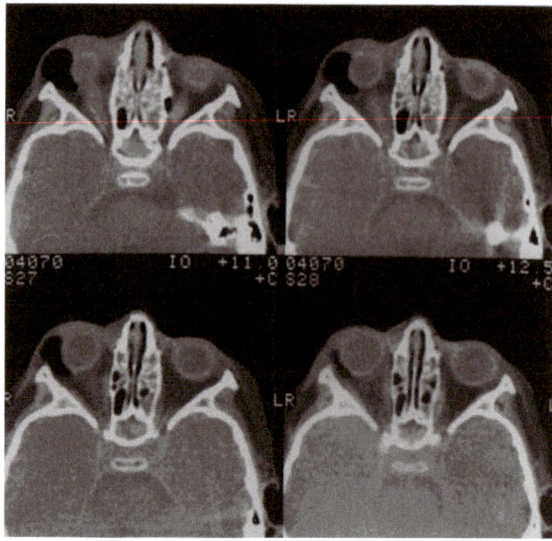

12.3

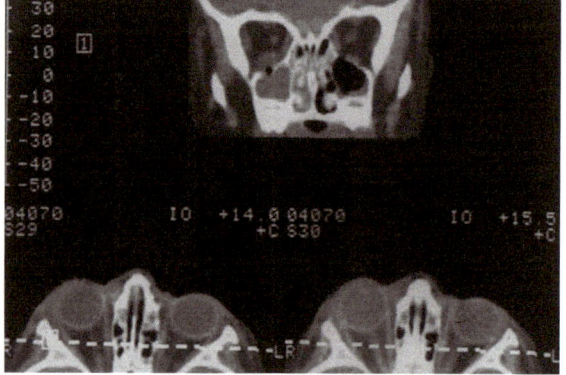

12.4

CT
Partielle Verschattung der Kieferhöhlen, Siebbeinzellen und Keilbeinhöhlen. Orbitabodenfraktur rechts. Luft im unteren äußeren Extrakonalraum und Zonen erhöhter Dichte im unteren Extrakonalraum. Protrusio bulbi.

Diagnose
Orbitabodenfraktur mit Emphysem und Hämatom im unteren Extrakonalraum.

Verlauf
Vollständige Rückbildung ohne operative bzw. antibiotische Therapie.

Kommentar
Ohne Kenntnis der Vorgeschichte, die von Kindern mitunter verschwiegen wird, kann man vom klinischen Bild her eine sog. Orbitalphlegmone nicht ausschließen.
Der Nachweis der Fraktur und der großen Luftansammlungen hilft bei der Abgrenzung gegen eine Sinusitis mit gasbildenden Bakterien.

Tafel 7

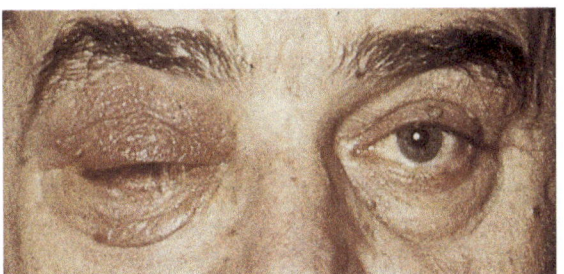

13

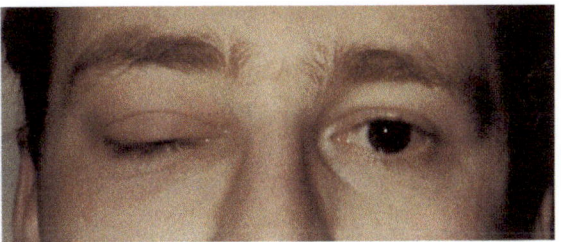

14

Bei beiden Patienten bestehen eine Ptosis sowie eine periorbitale Rötung und Schwellung.

K. H., 52jähriger Mann

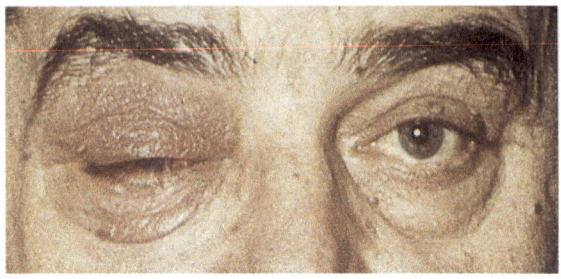

13.1

Anamnese und klinischer Befund
Akut einsetzende Schwellung und Rötung rechts, Sehverschlechterung und starke Kopfschmerzen.
Uveitis mit uvealer Effusion.

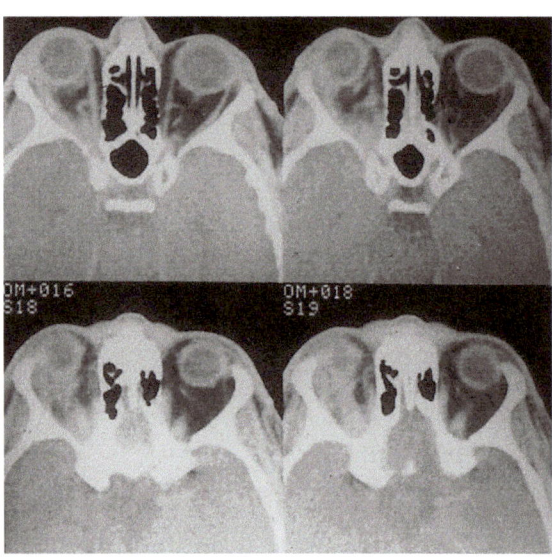

13.2

CT
Diffuse Infiltration der lateralen Orbitahälfte, Verbreiterung des M. rectus lateralis und seiner Sehne sowie der Bulbuswand. Geringe Vergrößerung der Tränendrüse.

Diagnose
Diffuse Infiltration der Orbita mit Myositis, Tendonitis, Skleritis-Tenonitis und Begleitdakryoadenitis: entzündlicher Pseudotumor der Orbita.

Verlauf
Gute Rückbildung der Symptomatik unter hochdosierter Steroidtherapie.

K. M., 30jähriger Mann

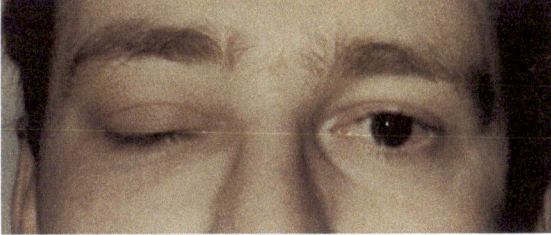

14.1

Anamnese und klinischer Befund
Röntgen der Nasennebenhöhlen vor 14 Tagen: vollständige Verschattung der rechten Kieferhöhle.

Zunahme der rechtsseitigen Kopf- und Kieferschmerzen. Antibiotikatherapie.

Seit 3 Tagen Oberlidschwellung rechts. Seit 2 Tagen Ptosis rechts und Protrusio bulbi. Hebung des Bulbus nicht möglich.

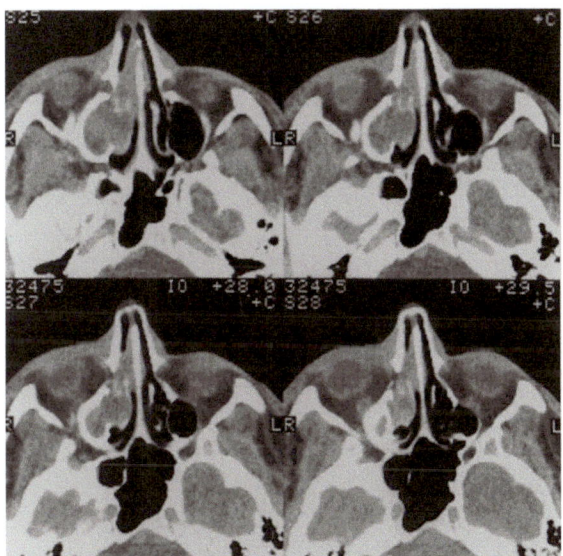

14.2

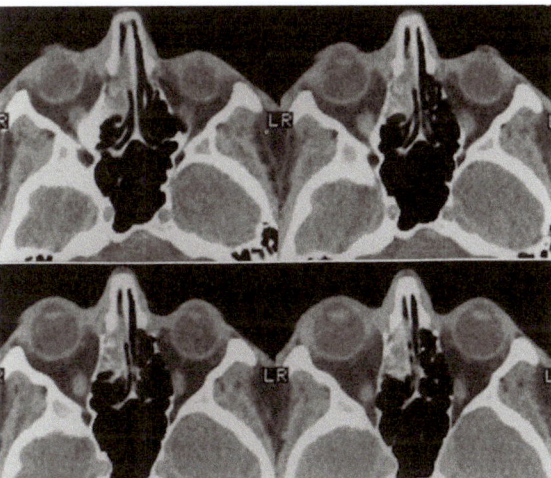

14.3

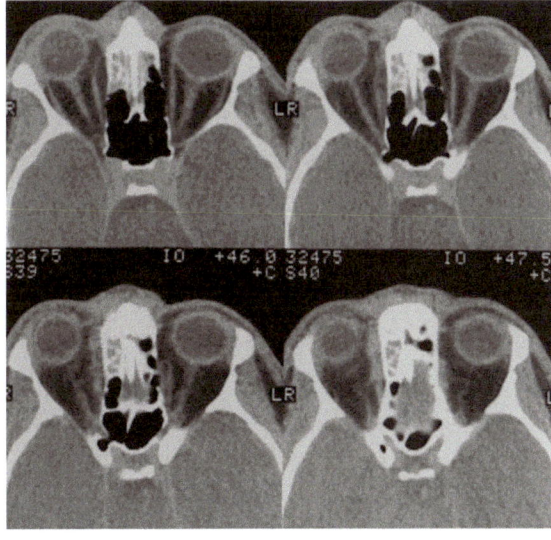

14.4

CT
Zonen erhöhter Dichte in der rechten Kieferhöhle und den rechten Siebbeinzellen mit Knochendefekten in der Lamina papyracea. Weichteilschwellung im Lidbereich rechts. Verbreiterung des M. obliquus superior rechts und unregelmäßige Zonen erhöhter Dichte im benachbarten Extrakonalraum.

Diagnose
Bei akuter Sinusitis maxillaris et ethmoidalis Knochendefekt in der Lamina papyracea mit subperiostalem Abszeß und begleitender Myositis des M. obliquus superior rechts.

Verlauf
Therapie: Kieferhöhlenspülung und Antibiose.

12 Tage später unauffälliger Befund.

Tafel 8

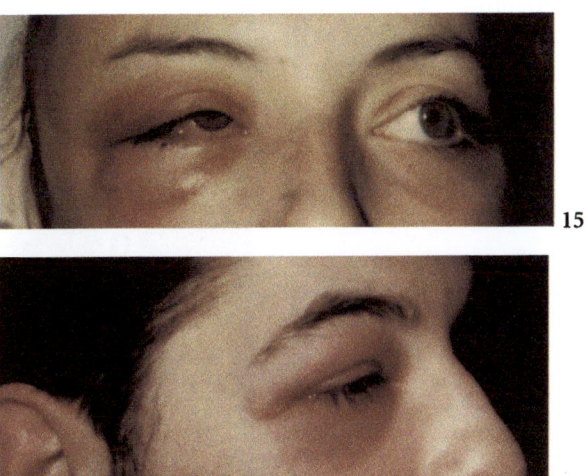

Bei beiden Patienten bestehen eine massive periorbitale Schwellung, eine Rötung und eine Chemosis.

R. P., 29jährige Frau

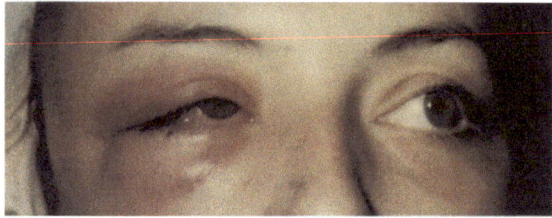

15.1

Anamnese und klinischer Befund
Ausgedehnter Wangenabszeß rechts. Zustand nach Inzision und Drainage.

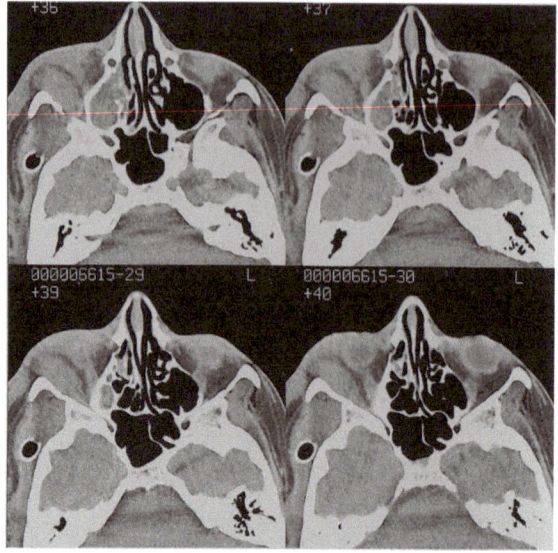

15.2

15.3

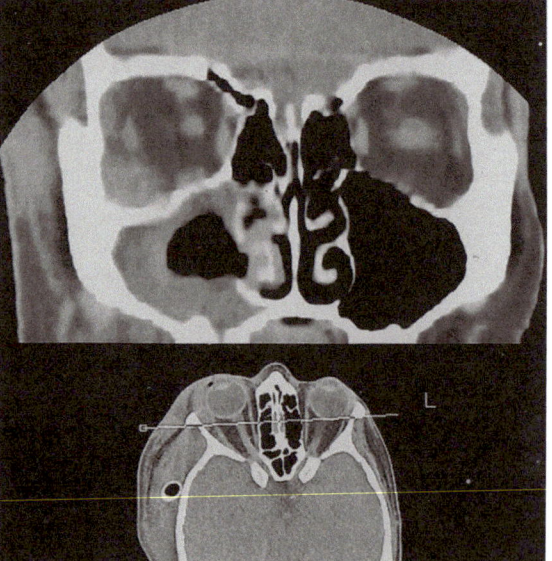

(Fortsetzung s. S. 33)

15.4

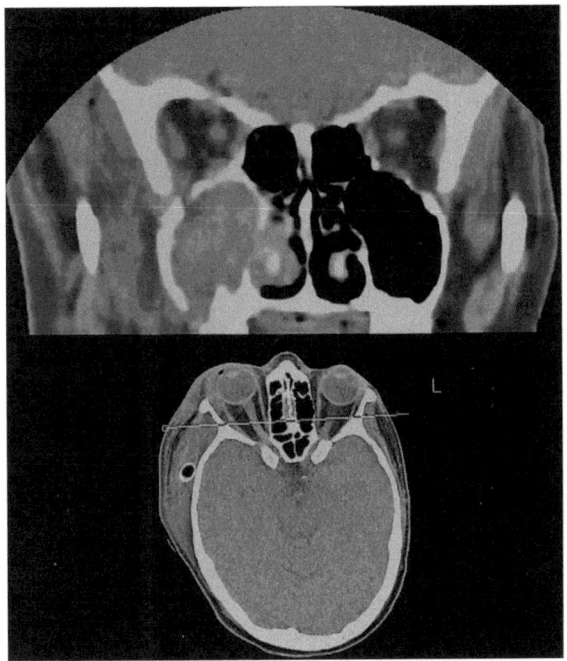

15.5

CT
Diffuse Infiltration im rechten Retromaxillarraum und in den Weichteilen der Wange. Drainage retromaxillär. Spiegelbildung in der rechten Kieferhöhle und zahlreiche knöcherne Defekte sowohl zur Orbita als auch in den Retromaxillarraum und in den Wangenbereich.

Verbreiterung des rechten M. rectus lateralis und entzündliche Infiltration des lateralen Extrakonalraums. Vergrößerung der rechten Tränendrüse.

Diagnose
Abszedierende Entzündung im rechten Retromaxillarraum und der rechten Wange. Sinusitis maxillaris rechts mit Knochendestruktion sowie Infiltration des lateralen Extrakonalraums, Begleitmyositis des rechten M. rectus lateralis und begleitende Dakryoadenitis.

P. R., 23jähriger Mann

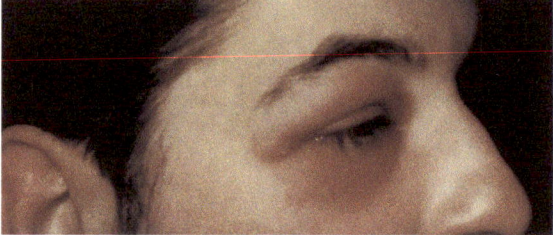

16.1

Anamnese und klinischer Befund
Seit 3 Monaten starke Schmerzen, insbesondere bei Bulbusbewegung. Es seien die Diagnose einer Neuritis nervi optici gestellt und eine Kortisontherapie eingeleitet worden. Nach Absetzen des Kortisons erneute Beschwerden, so daß der Patient die Medikation von sich aus fortsetzte.

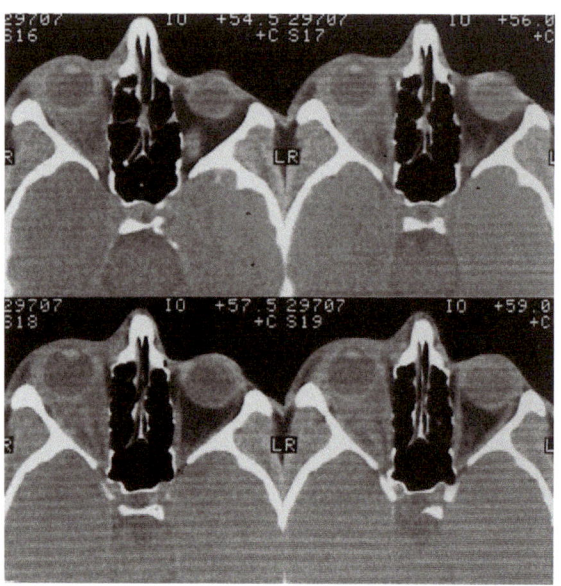

16.2

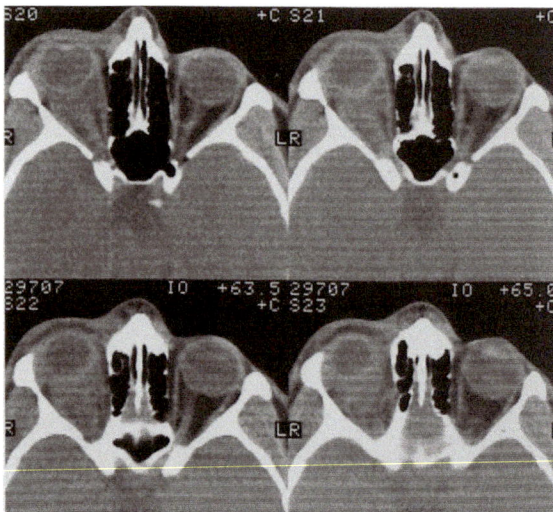

16.3

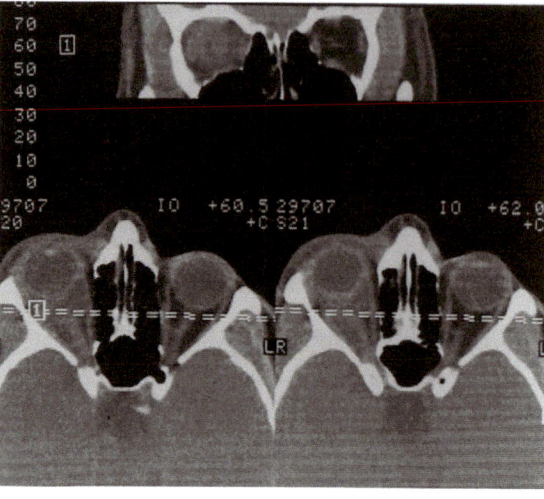

16.4

CT
Ausgedehnte Zonen erhöhter Dichte im rechten Intrakonalraum mit Verdickung der Tenon-Kapsel. Geringe Vergrößerung der Tränendrüse und Infiltration des Lidgewebes. Protrusio bulbi. Exkavation der Lamina papyracea.
Nasennebenhöhlen frei.

Diagnose
Entzündlicher Pseudotumor der Orbita, diffus infiltrierende Form.
Ausschluß einer entzündlichen oder neoplastischen Systemerkrankung erforderlich.

Verlauf
Rückbildung der Symptomatik unter erneuter Steroidtherapie. Eine Systemerkrankung wurde ausgeschlossen.

Tafel 9

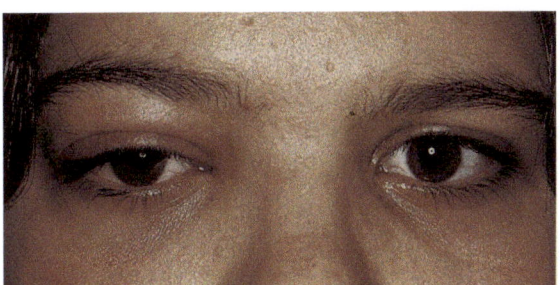

17

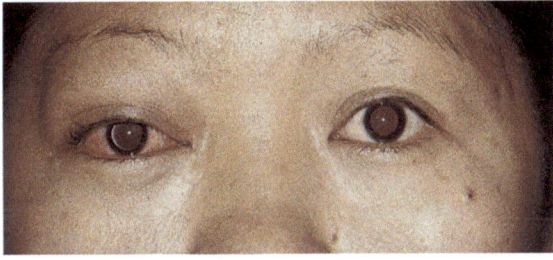

18

Bei beiden Patientinnen bestehen eine Oberlidschwellung, eine mäßige Ptosis und eine episklerale Venenstauung.

Fall 17

F. C., 15jähriges Mädchen

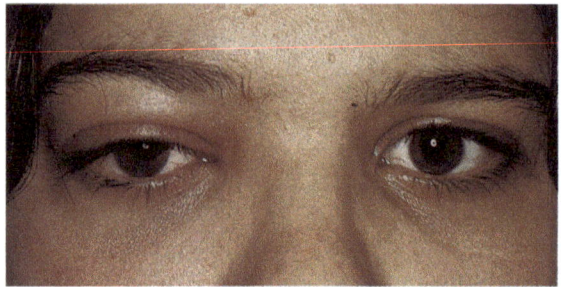

17.1

Anamnese und klinischer Befund
Seit einigen Tagen zunehmende Schwellung und Rötung der rechten Periorbita, episklerale Venenstauung und starke Schmerzen.

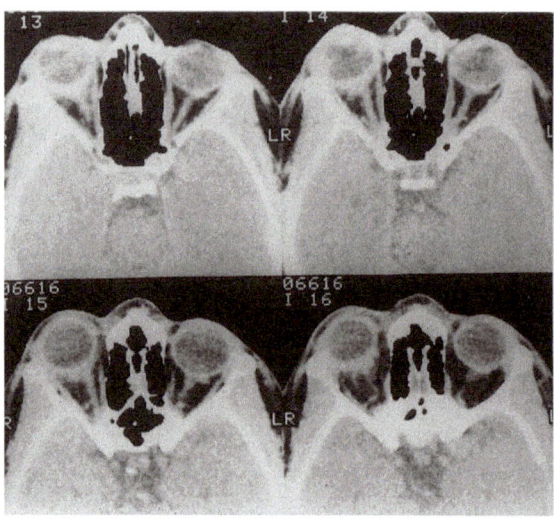

17.2

CT
Erhebliche Verbreiterung der Bulbuswand mit geringer retrobulbärer Infiltration.

Diagnose
Entzündlicher Pseudotumor der Orbita, skleritisch-tenonitische Form.

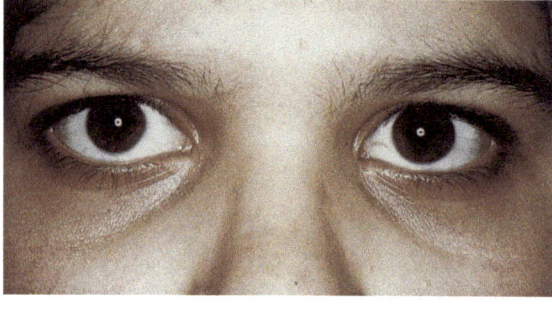

17.3

Klinischer Aspekt nach einwöchiger hochdosierter Steroidtherapie (17.3).

H.K., 40jährige Frau

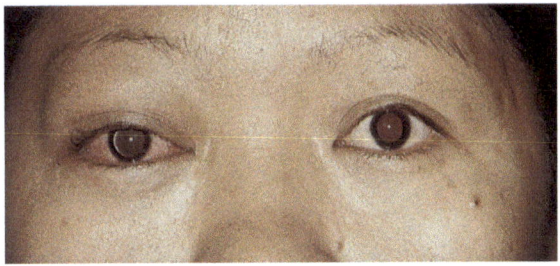

18.1

Anamnese und klinischer Befund
Vor 2 Monaten Schädelhirntrauma bei Verkehrsunfall.

Seit 2 Wochen zunehmende Oberlidschwellung, Ptosis und episklerale Venenstauung.

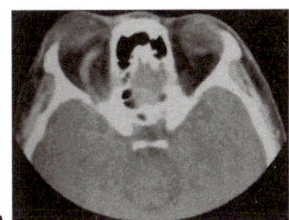

18.2

CT
Einseitige massive Verbreiterung der V. ophthalmica superior.

Diagnose
Posttraumatische Carotis-Sinus-cavernosus Fistel.

Verlauf
Interventionell-radiologischer Verschluß der Fistel, vollständige Rückbildung der Symptomatik.

Für die Überlassung der Befunde danken wir Herrn Prof. Th. H. Newton, ehem. Neuroradiology, Dept. of Radiology, University of California Medical School, San Francisco, California, USA.

Tafel 10

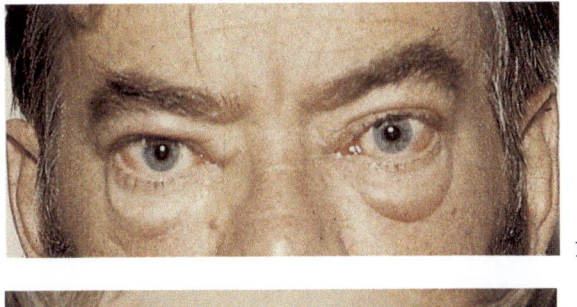

19

20

Bei beiden Patienten bestehen eine teigige periorbitale Schwellung und eine Chemosis beidseits.

J. H.-W., 50jähriger Mann

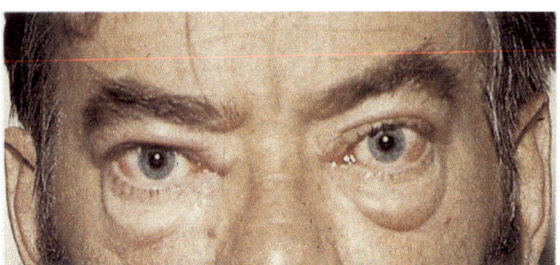

19.1

Anamnese und klinischer Befund
Seit 3 Wochen langsam zunehmende periorbitale Schwellung und Bindehautchemosis.

CT (hier nicht abgebildet)
Leichte, diffuse Infiltration der Augenmuskeln und des orbitalen Fettes beidseits.

Diagnose
Die internistische Untersuchung ergab bei regelrechten Schilddrüsenbefunden ein systemisches, niedrigmalignes Non-Hodgkin-Lymphom.

Fall 20

P. R., 62jährige Frau

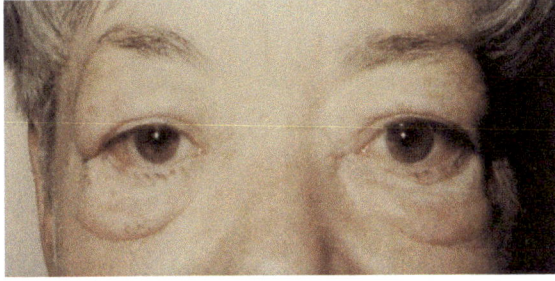

20.1

Anamnese und klinischer Befund

Seit ca. 6 Monaten starke Schwellung der „Tränensäcke" und Hyperthyreose bekannt.

Unter thyreostatischer Therapie zur Zeit euthyreot.

Schwellung im Bereich der temporalen Oberlider beidseits und sog. Tränensäcke beidseits sowie konjunktivale Venenstauung. Geringe Hebungseinschränkung beidseits.

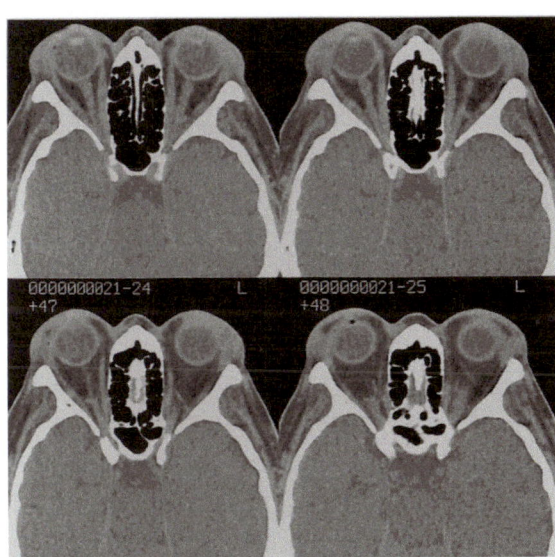

20.2

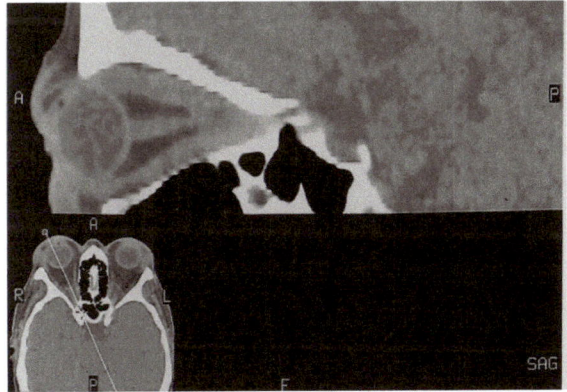

20.3

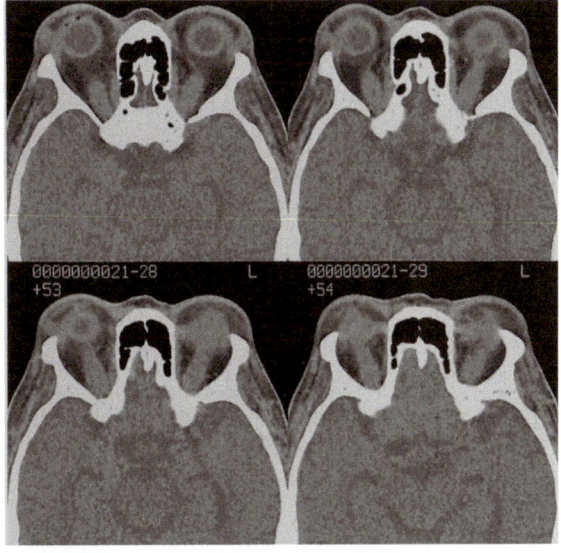

20.4

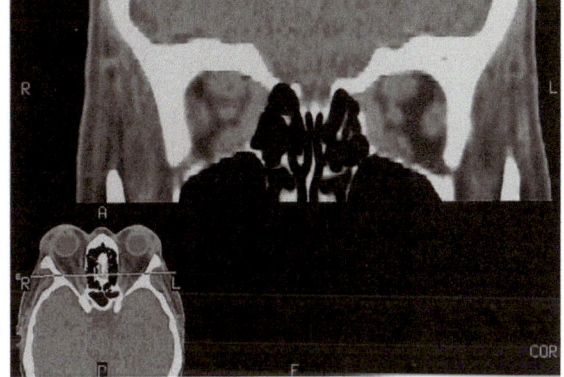

20.5

CT

Starke Verbreiterung aller Augenmuskeln beidseits. Fettgewebshydrops und Protrusio bulbi beidseits. Geringe Vergrößerung der Pars palpebralis der Tränendrüse mit Vorverlagerung. Schwellung im Bereich der Lider.

Diagnose

Polymyositische Form der endokrinen Orbitopathie.

Tafel 11

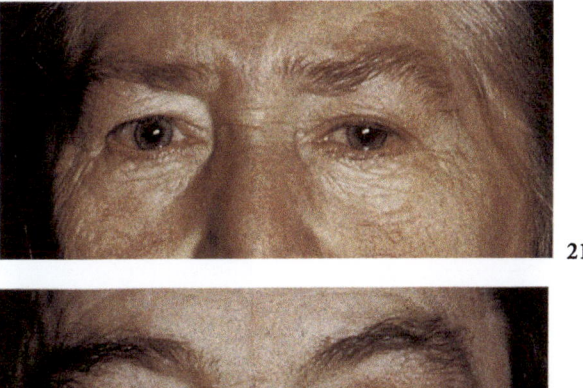

21

22

Bei beiden Patienten bestehen eine Schwellung und eine geringe Rötung des lateralen Oberlids.

K. M., 65jährige Frau

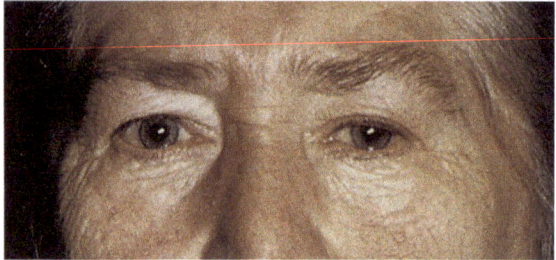

21.1

Anamnese und klinischer Befund
Seit 3 Wochen Rötung und Schwellung im Bereich des Oberlids und Schmerzen.

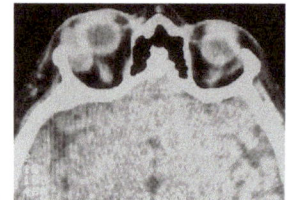

21.2

CT
Starke Vergrößerung der rechten Tränendrüse mit unregelmäßigen Zonen erniedrigter Dichte.

Diagnose
Abszedierende Dakryoadenitis.

Verlauf
Vollständige Rückbildung nach spontaner Abszeßentleerung und systemischer Antibiose.

S. H., 56jähriger Mann

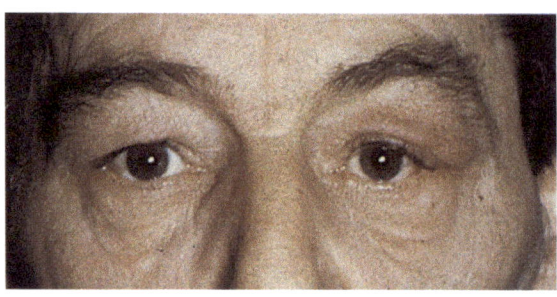

22.1

Anamnese und klinischer Befund
Seit 3 Monaten schmerzlose Schwellung im Bereich des linken lateralen Oberlids.
 Deutliche Vorwölbung der Pars palpebralis der Tränendrüse.

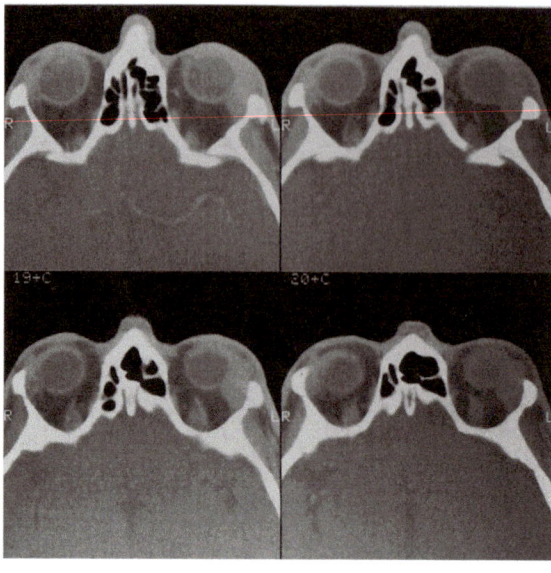

22.2

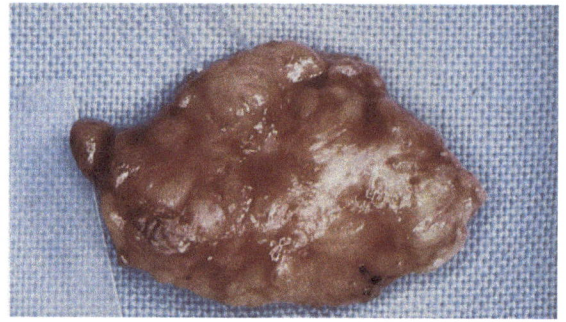

22.3

CT
Homogene Vergrößerung der Tränendrüse, die sich dem Bulbus dicht anschmiegt, weit nach dorsal reicht und dorsal konvexbogig begrenzt ist, ohne den Bulbus zu imprimieren.

Differentialdiagnosen
Unspezifische Entzündung? Neoplastische Infiltration?

Verlauf
Laterale Orbitotomie mit inkompletter Entfernung der linken Tränendrüse.

Histologie
Chronisch ausgedehnt narbige sklerosierende Dakryoadenitis. Da diese Form der Dakryoadenitis durch pathologische Immunphänomene bedingt sein kann, erneute internistische Untersuchung ohne Nachweis einer Autoimmunerkrankung.

Kommentar
In diesem Fall wäre es auf Grund der homogenen Auftreibung der Tränendrüse und des fehlenden Nachweises eines Primärtumors gerechtfertigt gewesen, lediglich eine Biopsie vorzunehmen.

Tafel 12

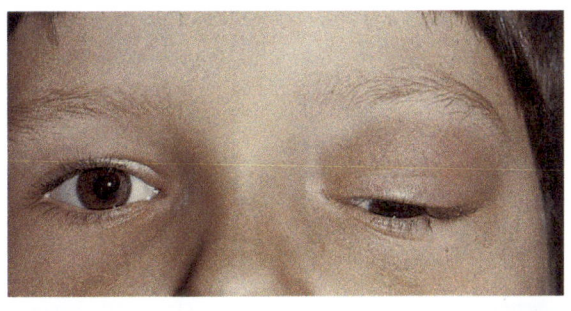

23

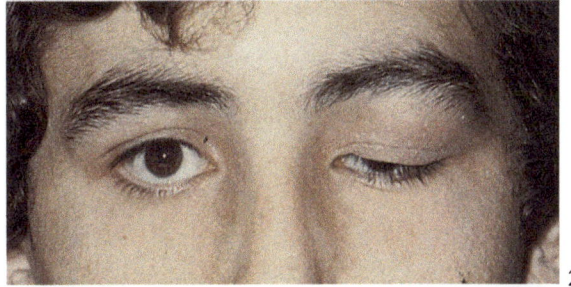

24

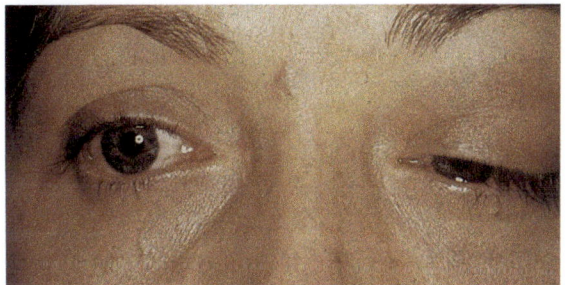

25

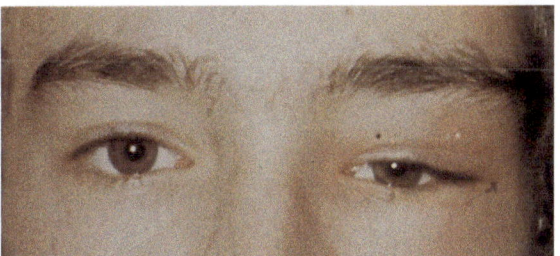

26

Bei allen 4 Patienten bestehen eine einseitige, temporal betonte Ptosis und eine Oberlidschwellung, die sich subakut innerhalb etwa 1 Woche entwickelten.

Fall 23: 12jähriger Junge
Diagnose: Neuroblastom.

Fall 24: 16jähriger junger Mann
Diagnose: Subperiostaler Abszeß.

Fall 25: 26jährige Frau
Diagnose: Pseudotumor orbitae (dakryoadenitische Form).

Fall 26: 21jähriger Mann
Diagnose: Histiozytose X.

Unterschiedliches äußeres Erscheinungsbild von 8 Patienten mit klinisch gesicherter endokriner Orbitopathie

Tafel 13

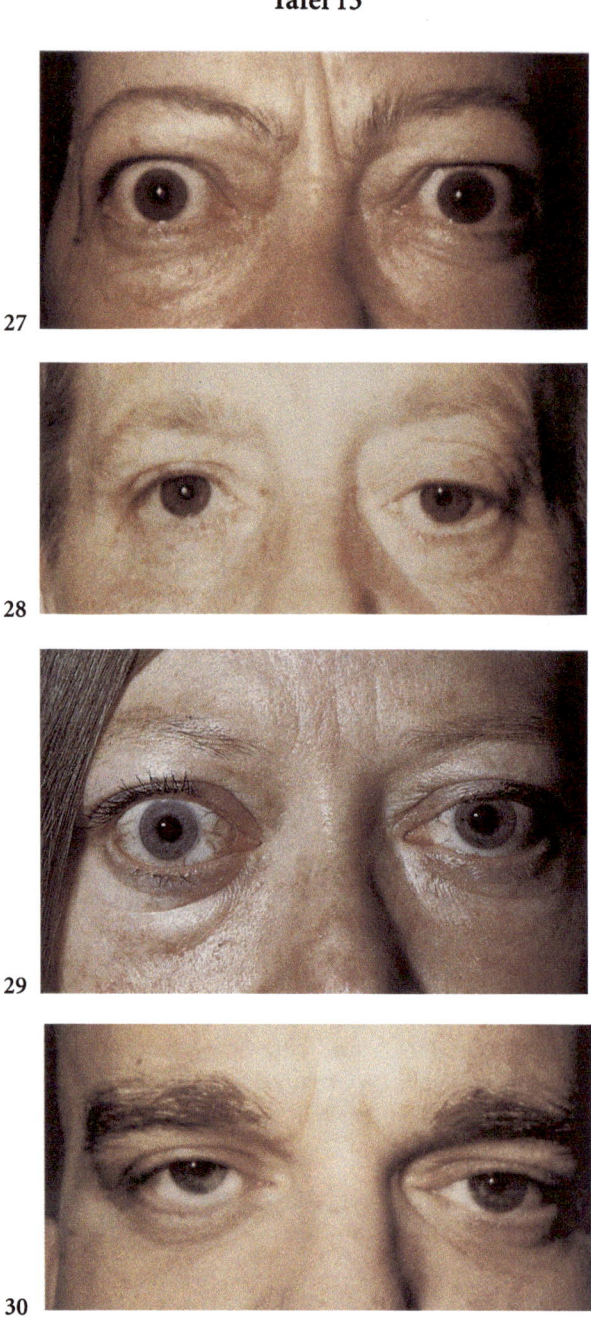

27

28

29

30

Tafel 14

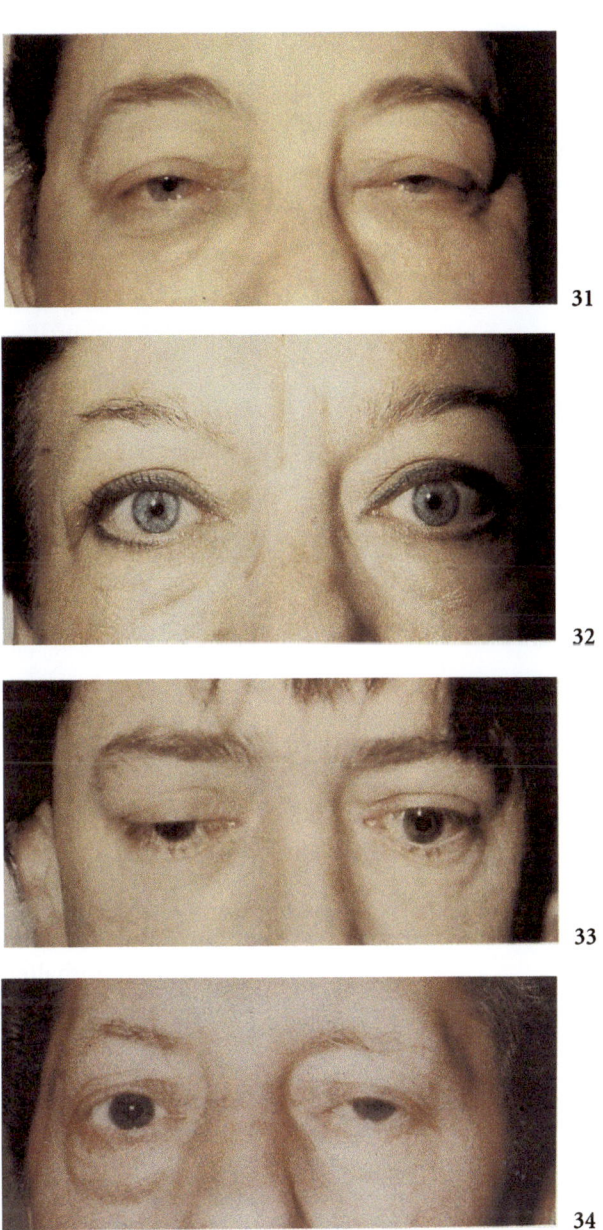

31

32

33

34

V. C., 52jährige Frau

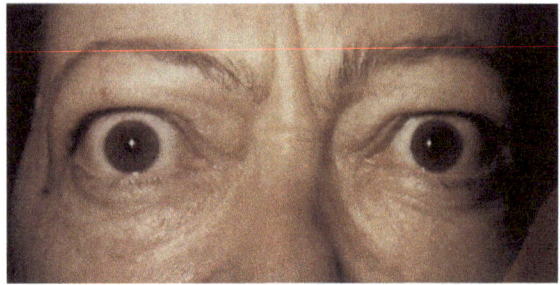

27.1

Anamnese und klinischer Befund
Endokrine Orbitopathie seit 10 Jahren bekannt, damals Thyreoidektomie.
 Zur Zeit keine Therapie.
 Hebungs- und Abduktionseinschränkung beidseits. Exophthalmus beidseits, rechts ausgeprägter als links mit Oberlidretraktion und periorbitaler Weichteilschwellung.

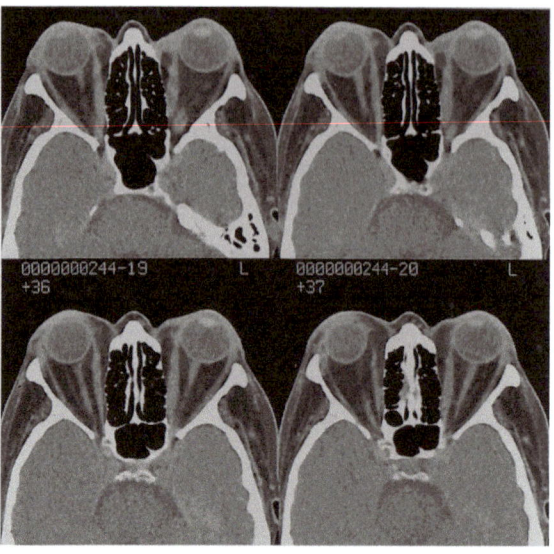

27.2

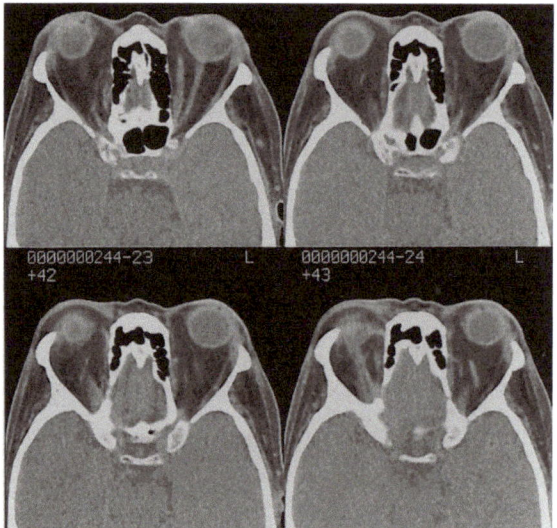

27.3

CT
Mäßiggradige Verbreiterung der Augenmuskeln, insbesondere des oberen Augenmuskelkomplexes und der Mm. rectus inferior und rectus medialis. Die Muskeln enthalten zum Teil kleine Zonen erniedrigter Dichte als Hinweis auf eine fibrotische Umwandlung. Fettgewebshydrops.

Diagnose
Polymyositische Form der endokrinen Orbitopathie mit partieller fibrotischer Umwandlung und ausgeprägtem Fettgewebshydrops.

Kommentar
Die Augenmuskelverdickungen sind nur mäßig ausgeprägt. Die massive Protrusio bulbi ist vorwiegend durch den Fettgewebshydrops bedingt.

J. K., 53jährige Frau

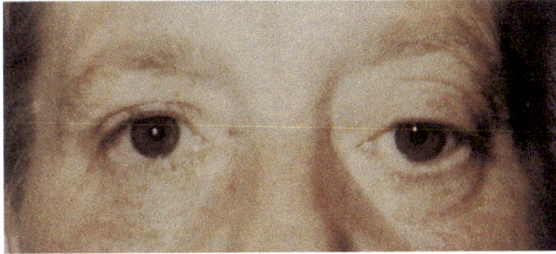

28.1

Anamnese und klinischer Befund
Seit etwa 9 Jahren Protrusio bulbi links und Doppelbilder.
 Zustand nach Kortison- und Strahlentherapie wegen endokriner Orbitopathie.
 Augenmuskel-Operation geplant.

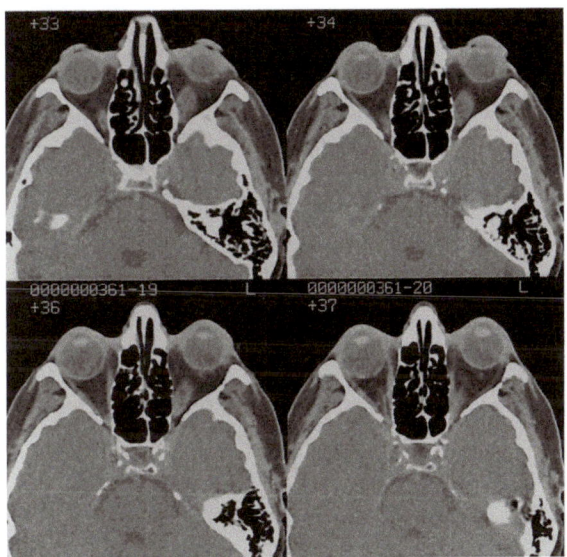

28.2

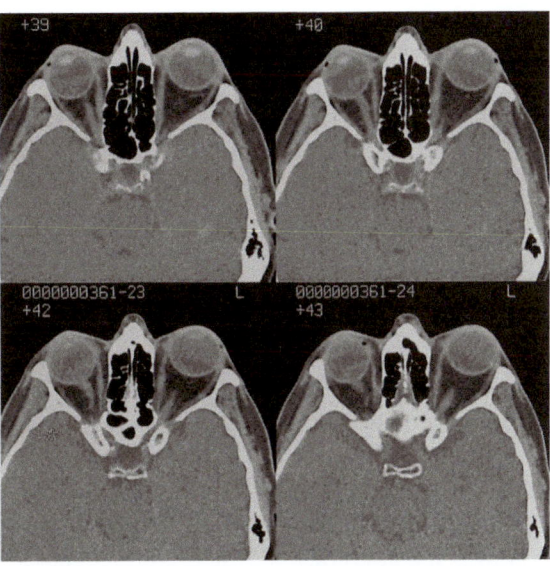

28.3

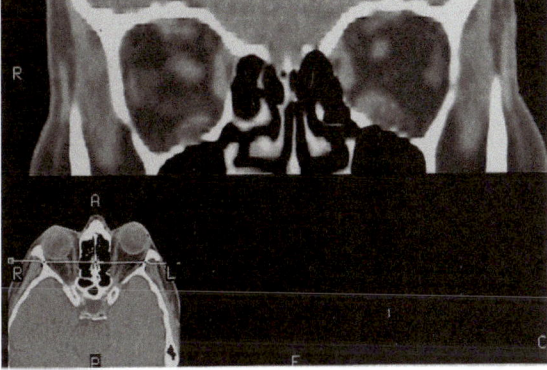

28.4

CT
Verdickung des M. rectus inferior links mit kleinen Zonen erniedrigter Dichte und Fettgewebshydrops links. Protrusio bulbi links.

Diagnose
Einseitige monomyositische Form der endokrinen Orbitopathie und partielle fibrotische Umwandlung („inferior rectus muscle syndrome").

Kommentar
Vom klinischen Aspekt allein mit Ptosis und Protrusio bulbi hätte man primär nicht an eine endokrine Orbitopathie gedacht, sondern eher an ein Neoplasma.
 Offensichtlich besteht eine Myopathie des M. levator palpebrae mit Ptosis.

J. G., 47jährige Frau

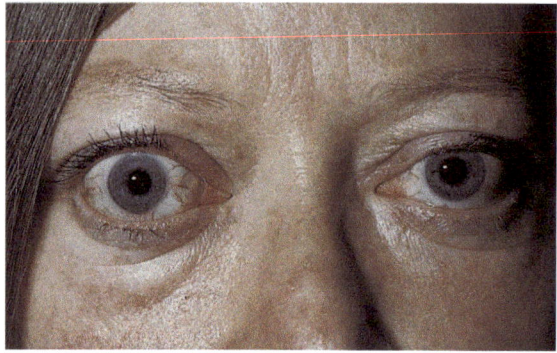

29.1

Anamnese und klinischer Befund
Thyreostatische Therapie wegen Hyperthyreose. Zur Zeit euthyreot.

In den letzten Wochen zunehmende Protrusio bulbi und Oberlidretraktion rechts.

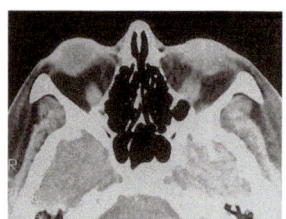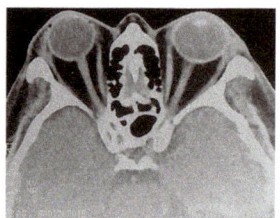

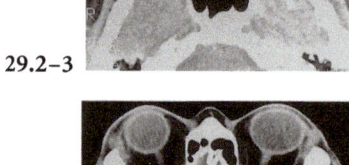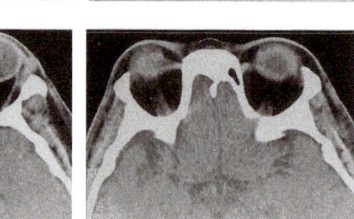

29.2–3

29.4–5

CT
Massiver Fettgewebshydrops. Keine Augenmuskelverdickung. Tränendrüsen nur vorverlagert, nicht vergrößert.

Diagnose
Endokrine Orbitopathie vom Typ des Fettgewebshydrops.

Verlauf
1½ Jahre später erneuter Schub der Hyperthyreose. Zu diesem Zeitpunkt Auftreibung mehrerer Augenmuskeln nachweisbar.

S. W., 40jähriger Mann

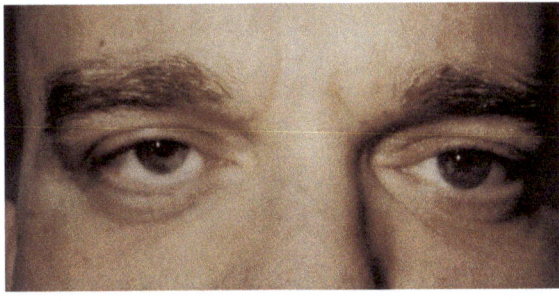

30.1

Anamnese und klinischer Befund
Vor 5 Monaten erste Schilddrüsenuntersuchung wegen Gewichtsabnahme von 25 kg in 5 Monaten, Herzrasen, Haarausfall und vermehrtem Schwitzen sowie feinschlägigem Fingertremor. Damals bestand kein Exophthalmus.

Nachweis einer Hyperthyreose und erhöhter Antikörper, TAK 49 U/ml (< 100), TPO-K 1145 U/ml (< 130), TRAK 260 U/l (< 14).

Thyreostatische Therapie.

Kontrolluntersuchung vor 3 Tagen: FT_3 und FT_4 noch erhöht, jedoch rückläufig.

Subjektiv seit ca. 2 Monaten vermehrtes Tränen, Rötung, Lichtempfindlichkeit und abendliche Schmerzen.

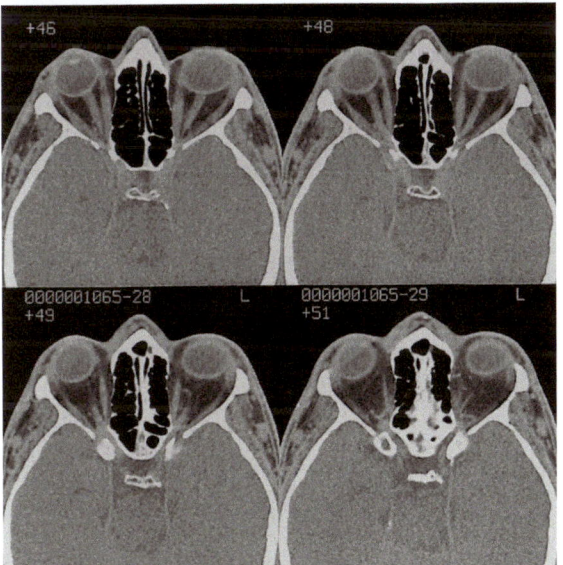

30.2

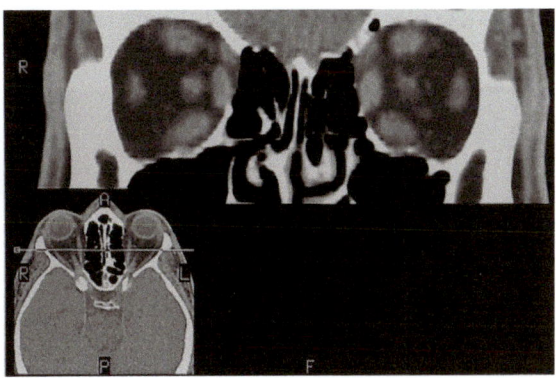

30.3

CT
Die Augenmuskeln sind geringgradig verbreitert und enthalten zum Teil Zonen gering erniedrigter Dichte. Geringe Vorwölbung des Septum orbitale. Grenzwertig große Tränendrüse.

Diagnose
Polymyositische Form der endokrinen Orbitopathie mit Zonen erniedrigter Dichte als Hinweis auf eine fibrotische Umwandlung.

Kommentar
Um auszuschließen, daß die beidseitige Ptosis nicht nur Folge einer Myopathie bei endokriner Orbitopathie ist, sollte die Bestimmung der Azetylcholinrezeptor-Antikörper zum Ausschluß einer begleitenden Myasthenie erfolgen (Vargas et al. 1993).

Fall 31

B. H.-W., 60jähriger Mann

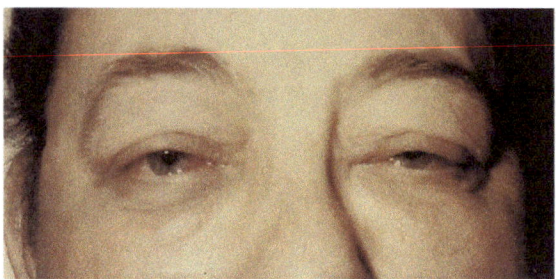

31.1

Anamnese und klinischer Befund
Vor einem Jahr klinische Zeichen einer inzwischen gesicherten Hyperthyreose.

Seit 9 Monaten progredienter Exophthalmus beidseits mit Hebungs- und Abduktionseinschränkung beidseits.

Seit 3 Monaten erfolglose Steroidtherapie.

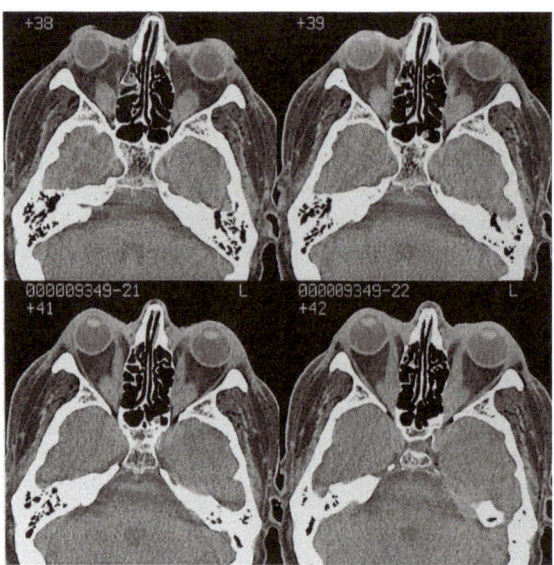

31.2

CT
Starke Verbreiterung vieler Augenmuskeln. Sie enthalten zum Teil kleine Zonen erniedrigter Dichte als Hinweis auf eine partielle fibrotische Umwandlung. Protrusio bulbi und Fettgewebshydrops beidseits.

Diagnose
Polymyositische Form der endokrinen Orbitopathie.

Verlauf
Gute Rückbildung der klinischen Symptomatik nach Orbitaspitzenbestrahlung.

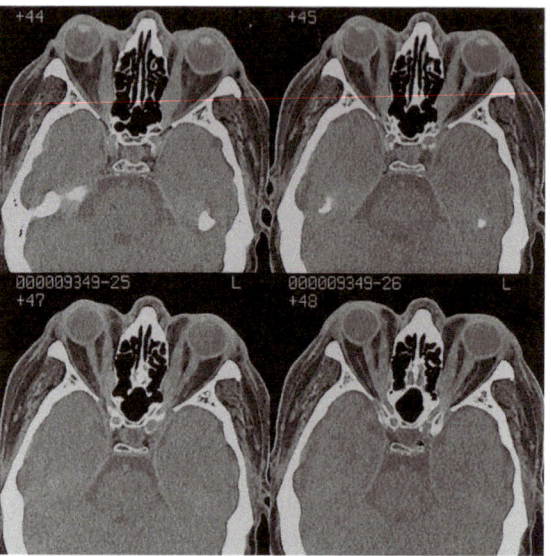

31.3

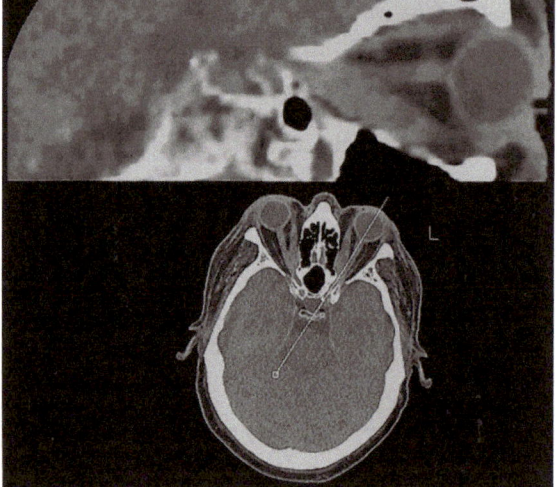

31.4

Kommentar
Infolge eines sehr straffen Septum orbitale besteht nur eine mäßige Protrusio bulbi. Wegen der beidseitigen Ptosis sollten zum Ausschluß einer begleitenden Myasthenie die Azetylcholinrezeptor-Antikörper bestimmt werden.

K. R., 49jährige Frau

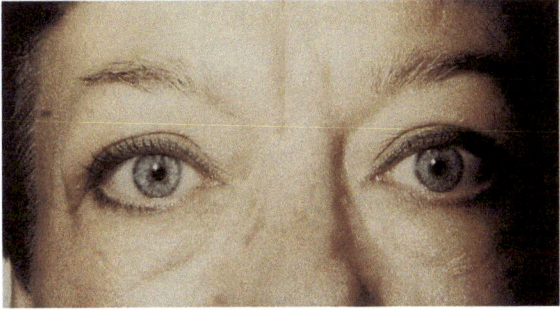

32.1

Anamnese und klinischer Befund
Seit 2 Jahren Hyperthyreose bekannt mit gleichzeitigem leichten Exophthalmus.
Dreimonatige thyreoistatische Therapie, danach Thyreoidektomie.
Seit 4 Wochen Doppelbilder.

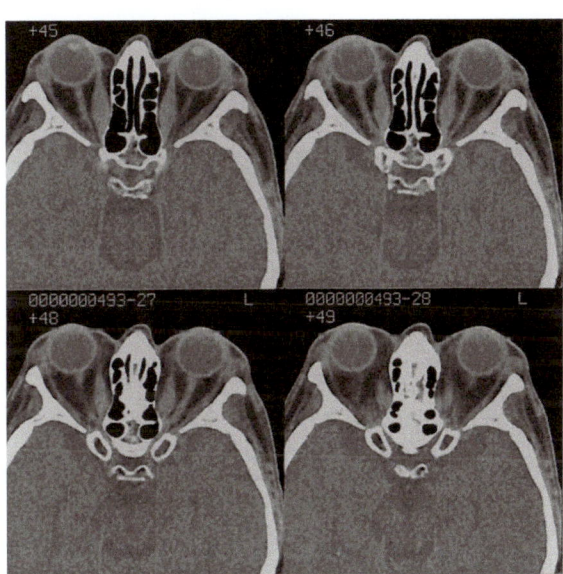

32.2

CT
Erhebliche Verdickung aller Augenmuskeln beidseits, geringer Fettgewebshydrops beidseits und Protrusio bulbi beidseits. Konkavbogige Eindellung der Lamina papyracea beidseits (Coca-Cola bottle sign).

Diagnose
Polymyositische Form der endokrinen Orbitopathie.

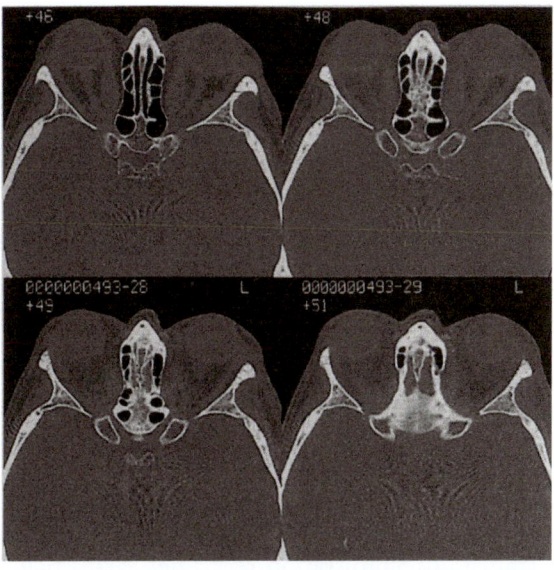

32.3

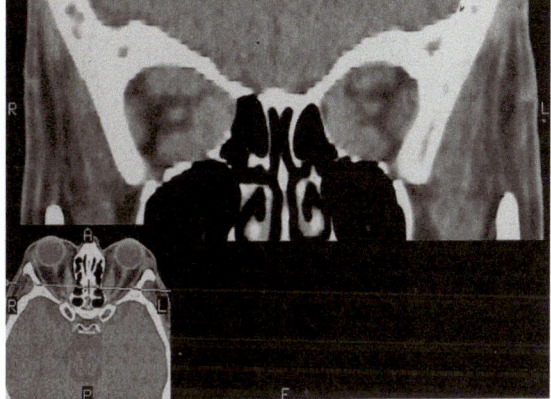

32.4

Kommentar
Auffallendes Mißverhältnis zwischen dem klinischen Aspekt mit geringem Exophthalmus ohne Lidretraktion und der erheblichen Muskelauftreibung. Der geringe Exophthalmus beruht möglicherweise auf der spontanen Dekompression durch Eindellung der Lamina papyracea.

F. U., 35jähriger Mann

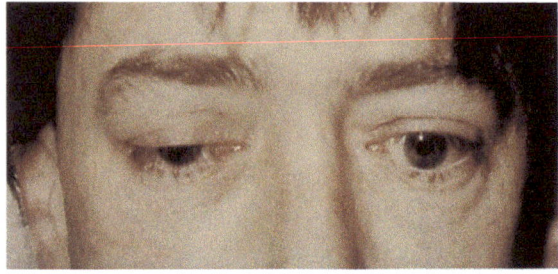

33.1

Anamnese und klinischer Befund
Seit 7 Jahren unklare Ptosis rechts.

Vor 6 Monaten Nachweis einer Hyperthyreose und Einleitung einer thyreostatischen Therapie.

Jetzt Verdacht auf endokrine Orbitopathie mit Tränendrüseninfiltration rechts der Partes palpebralis und orbitalis.

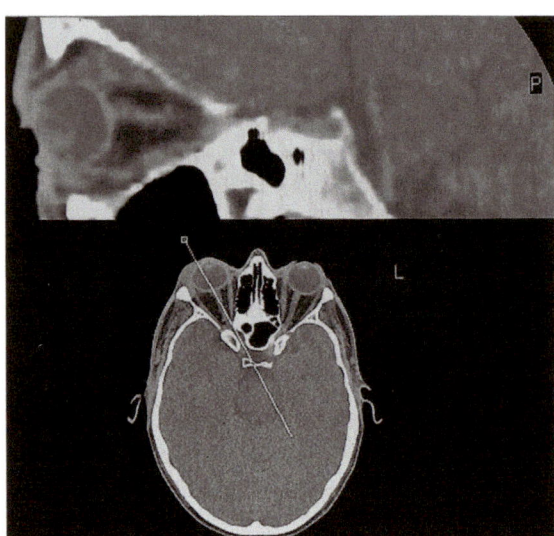

33.2

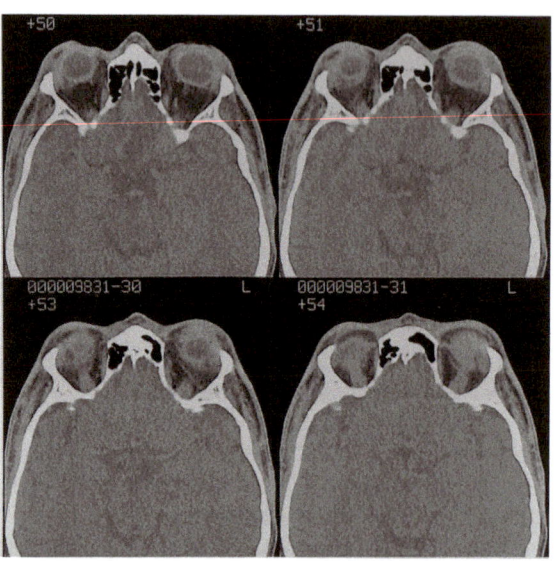

33.3

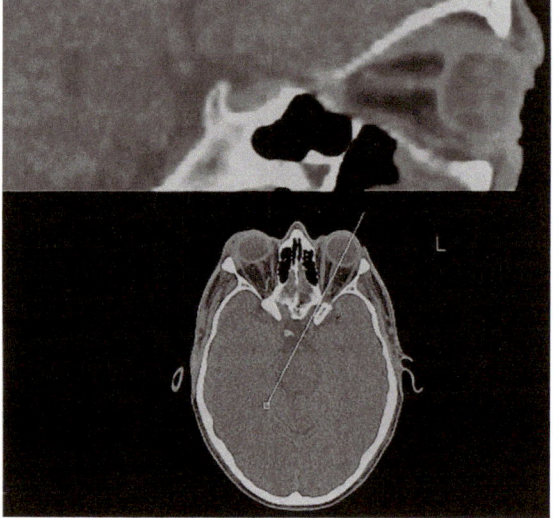

33.4

CT
Beidseits erhebliche Verbreiterung des oberen Augenmuskelkomplexes, geringgradige Vergrößerung der Tränendrüsen und Weichteilschwellung im Bereich der Lider.

Diagnose
Polymyositische Form der endokrinen Orbitopathie mit Begleitdakryoadenitis.

Fall 34

R. W., 53jähriger Mann

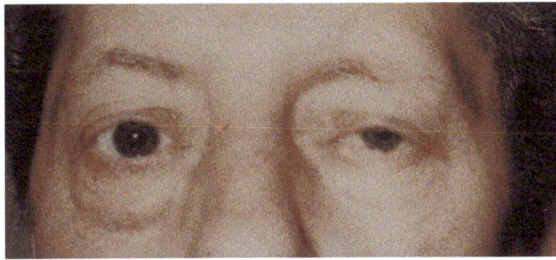

34.1

Anamnese und klinischer Befund
Zuweisung zur Abklärung eines *Enophthalmus* links.
Der Patient bemerkte vor 7 Jahren ein Hervortreten des rechten Auges. Damals sei eine Schilddrüsenerkrankung diagnostiziert worden.

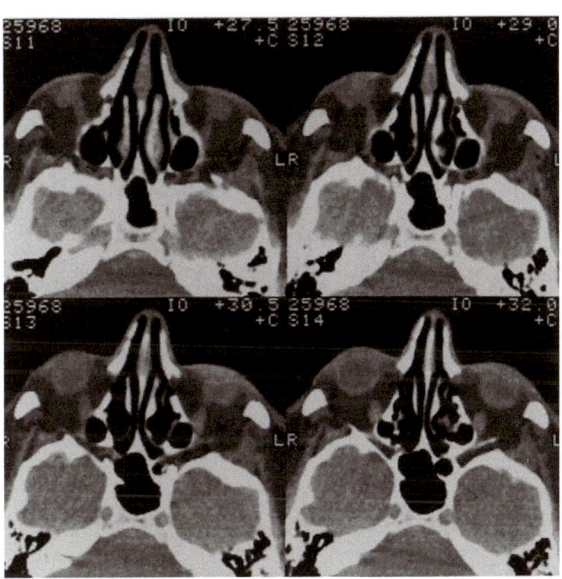

34.2

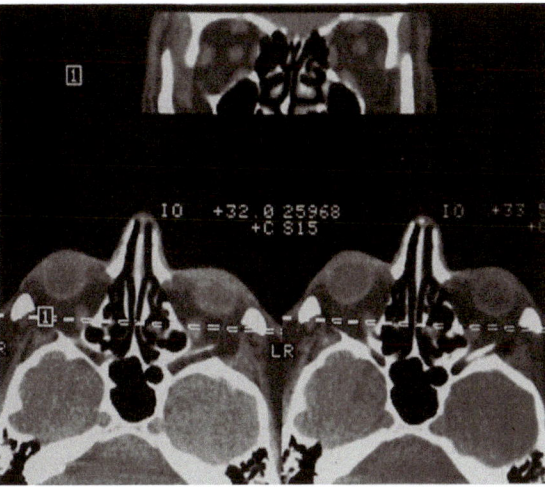

34.3

CT
Protrusio bulbi rechts. Vorwölbung des Septum orbitale beidseits bei Fettgewebshydrops.
Große Knochendefekte im Bereich der hinteren unteren lateralen Orbitawand, links größer als rechts, mit Herniation von orbitalem Fett. Wegen der größeren Entlastung links Rückverlagerung des linken Auges: relativer Enophthalmus links und Exophthalmus rechts.

Diagnose
Fettgewebshydrops bei endokriner Orbitopathie mit „spontaner Dekompression".

Kommentar
Es finden sich keinerlei Zeichen einer Muskelinfiltration oder Fibrose. Die lange bestehende orbitale Druckerhöhung führte zu einer spontanen Dekompression durch Druckusuren der lateralunteren Orbitawand.

3 Endokrine Orbitopathie

Definition und Pathogenese

Bei der endokrinen Orbitopathie handelt es sich um eine entzündliche Erkrankung orbitaler Gewebe, die mit einer Immunthyreopathie – meist vom Typ des Morbus Basedow, seltener mit einer Hashimoto-Thyreoiditis – assoziiert ist. Sie ist die häufigste Orbitaerkrankung im Erwachsenenalter. Die orbitalen Symptome treten überwiegend gleichzeitig mit der Schilddrüsenerkrankung auf, in manchen Fällen aber auch Monate bis Jahre vor- oder nachher.

Die Beziehung zwischen der Erkrankung der Schilddrüse und der der Orbita ist noch nicht endgültig geklärt. Wahrscheinlich spielt die Hormonsekretion für den Verlauf der Orbitopathie keine entscheidende Rolle. Verschlechterungen bzw. auch Besserungen der orbitalen Erkrankung nach Radiojodtherapie oder subtotaler Thyreoidektomie werden als Hinweis dafür gewertet, daß freiwerdende Schilddrüsenantigene über eine Verschiebung der Antigenantikörperrelation die klinische Ausprägung der Orbitopathie beeinflussen. Diese Vermutung wird auch durch die Tatsache gestützt, daß die nach Radiojodtherapien häufig beobachtete Verschlimmerung der endokrinen Orbitopathie bei vielen Patienten durch Steroide unterdrückbar ist (Bartalena et al. 1989).

Das breite klinische Spektrum der endokrinen Orbitopathie mit unterschiedlichen Spontanverläufen, uneinheitlichem Ansprechen auf diverse Therapieformen, unterschiedlichen Laborbefunden und verschiedenen CT-Befundtypen weist darauf hin, daß es sich wahrscheinlich um eine heterogene Erkrankungsgruppe handelt.

Für eine immungenetische Prädisposition spricht die Assoziation der endokrinen Orbitopathie und des Morbus Basedow mit dem HLA-Typ B8, BW35, DR3, Subtyp DW3, mit dem auch andere Autoimmunerkrankungen assoziiert sind (z.B. Myasthenia gravis, Typ I-Diabetes, perniziöse Anämie etc.). Außerdem weisen Basedow-Patienten häufig eine Thymushyperplasie, eine Lymphadenopathie und gelegentlich eine Splenomegalie auf, was als Hinweis darauf gewertet werden kann, daß der Erkrankung eine immunologische Regulationsstörung zugrunde liegt.

Weiterhin werden bei Patienten mit endokriner Orbitopathie eine Reihe von Autoantikörpern beschrieben: TSH-Rezeptorantikörper (TRAK), mikrosomale Antikörper (MAK) = Schilddrüsenperoxidase-TPO-AK und Thyreoglobulinantikörper (TAK). Außerdem kann man zwischen stimulierenden und blockierenden Antikörpern unterscheiden.

Auch antinukleäre und antimitochondriale Autoantikörper werden vermehrt bei der endokrinen Orbitopathie gefunden. Für die Erklärung der Immunpathogenese werden mit bakteriellen und viralen Antigenen kreuzreagierende Antikörper diskutiert („molecular mimicry") und Homologien zwischen Thyreoglobulin und Acetylcholinesterase sowie eine verstärkte Antigenexpression auf Interferon-γ-stimulierte Thyreozyten.

Für das Initialstadium der endokrinen Orbitopathie ist eine lymphozytäre Infiltration charakteristisch. Wahrscheinlich erkennen zirkulierende T-Zellen bei Patienten mit Immunthyreopathie, die gegen ein Antigen auf den Schilddrüsenzellen gerichtet sind, diese Antigene auch auf Fibroblasten der Orbita. Die T-Zellen infiltrieren die Orbita und führen zu einer Proliferation der Fibroblasten. Es werden Zytokine (z.B. Inferon-γ, Interleukin-1-α, Tumornekrosefaktor etc.) in das umgebende Gewebe abgegeben. Diese stimulieren die Expression von immunmodulierenden Proteinen (z.B. HLA-DR) in den Fibroblasten, wodurch der Autoimmunprozeß in Gang gehalten wird. Außerdem wird dadurch die Bildung von Glykosaminoglykan angeregt. Glykosaminoglykan besitzt eine starke hygroskopische Wirkung und trägt dadurch wesentlich zur Schwellung orbitaler Strukturen bei (Mann 1995). Es läßt sich im Urin nachweisen und scheint Hinweise auf den Aktivitätsgrad der endokrinen Orbitopathie zu geben (Pappa 1993).

Bei der chronischen Form der endokrinen Orbitopathie kommt es zur weiteren Proliferation des

Bindegewebes, zur Fibrosierung, dann zum Verlust der Querstreifung im Muskelgewebe und zur Faseratrophie. In diesem Stadium sind dann antientzündliche und immunmodulatorische Therapieformen nicht mehr wirksam (Mann 1995).

Psychosomatische Aspekte

Zunehmend häufig – und nach unseren Erfahrungen mit ca. 800 eigenen Patienten, bei denen die psychosozialen Faktoren gezielt erfragt wurden, zu Recht – wird auf psychosomatische Faktoren bei der Manifestation bzw. beim Verlauf der endokrinen Orbitopathie hingewiesen. Oft führen Verlusterlebnisse (Tod eines nahestehenden Menschen, Verlust des Arbeitsplatzes, Ehescheidung, Ortswechsel mit Verlust der gewohnten Umgebung und sozialen Bindungen) oder eine langanhaltende psychische und physische Überlastung zum Ausbruch bzw. zur Verschlimmerung der Erkrankung. Deshalb sollte man bei Verdacht auf das Vorliegen einer endokrinen Orbitopathie auch eine genauere Anamnese hinsichtlich der Lebenssituation des Patienten erheben (Bacci u. Giammarco 1993; Rosch 1993).

Klinisches Bild und CT-Befundmuster

Das klinische Bild der endokrinen Orbitopathie wird geprägt von einem zunehmenden Exophthalmus mit Lidretraktion, Bindehautschwellung und Gefäßinjektion über den Muskelansätzen in Verbindung mit den subjektiven Symptomen von Augenbrennen und -tränen und einem Druckgefühl in der Orbita. Bei schleichenden Verläufen und asymmetrischer Ausprägung kann ein Orbitatumor vorgetäuscht werden, besonders wenn durch eine myasthenische Komponente, wie sie in ca. 5% der Fälle auftritt, statt der Lidretraktion eine Ptosis besteht. Bei massiver Infiltration der Augenmuskeln kann es zu Bewegungseinschränkungen mit Doppelbildwahrnehmung kommen. In Extremfällen wird der Sehnerv durch die geschwollenen Augenmuskeln in der Orbitaspitze oder durch starke Wassereinlagerungen in das orbitale Fett komprimiert, so daß mitunter eine operative Entlastung notwendig wird.

Der Versuch, die verschiedenen Symptome bei einem Patienten zu einem bestimmten Zeitpunkt zusammenzufassen, um so den „Grad" der endokrinen Orbitopathie zu bestimmen und beispielsweise Therapieerfolge besser quantifizieren zu können, hat zur Erarbeitung verschiedener Klassifikationen geführt. Die bekannteste und mit Modifikationen am häufigsten verwandte ist die Klassifikation nach Werner. Wie bereits Boergen u. Pickardt 1991 feststellten, wird aber durch die bestehende Gradeinteilung ein zeitlicher Ablauf der Manifestation der Augensymptome von Gruppe I zu Gruppe VI suggeriert, der de facto gar nicht besteht. Außerdem findet bei dieser Art Einteilung eine Vermischung direkter und indirekter Zeichen statt, wie z. B. oberflächlicher Reizzustände mit einem Exophthalmus; dieser ist ein indirektes Zeichen, das von der Größe der knöchernen Orbita, der Infiltration der Augenmuskeln, der Wassereinlagerung in das orbitale Fett, der Größe der Bulbi etc. abhängt. Ein weiterer Nachteil ist die Vermischung von primären Symptomen und deren Folgezuständen. So kann beispielsweise eine Visusminderung durch vielfältige Ursachen entstehen, z.B. durch Oberflächenprobleme im Bereich der Hornhaut infolge des Exophthalmus, durch eine Verformung des Bulbus durch die geschwollenen Augenmuskeln mit Ausbildung eines irregulären Astigmatismus oder durch eine Kompression des Sehnervs; eine Motilitätsstörung kann oft erst im Stadium der Fibrose auftreten und zur Doppelbildwahrnehmung führen, obwohl der eigentliche Entzündungsprozeß bereits ausgebrannt ist.

Durch diese Ungenauigkeiten hat die Verwendung vieler Klassifikationen vermutlich mehr zur Verschleierung der Resultate von Therapiestudien beigetragen als zu deren Klärung. Es empfiehlt sich daher, im Einzelfall die Befunde soweit als möglich fotografisch bzw. durch ein reproduzierbares Motilitätsschema zu dokumentieren und die Funktionsprüfungen durch objektive Messungen der Refraktion bzw. eine Sehschärfenprüfung mit dem Laserinterferenzmuster zu ergänzen. Nur mit derart standardisierten Untersuchungsmethoden ist ein Vergleich der Wirksamkeit verschiedener Therapieformen sinnvoll durchführbar. Dazu ist im allgemeinen eine gründliche fachophthalmologische Untersuchung erforderlich.

Polymyositische Form

Die polymyositische Form der endokrinen Orbitopathie mit einer Schwellung mehrerer Augenmuskeln beider Orbitae ist die häufigste Form der endokrinen Orbitopathie. Sie kann unterschiedlich stark ausgeprägt sein und im Extremfall durch eine massive Schwellung der in der Orbitaspitze zusammenlaufenden proximalen Muskelanteile zu einer Kompression des Sehnervs führen (Fälle 35 und 38). Eine exakte Darstellung der Muskelveränderungen gelingt besonders gut mit Computerrekonstruktionen entlang dem Verlauf bzw. 90° zum Verlauf der einzelnen Muskeln. Durch die genaue Darstellung der Muskeln lassen sich im allgemeinen auch die Beweglichkeitsdefizite erklären, wobei häufig die Fähigkeit zur Relaxation stärker eingeschränkt ist als die Kontraktionsfähigkeit, was zu einer Bewegungseinschränkung entgegen der Hauptwirkungsrichtung des Muskels führt.

Bei langanhaltenden Muskelinfiltrationen kommt es zum Ersatz zerstörter Muskelanteile durch bindegewebige Narben – im CT als Zonen erniedrigter Dichte erkennbar (Fall 37) –, die auch zu einer Verkürzung des Muskels durch Narbenschrumpfung führen können. Dies erklärt die bei der endokrinen Orbitopathie häufige Fixierung der Bulbi in einer Abwärts- bzw. Einwärtsposition.

In extremen Fällen lassen sich computertomographisch im Spätstadium die Augenmuskeln als weitgehend fibrotisch verkürzte Bänder darstellen. Der Nachweis fibrotischer Veränderungen ist auch für die Indikation und Dosierung korrigierender Augenmuskeloperationen von Bedeutung.

Bei massiven Muskelschwellungen, bei denen die Summe der verdickten Augenmuskeln zu einer Kompression des Sehnervs in der Orbitaspitze führt, ist der CT- oder MRT-Nachweis dieser Befundkonstellation wichtig für die Indikation zu einer Entlastungsoperation.

Mit der Dünnschicht-CT läßt sich auch nachweisen, daß ein langfristig erhöhter Orbitadruck durch Schwellung der Augenmuskeln und/oder vermehrte Wassereinlagerung in das orbitale Fett zu einer Impression der lateralen Wand der Siebbeinzellen („Coca-Cola bottle sign") und sogar zu Druckusuren im Bereich des lateralen Orbitabodens oder des Orbitadachs im Sinne einer spontanen Dekompression führen kann (Fälle 32, 34, 35 und 38).

R. G., 44jährige Frau

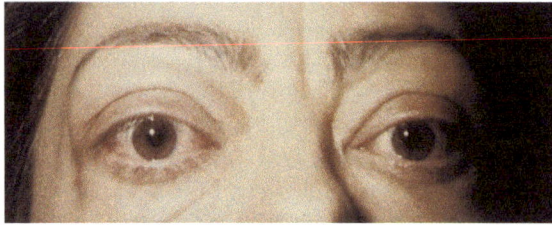

35.1

Anamnese und klinischer Befund
Seit 11 Monaten Hyperthyreose bekannt.
Seit 10 Monaten Augenbeschwerden, Protrusio bulbi und Doppelbilder.
Seit der subtotalen Strumektomie vor einem Monat Zunahme der Doppelbilder. Visusminderung und Veränderungen der visuell evozierten Potentiale (VEP) im Sinne einer Optikuskompression. Massive Motilitätseinschränkung beidseits.

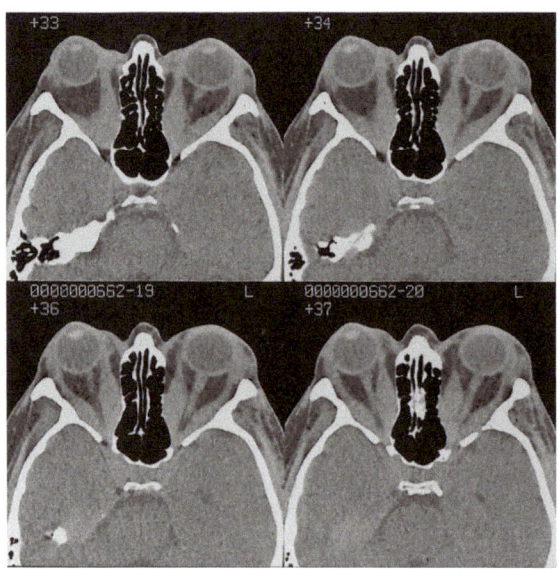

35.2

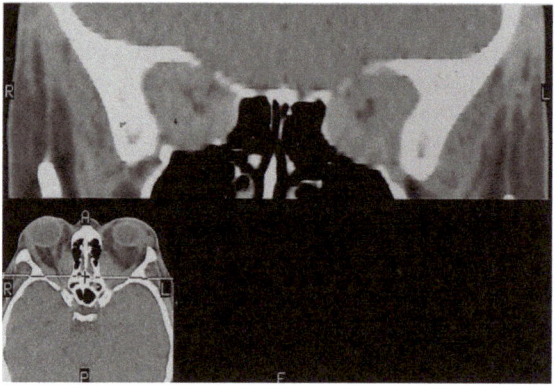

35.3

35.4

CT (35.2 – 35.4)
Starke Verbreiterung aller Augenmuskeln mit erheblicher Impression der Lamina papyracea beidseits („Coca-Cola bottle sign"). Kompression des Sehnervs in der Orbitaspitze. Protrusio bulbi beidseits. Partielle Usurierung des Orbitadachs beidseits: spontane Dekompression.

Diagnose
Polymyositische Form der endokrinen Orbitopathie.

(Fortsetzung s. S. 61)

4 Monate später nach Orbitaspitzenbestrahlung erneut klinische Befundverschlechterung (35.5, 35.6).

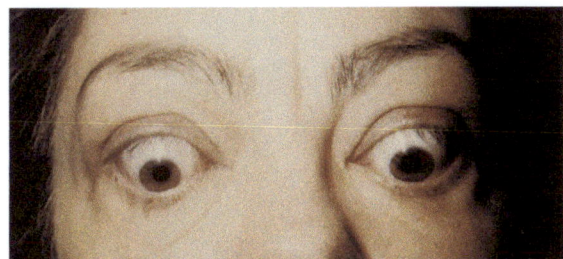

35.5

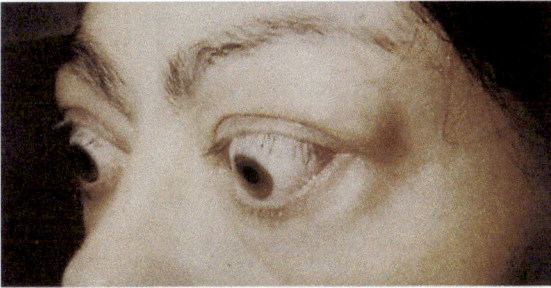

35.6

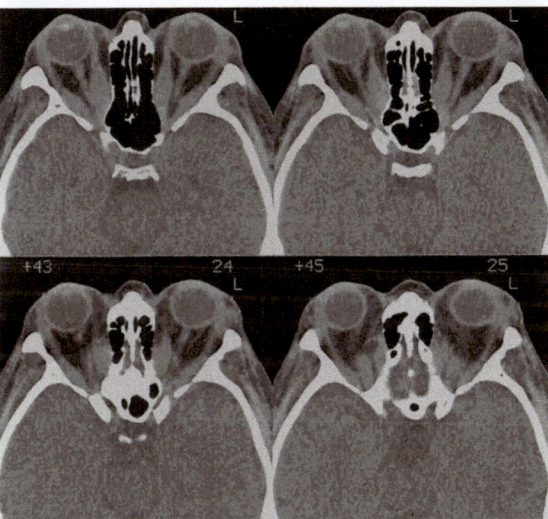

35.7

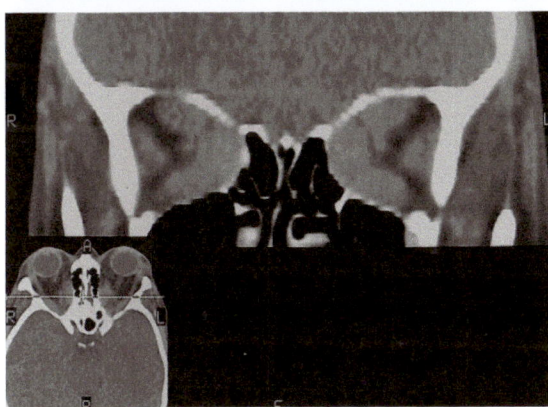

35.8

CT (35.7, 35.8)
Keine Befundbesserung (nach Orbitaspitzenbestrahlung).

B.B., 52jährige Frau

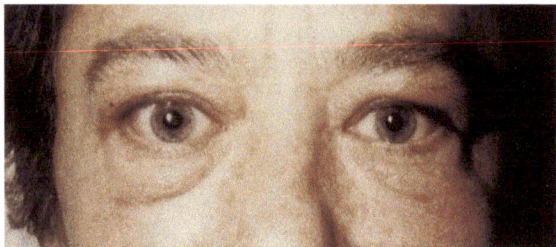

36.1

Anamnese und klinischer Befund
Seit 30 Jahren Schilddrüsenerkrankung bekannt.
  Vor 7 Monaten hyperthyreoter Schub. Vor 4 Monaten Thyreoidektomie.
  Seit 3 Monaten Sehverschlechterung rechts, Doppelbilder bei Rechtsblick, geringer Exophthalmus.

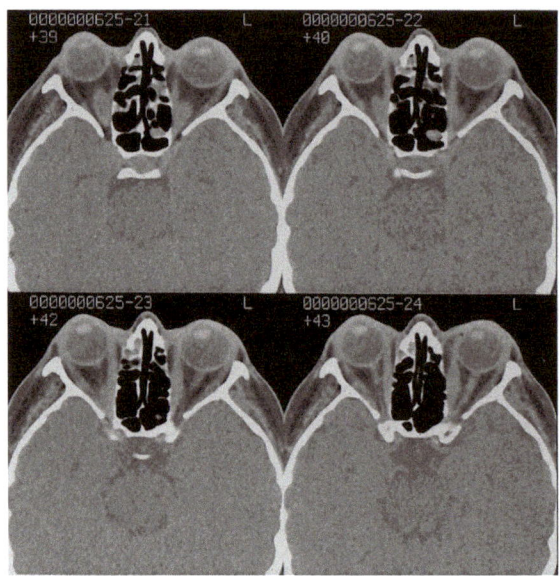

36.2

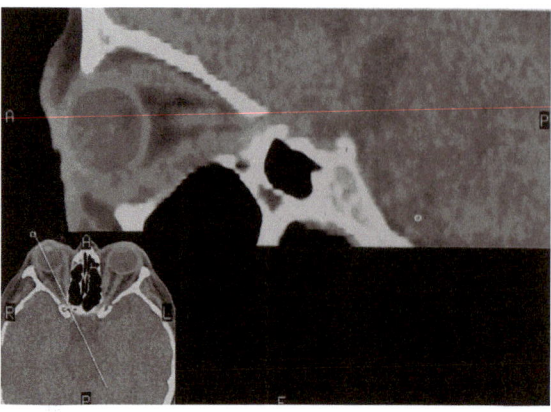

36.3

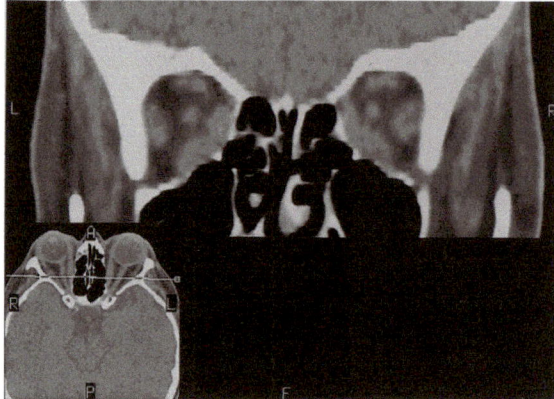

36.4

CT
Verbreiterung aller Augenmuskeln.

Diagnose
Polymyositische Form der endokrinen Orbitopathie beidseits.

G. K., 46jähriger Mann

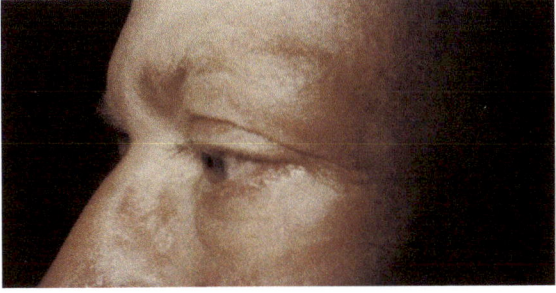

37.1

Anamnese und klinischer Befund
Seit 4 Jahren Überfunktion der Schilddrüse bekannt. Zur Zeit unter thyreostatischer Therapie euthyreot.

Seit ca. 3–4 Jahren zunehmende Hebungseinschränkung beidseits mit Doppelbildwahrnehmung.

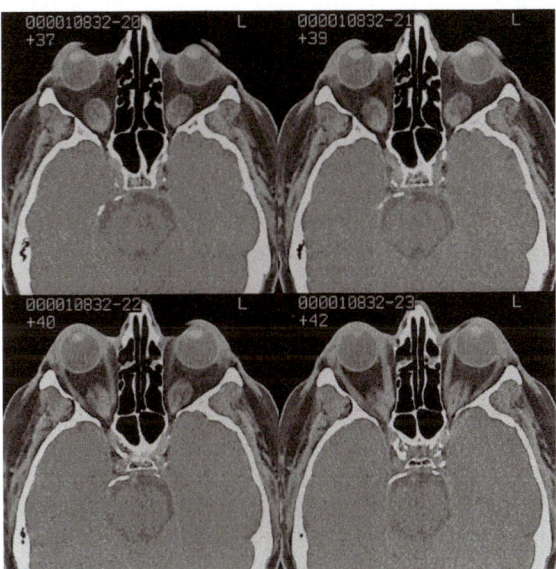

37.2

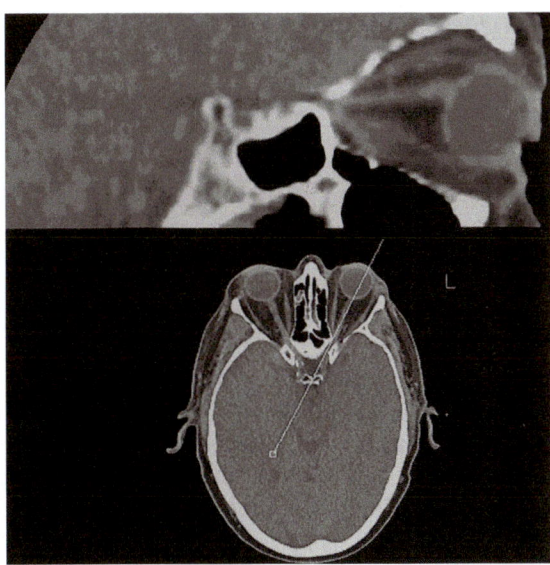

37.3

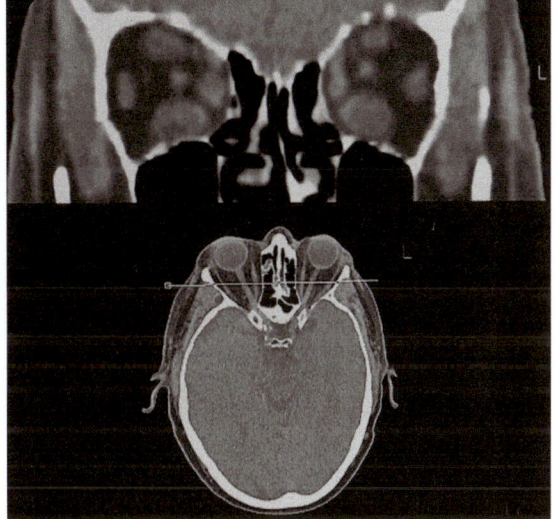

37.4

CT
Verbreiterung vieler Augenmuskeln beidseits, insbesondere der Mm. recti inferiores mit ausgedehnten Zonen erniedriger Dichte. Fettgewebshydrops beidseits. Infolge großer Orbitae nur geringe Protrusio bulbi beidseits.

Diagnose
Polymyositische Form der endokrinen Orbitopathie mit fibrotischer Umwandlung.

Kommentar
Die massive Hebungseinschränkung erklärt sich aus der massiven Auftreibung und Fibrosierung der unteren geraden Augenmuskeln, die bei intendiertem Aufblick nicht nachgeben können.

G. O., 56jährige Frau

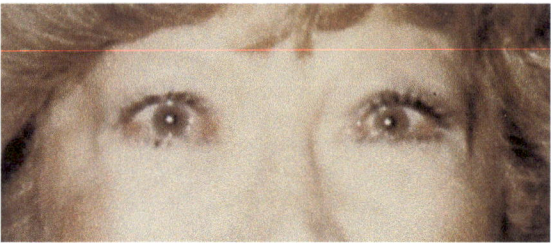

38.1

Anamnese und klinischer Befund
Seit einem Jahr Schwellung beider Oberlider und Nachweis einer Schilddrüsenüberfunktion.
Seit 5 Monaten Gesichtsfeldausfälle rechts, Hebungseinschränkung und deutliche Chemosis der Bindehaut.

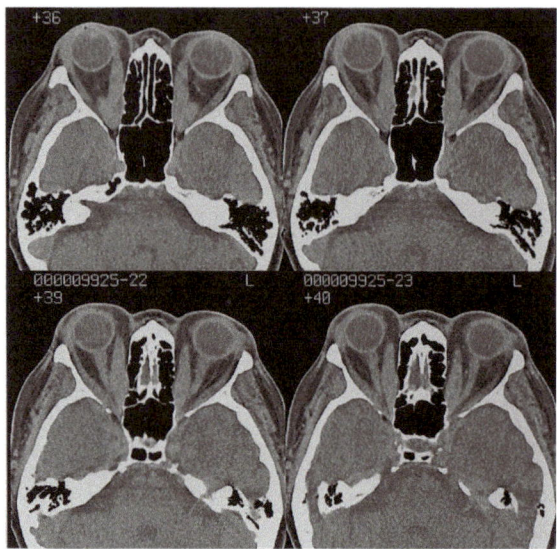

38.2

CT
Starke Vergrößerung aller Augenmuskeln, rechts stärker als links, und Fettgewebshydrops beidseits. Umschriebene Exkavation des rechten Orbitadachs mit erheblicher Verdünnung des Knochens bzw. vollständiger Druckusur.

Diagnose
Polymyositische Form der endokrinen Orbitopathie beidseits mit Kompression des Sehnervs in der Orbitaspitze rechts stärker als links.
Partielle spontane Dekompression im Bereich des rechten Orbitadachs.

Verlauf
Gute Rückbildung der Optikuskompression, der Bewegungseinschränkung und der periorbitalen Entzündungszeichen nach Orbitaspitzenbestrahlung.

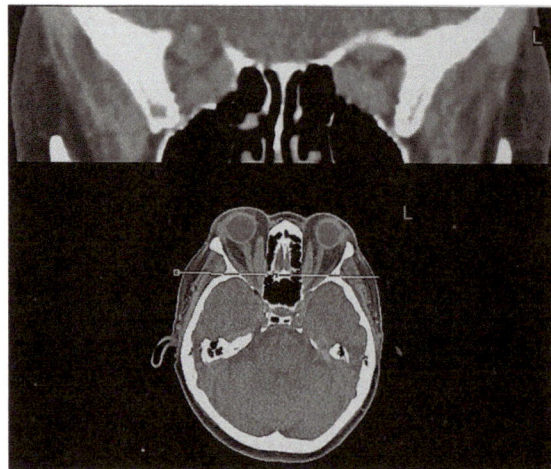

38.3

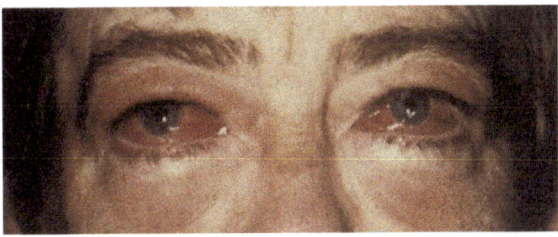

39.1 Äußeres Erscheinungsbild einer Patientin mit hyperthyreoter Krise und perakuter schwerer Orbitopathie vor und nach lateraler Dekompression.

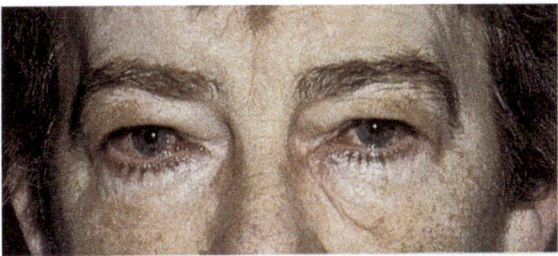

39.2 Präoperativ Visusminderung beidseits auf Handbewegungen; postoperativ Visus rechts 0,6, links 0,8.

M. S., 41jährige Frau

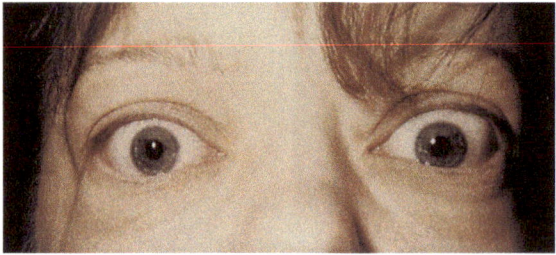

40.1

Anamnese und klinischer Befund

Zustand nach Dekompressionsoperation rechts vor 3 Jahren bei endokriner Orbitopathie und erfolgloser Orbitaspitzenbestrahlung wegen eines extremen Exophthalmus.

Postoperativ Rückbildung des Exophthalmus rechts.

Jetzt noch immer Protrusio bulbi beidseits, links mehr als rechts, und ausgeprägte Lidretraktion beidseits.

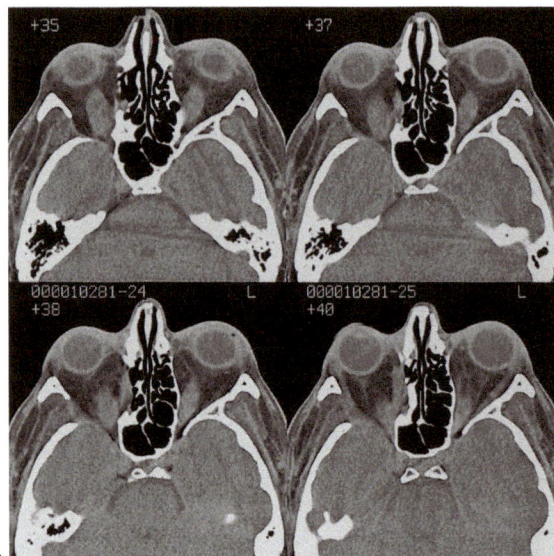

40.2

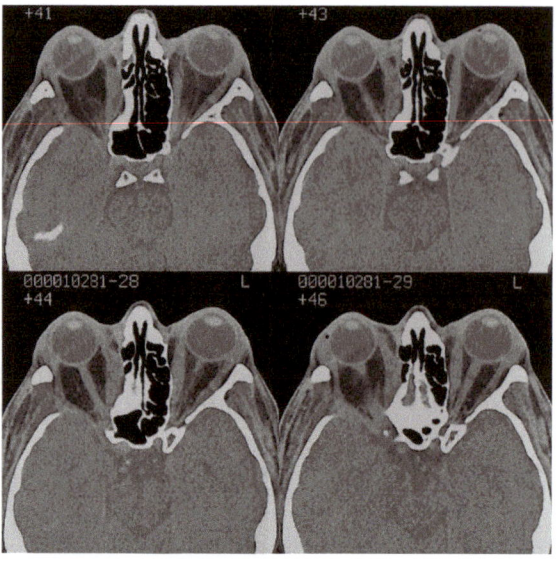

40.3

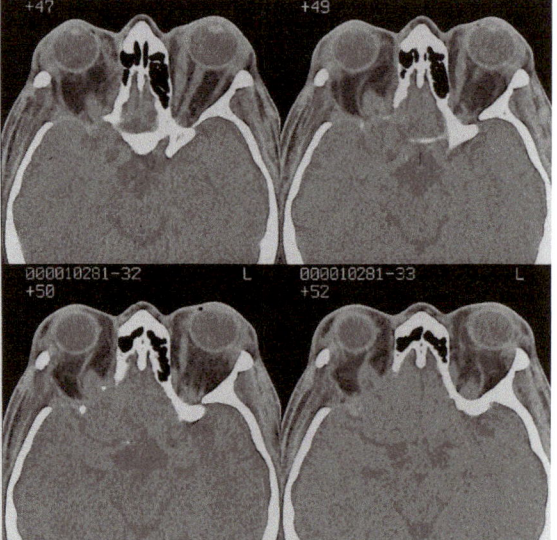

40.4

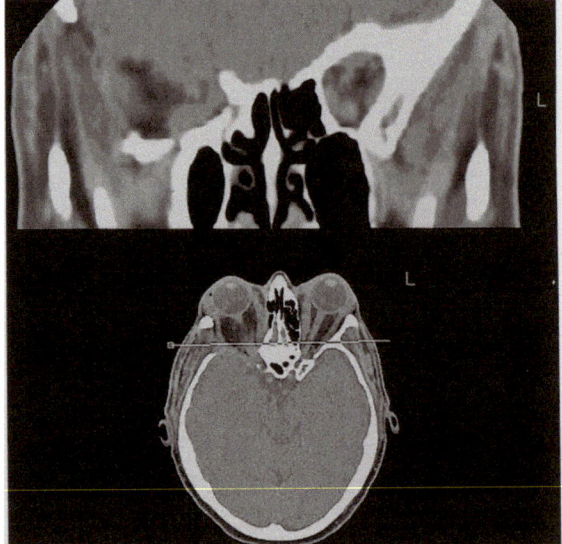

40.5

S. R., 50jährige Frau

Anamnese und klinischer Befund
Protrusio bulbi, rechts mehr als links. Optikuskompression mit Papillenschwellung beidseits.

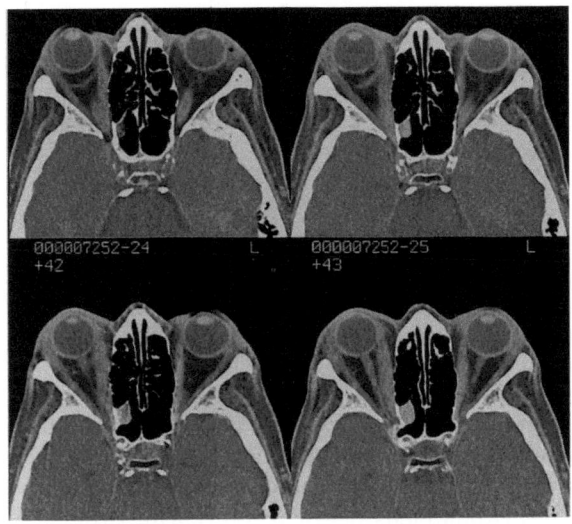

41.1

41.2

CT (41.1, 41.2)
Verbreiterung der Augenmuskeln beidseits, rechts mehr als links. Mäßiggradiger Fettgewebshydrops beidseits und geringe Vergrößerung der Tränendrüsen. Protrusio bulbi beidseits.

Diagnose
Polymyositische Form der endokrinen Orbitopathie, rechts ausgeprägter als links.

Therapie
Laterale Dekompressionsoperation beidseits.

(Fortsetzung s. S. 68)

CT
Zustand nach Entfernung des großen Keilbeinflügels rechts und der Lamina papyracea mit Verlagerung der Augenmuskeln und geringerem Exophthalmus rechts gegenüber links. Nur mäßige Verbreiterung der Augenmuskeln beidseits.

Diagnose
Polymyositische Form der endokrinen Orbitopathie beidseits. Bei Zustand nach medialer und lateraler Dekompressionsoperation rechts deutlich geringerer Exophthalmus.

Kommentar
Der ausgeprägte Exophthalmus bei eher geringer Verbreiterung der Augenmuskeln und nur mäßigem Fettgewebshydrops ist durch die kleinen Orbitae bedingt.

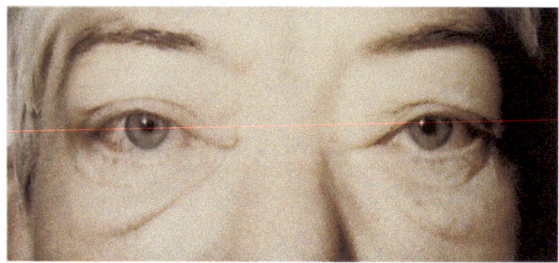

41.3

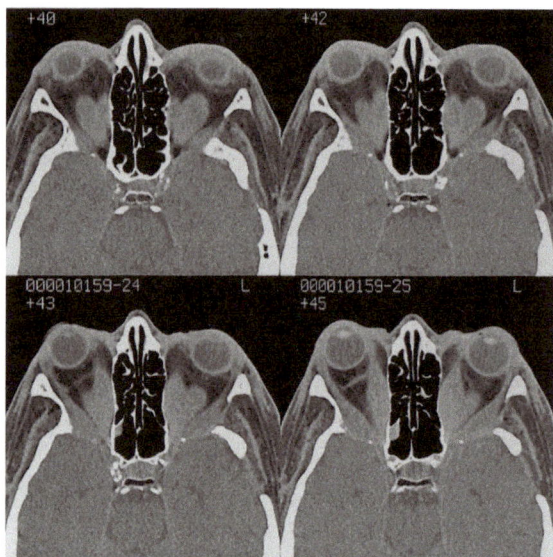

41.4

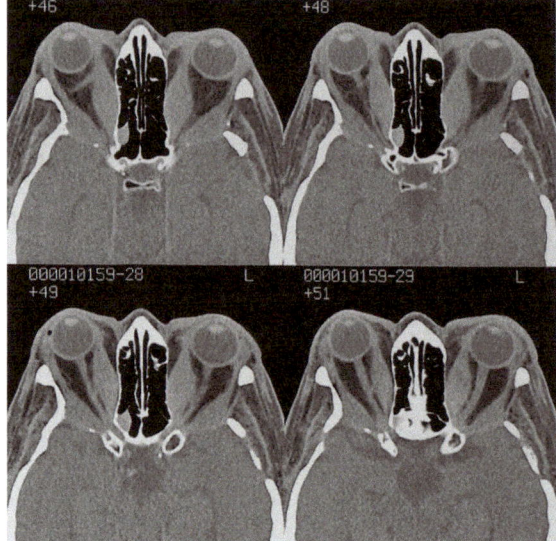

41.5

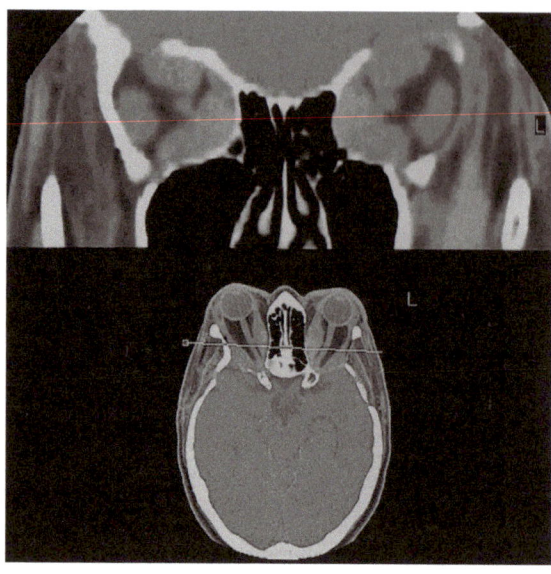

41.6

CT (41.4–41.6)
Etwa ein Jahr später nach lateraler Dekompressionsoperation beidseits: Zustand nach weitgehender Entfernung des großen Keilbeinflügels und des Orbitadachs beidseits. Erhebliche Größenzunahme aller Augenmuskeln. Im Vergleich zum Vor-CT besteht jetzt eine konkavbogige Impression der Lamina papyracea beidseits („Coca-Cola bottle sign").

Kommentar
Auf Grund der ausgedehnten Entlastung beidseits trotz erheblicher Dickenzunahme der Augenmuskeln keine wesentliche Zunahme der Protrusio bulbi gegenüber dem Erst-CT.

Mono- bzw. paucimyositische Form

Die mono- bzw. paucimyositische Form beschränkt sich meist auf einen oder zwei Augenmuskeln einer Orbita, wobei häufig der M. rectus inferior einer Seite betroffen ist und nicht selten der obere Augenmuskelkomplex einer Seite.

Diese Form verläuft meist schleichend und führt häufig erst im Fibrosestadium zu einer Motilitätsstörung mit Doppelbildwahrnehmung – mitunter Jahre nach der Schilddrüsenerkrankung –, so daß dieser Zusammenhang nicht erkannt wird. Ein Schräganschnitt des verdickten Muskels im Computertomogramm oder MR-Tomogramm kann bei einseitigem Befall leicht zur Fehldiagnose „Orbitaspitzentumor" führen (Brismar et al. 1976, Unsöld 1989) und hat schon in zahlreichen Fällen zu unnötigen chirurgischen Explorationen mit bleibenden Schäden geführt. Im Falle des im amerikanischen Schrifttum auch als „inferior rectus muscle syndrome" bekannten einseitigen Befalls des geraden unteren Augenmuskels genügt therapeutisch in der Regel eine Muskelrücklagerung zur Verbesserung der Motilität.

Inweit die verschiedenen Formen der endokrinen Orbitopathie bei einzelnen Patienten mit bestimmten immunpathologischen Befunden korrelieren, ist bislang nicht hinreichend untersucht.

S. L., 70jährige Frau

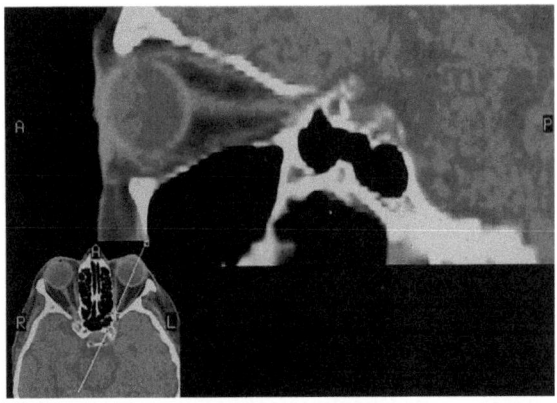
42.2

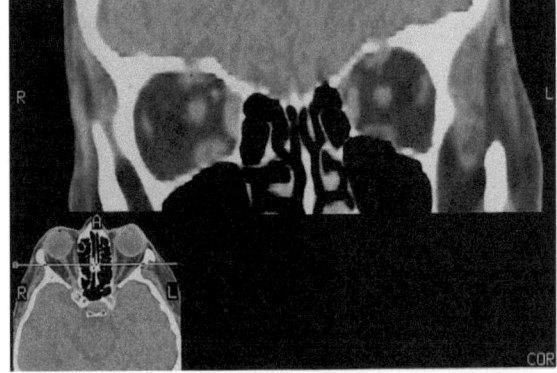
42.3

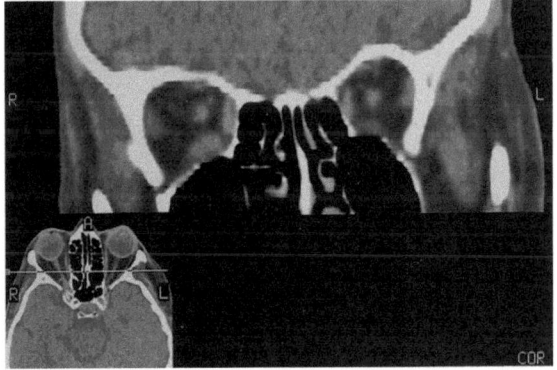
42.4

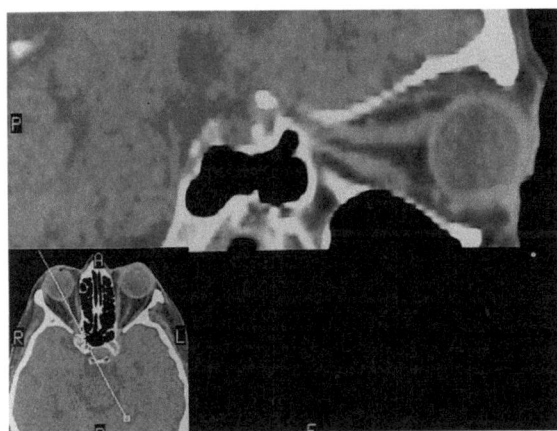
42.1

Anamnese und klinischer Befund
Vor einem halben Jahr Kataraktoperation rechts. Seither Hebungseinschränkung rechts und Doppelbildwahrnehmung.

CT
Einseitige spindelförmige Verbreiterung des rechten M. rectus inferior.

Diagnose
Einseitige monomyositische Form der endokrinen Orbitopathie.

Kommentar
Wegen des kataraktbedingt schlechten Visus links wurden die Doppelbilder erst nach der Staroperation erkannt. Ursache der Doppelbildwahrnehmung ist die Verdickung des rechten M. rectus inferior, die zu einer Hebungseinschränkung geführt hat.

N. J., 45jährige Frau

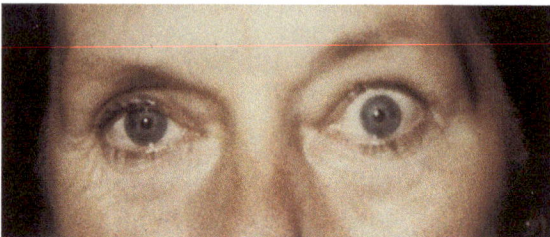

43.1

Anamnese und klinischer Befund
Progrediente Oberlidretraktion links.

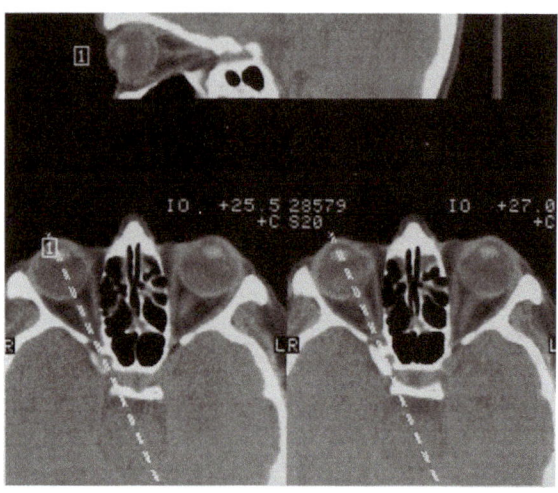

43.2

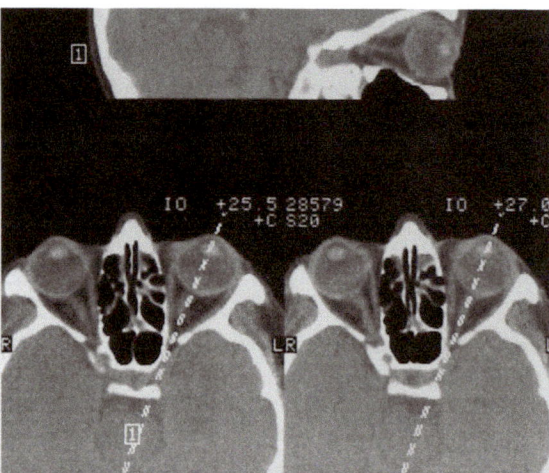

43.3

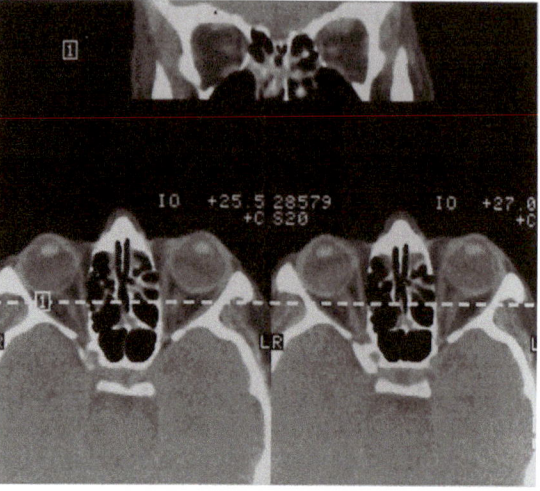

43.4

CT
Links Verbreiterung des oberen Augenmuskelkomplexes mit fehlendem Fettstreifen unterhalb des Orbitadachs.

Diagnose
Monomyositische Form der endokrinen Orbitopathie.

Verlauf
Eine Hyperthyreose wurde nachgewiesen.

Dakryoadenitische Form

Bei der dakryoadenitischen Form handelt es sich zunächst ausschließlich um eine Infiltration der Tränendrüse ohne gleichzeitige Veränderung von Fettkörper und Augenmuskeln (Fall 44). Nicht selten wird eine sekundäre leichte Verdickung des M. levator palpebrae mit einer Lidretraktion beobachtet (Fall 6), die vermutlich durch die enge anatomische Beziehung zwischen der Tränendrüse und den distalen Anteilen des M. levator palpebrae im Sinne einer Migration von Entzündungszellen zustande kommt und mitunter auch im Fibrosestadium zu einer Lidretraktion führt. In diesem Stadium ist in der Regel eine Verdickung des M. levator palpebrae nicht mehr nachweisbar.

B.H.-P., 47jähriger Mann

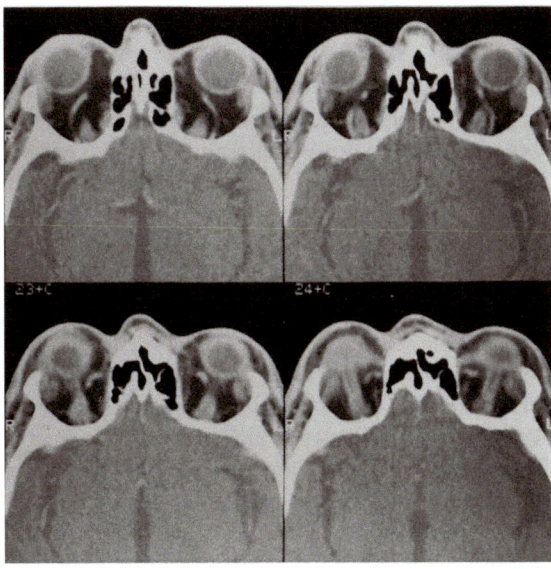

44.2

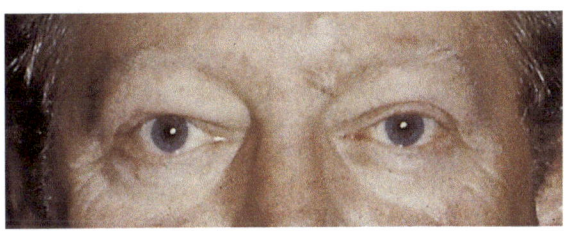

44.1

Anamnese und klinischer Befund

Vor 5 Monaten vermehrtes Augentränen und geringe Protrusio bulbi beidseits. Nachweis einer Hyperthyreose. Schilddrüsenantikörper positiv.

Vor 3 Monaten Exophthalmus beidseits, links ausgeprägter als rechts. Mäßige Oberlidretraktion.

Jetzt weitere Zunahme des beidseitigen Exophthalmus.

CT

Vergrößerung beider Tränendrüsen, rechts mehr als links. Keine eindeutige Verbreiterung der Augenmuskeln. Fettgewebshydrops.

Diagnose

Dakryoadenitische Form der endokrinen Orbitopathie.

Histologie (aus der Tränendrüse)

„Mäßiggradige periduktal akzentuierte chronische Dakryoadenitis".

Form des Fettgewebshydrops

Bei der Form des Fettgewebshydrops (Fälle 29 und 34) liegt eine Schrankenstörung vor, die vorwiegend durch die Ansammlung stark wasserbindender Substanzen (Glykosaminoglykane) im orbitalen Fettgewebe zu erklären ist.

Diese Form der endokrinen Orbitopathie ist leicht zu übersehen, da sie insbesondere bei weniger stark ausgeprägten Fällen auf Grund der großen Variationsbreite des orbitalen Fettvolumens schwer abzugrenzen ist. Hinweise sind die Verbreiterung des extrakonalen Fettkörpers mit Vorwölbung des Septum orbitale unter das Lidgewebe bzw. eine Vorverlagerung der Tränendrüsen. In seltenen Fällen kann es auch bei dieser Form zu einer Erhöhung des orbitalen Drucks mit Optikuskompression kommen. Die Augenmuskeln sind zu diesem Zeitpunkt häufig nicht verdickt. In manchen Fällen tritt nach Monaten oder Jahren eine Muskelinfiltration hinzu. Da der Fettgewebshydrops durch stark wasserbindende Substanzen verursacht wird, erscheint eine Strahlentherapie in diesen Fällen wenig sinnvoll.

Differentialdiagnose

Die *polymyositische Form* der endokrinen Orbitopathie muß differentialdiagnostisch von Muskelschwellungen bzw. Infiltrationen im Rahmen systemischer Lymphome, einer subakuten Variante des entzündlichen Pseudotumors der Orbita, einer noch unklaren Form der Orbitopathie bei somatotropinproduzierenden Hypophysenadenomen (Fall 45) (Dal Pozzo u. Boschi 1982) und multiplen Karzinommetastasen abgegrenzt werden. Ob es sich bei den sehr seltenen Verdickungen der Augenmuskeln im Rahmen lymphoproliferativer Erkrankungen und metastasierender Karzinome um paraneoplastische Phänomene handelt, ist nicht klar.

Leichte Schwellungen mehrerer Augenmuskeln treten auch bei den – allerdings meist einseitigen – Carotis-sinus-cavernosus-Fisteln (Merlis et al. 1982) auf, bei denen allerdings vorwiegend die proximalen Muskelanteile geschwollen sind; meist sind auch eine Verdickung der V. ophthalmica superior bis hin zur V. supratrochlearis (Fälle 18 und 102) sowie eine deutliche episklerale Venenstauung zu beobachten. Die Infiltration von Augenmuskeln durch Karzinommetastasen führt meist zu unregelmäßigen Auftreibungen der Augenmuskeln, so daß sie nur in ganz frühen Stadien mit einer endokrinen Orbitopathie zu verwechseln ist.

Die *monomyositische Form* muß gegen die okuläre Myositis im Rahmen des entzündlichen Pseudotumors der Orbita abgegrenzt werden, wobei letztere, abgesehen von dem eher akuten und hoch schmerzhaften klinischen Verlauf, durch eine deutliche Beteiligung der Sehne zu unterscheiden ist. Andere Ursachen einer einseitigen Muskelschwellung werden bei intramuskulären primären Tumoren (z.B. Granularzelltumor, Rhabdomyosarkom, seltenen Fibromen etc.), bei Muskelhämatomen, selten bei Metastasen im Frühstadium und im Rahmen einer paraneoplastischen okulären Myositis beobachtet.

Sehr breitgefächert ist die Differentialdiagnose der *dakryoadenitischen Form*, da sie sich von anderen entzündlichen Infiltrationen der Tränendrüse, z.B. bei Sarkoidose, im Rahmen anderer entzündlicher Systemerkrankungen oder auch von neoplastischen Infiltrationen vor allem im Rahmen von Lymphomen und anderen Leukämieformen computer- und MR-tomographisch nicht unterscheiden läßt. Hier ist, wenn der Zusammenhang mit einer Schilddrüsenerkrankung nicht eindeutig ist, insbesondere bei den beidseitigen Fällen immer eine Biopsie anzuraten, um ein Frühstadium einer Systemerkrankung nicht zu übersehen.

Vorsicht ist bei der Biopsie einseitiger Befunde geboten. In solchen Fällen sollte zuerst sehr genau dünnschicht- und MR-tomographisch untersucht werden, um auszuschließen, daß ein umschriebener, auf ein Tränendrüsenkarzinom oder einen Tränendrüsenmischtumor verdächtiger Befund biopsiert wird. Hier führt die Biopsie zu einer massiven Steigerung der Rezidiv- und Mortalitätsrate.

In allen Fällen einer diffusen Infiltration ist eine gründliche internistische Durchuntersuchung angezeigt.

Fall 45

F. H., 56jährige Frau

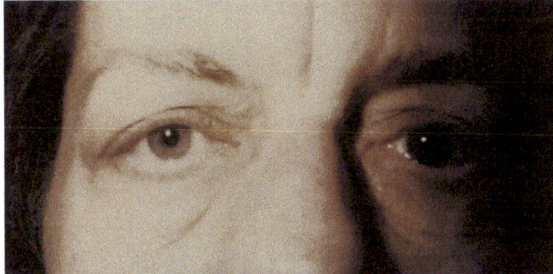

45.1

Anamnese und klinischer Befund

Binasale Gesichtsfeldausfälle, Deformierung der visuell evozierten Potentiale (VEP) und akromegaler Habitus. Nachweis von Somatotropin- und Prolaktinhypersekretion (Mischtumor bekannt). Übrige Hypophysenfunktion normal.

MRT: Großes intraselläres Hypophysenadenom ohne räumliche Beziehung zur vorderen Sehbahn.

Einleitung einer Pravideltherapie.

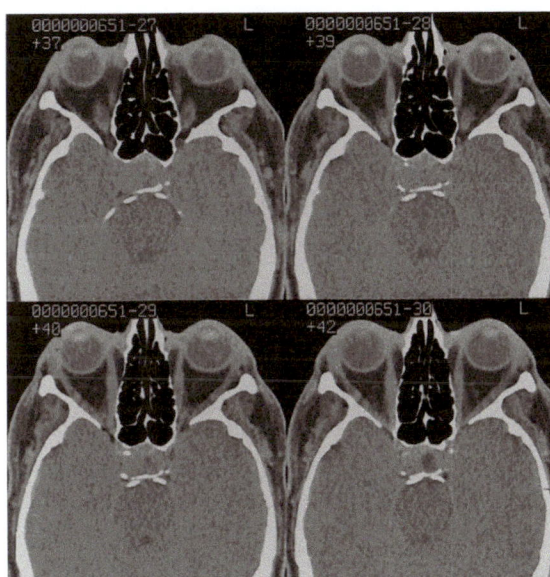

45.2

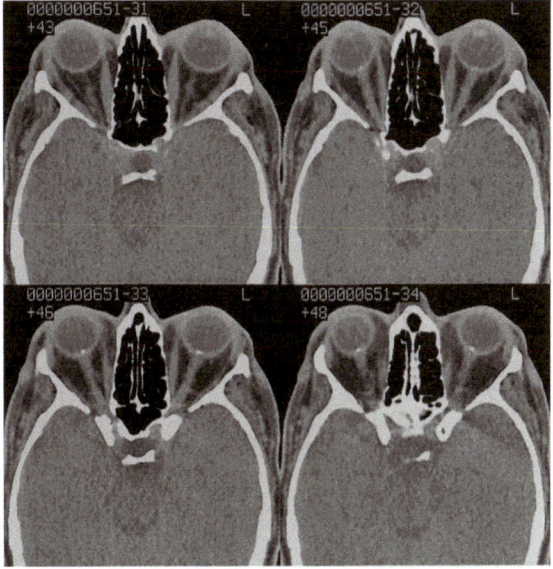

45.3

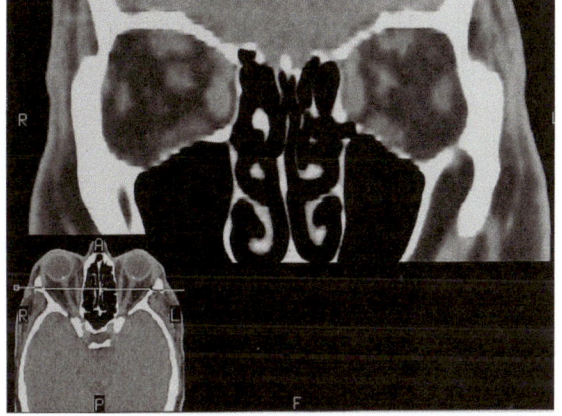

45.4

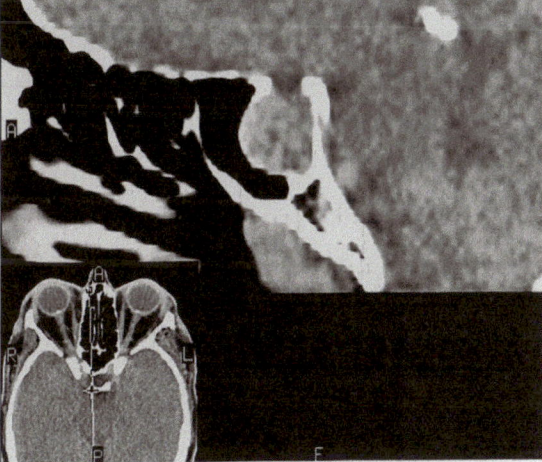

45.5

(Fortsetzung s. S. 74)

CT
Drusenpapillen beidseits (im MRT nicht abgrenzbar). Geringe symmetrische Verbreiterung aller Augenmuskeln und geringe Vergrößerung der Tränendrüsen mit Protrusio bulbi. Großes intraselläres Hypophysenadenom mit starker Exkavation der Sella.

Kommentar
Eine Verbreiterung der Augenmuskeln und eine Vergrößerung der Tränendrüsen werden gelegentlich bei somatotropinproduzierenen Tumoren beobachtet (Dal Pozzo u. Boschi 1982).

Die binasalen relativen Skotome sind Folge der Drusenpapillen, die MR-tomographisch nicht nachweisbar sind.

4 Entzündlicher Pseudotumor der Orbita

Definition und Ätiologie

Der Begriff des entzündlichen Pseudotumors der Orbita wurde von Birch-Hirschfeld (1905) für jene orbitalen Schwellungszustände geprägt, die sich entweder spontan zurückbildeten oder bei deren chirurgischer Exploration nur entzündliches Gewebe oder eine abnorme Weichteilmasse gefunden wurde, die histologisch auf eine unspezifische Entzündung hinwies. In der Folge und insbesondere in der Zeit vor der Entwicklung der bildgebenden Verfahren wurde die Bezeichnung für eine Vielzahl orbitaler Erkrankungen angewandt, die man heute als Krankheitsbild sui generis abtrennen kann, wie beispielsweise Fremdkörperreaktionen, Entzündungen in orbitalen Hämangiomen, Dermoidzysten etc. Eine wesentliche Eingrenzung des Begriffs erfolgte durch Blodi u. Gass (1968) und insbesondere durch Jakobiec u. Jones (1976), die den entzündlichen Pseudotumor als „unspezifische Entzündung orbitaler Gewebe ohne ersichtliche systemische oder lokale Ursache" definierten. Allerdings muß man diese Definition in sofern etwas einschränken, als manche Formen des entzündlichen Pseudotumors, insbesondere Myositiden und Weichteiltumoren, sehr wohl im Zusammenhang mit entzündlichen Systemerkrankungen, z.B. Weichteiltumoren im Rahmen der Panarteritis nodosa und der Wegenerschen Granulomatose, Myositiden im Rahmen einer rheumatoiden Arthritis und im Rahmen paraneoplastischer Syndrome beobachtet werden.

Als charakteristisch für die verschiedenen Formen des entzündlichen Pseudotumors gilt das akute Auftreten mit meist einseitigem Befall, schweren periorbitalen Entzündungszeichen und starken Schmerzen. Allerdings gibt es gelegentlich auch ein beidseitiges Auftreten und eher schleichende Verlaufsformen, so daß der entzündliche Pseudotumor ein breites klinisches und radiologisches Spektrum aufweist. Charakteristisch für die meisten Formen des entzündlichen Pseudotumors ist ein sehr starker Schmerz, der sich über die Augenhöhle hinaus häufig in den Kopf projiziert und manchmal auch zu einer Hemikranie führt. Vermutlich hängt dies mit einer Mitbeteiligung der in den Sinus cavernosus drainierenden Venen zusammen. Durch die Einführung der bildgebenden Verfahren, insbesondere der Dünnschicht-CT, hat sich die Diagnose des entzündlichen Pseudotumors und der vom entzündlichen Pseudotumor abzugrenzenden Erkrankungen erheblich vereinfacht.

Ätiologisch ist das Krankheitsbild nach wie vor nicht geklärt. Das gehäufte Auftreten im Rahmen von Autoimmunerkrankungen und das Vorhandensein von Immunzellen weist jedoch auf eine pathologische Immunreaktion hin. Dafür spricht auch das charakteristisch gute Ansprechen auf Steroide.

Beim entzündlichen Pseudotumor können grundsätzlich alle orbitalen Strukturen betroffen sein. Auf Grund des CT-Befundmusters lassen sich verschiedene Manifestationsformen unterscheiden, deren Abgrenzung aus differentialtherapeutischen Gründen sinnvoll erscheint. Beispielsweise muß die Verdickung des Muskels und der Sehne im Rahmen einer okulären Myositis gegen ganz andere pathologische Prozesse abgegrenzt werden als eine diffuse Infiltration der Orbita oder eine akute dakryoadenitische Form des entzündlichen Pseudotumors.

Klinisches Bild und CT-Befundmuster

Okuläre Myositis-Tendonitis

Die okuläre Myositis-Tendonitis gehört neben der skleritischen Form zu den häufigsten Formen des entzündlichen Pseudotumors. In der Regel ist eine deutliche Schwellung eines Augenmuskels und seiner Sehne, nur selten mehrerer Augenmuskeln feststellbar. Diese Form des entzündlichen Pseudotumors geht meist mit einer Bewegungseinschränkung, einer Zunahme der Schmerzhaftigkeit bei Augenbewegungen, einer erheblichen periorbitalen Schwellung sowie einer Rötung über dem Muskelansatz und häufig einer Chemosis der Bindehaut einher. Im allgemeinen treten die Symptome sehr akut auf; sie sind mit einer erheblichen Schmerzsymptomatik und einem Exophthalmus verbunden.

Im CT- und im MRT-Bild ist charakteristisch, daß nicht nur der Muskel selbst, sondern ganz besonders auch seine Sehne im Bereich des Ansatzes am Bulbus betroffen ist (Fälle 46–49), eine Begleitentzündung der angrenzenden Tenon-Kapsel und häufig auch der Tränendrüse besteht und die Lidhaut insbesondere im akuten Stadium oft starke Entzündungszeichen aufweist, die klinisch sehr leicht mit einer Orbitaphlegmone zu verwechseln sind (Fälle 13 und 14).

Grundsätzlich können alle Augenmuskeln betroffen sein, besonders häufig jedoch der M. rectus medialis, weniger oft der M. rectus lateralis, die anderen Augenmuskeln eher selten. Vor allem beim Befall des M. rectus lateralis und des oberen Muskelkomplexes besteht vielfach eine Begleitschwellung der Tränendrüse. Beim Befall des M. obliquus inferior, dessen Ansatz in enger Nachbarschaft zum hinteren Pol des Bulbus steht, können im Rahmen der Begleitentzündung im Bereich der Tenon-Kapsel und der angrenzenden Gewebe im Bereich des hinteren Pols sogar eine Chorioidalfältelung und Visusreduktion eintreten, die dann zu differentialdiagnostischen Schwierigkeiten führen können. Gelegentlich wurde wegen der Visusminderung durch die Netzhautfältelung und die bestehende Bewegungsstörung des Bulbus fälschlich ein Orbitaspitzensyndrom diagnostiziert.

Differentialdiagnostisch läßt sich die okuläre Myositis von der monomyositischen Form der endokrinen Orbitopathie dadurch abgrenzen, daß die Sehnen sehr stark mitbetroffen sind (Fall 13), während bei der endokrinen Orbitopathie ausschließlich das Augenmuskelgewebe befallen ist. Eine okuläre Myositis im Sinne eines paraneoplastischen Syndroms wurde bei verschiedenen Karzinomen beobachtet. Eine neoplastische Infiltration des Muskels führt in der Regel nur im Frühstadium zu einer Verwechslung, ist im allgemeinen weniger schmerzhaft und betrifft ebenfalls nie die Sehne des Muskels. Eine Abgrenzung gegen ein traumatisch bedingtes intramuskuläres Hämatom, das ebenfalls mitunter bei Augenbewegungen schmerzt, ist wiederum durch die Aussparung der Muskelsehne und die Traumaanamnese möglich. Primäre Tumoren innerhalb der Augenmuskeln (Granularzelltumor, Rhabdomyosarkom, solitäres Fibrom etc.) sind in der Regel nicht schmerzhaft.

Eine besondere Form der Myositis-Tendonitis (Fall 50) betrifft den Muskel und/oder die Sehne des M. obliquus superior. Hierbei kommt es zu akut auftretenden vertikalen Doppelbildern durch eine Behinderung der geschwollenen Sehne des Muskels im Bereich der Trochlea. Das klinische Bild wird als Brown-Syndrom bezeichnet (Stammen et al. 1995).

K. R., 23jährige Frau

Anamnese und klinischer Befund
Nach Angaben der Patientin bestanden vor 2 Wochen Schmerzen, Rötung und Schwellung im Bereich des linken Auges. Die Beschwerden haben sich inzwischen vollständig zurückgebildet.

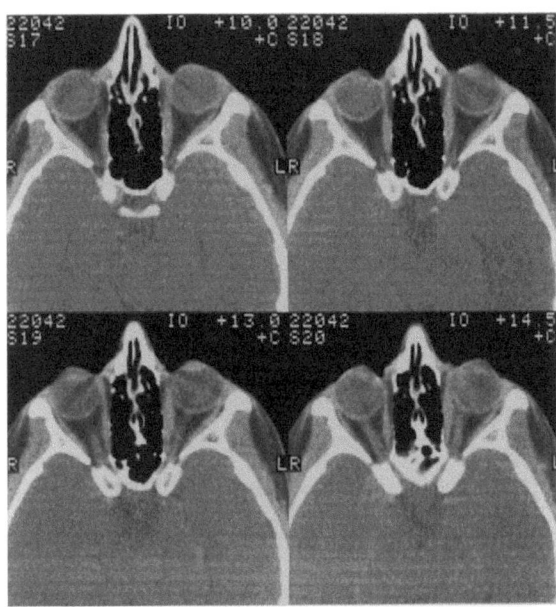

46.1

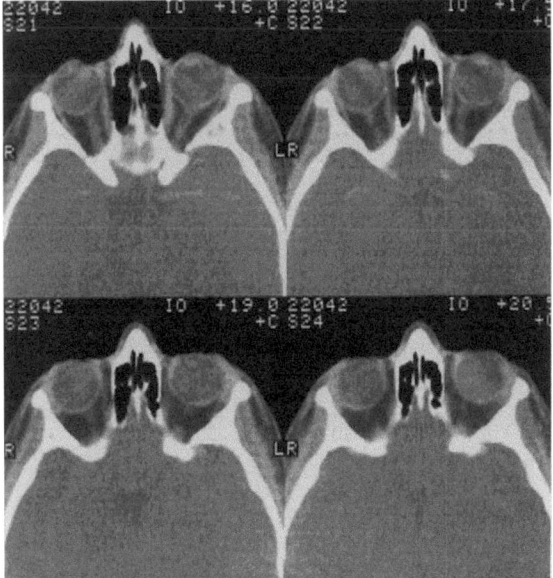

46.2

CT
Verbreiterung des M. rectus medialis links, insbesondere auch der Sehne.

Diagnose
Myositische Form des entzündlichen Pseudotumors der Orbita.

K. A., 29jährige Frau

Anamnese und klinischer Befund
Seit 2 Wochen Schmerzen im Bereich der rechten Orbita lateral. Doppelbilder beim Blick nach links.

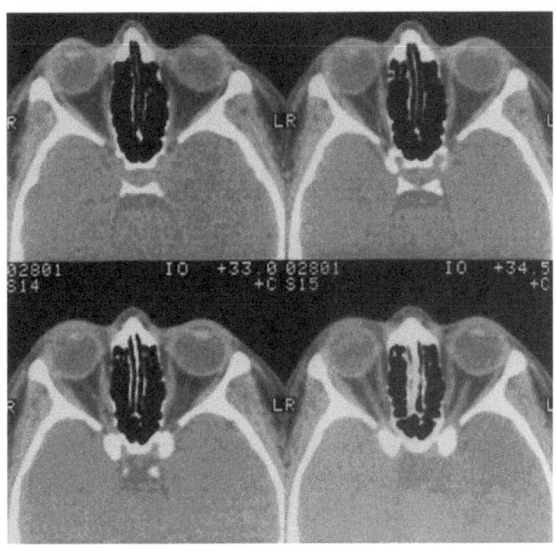

47.1

CT
Geringe Verbreiterung des rechten M. rectus lateralis einschließlich seiner Sehne.

Diagnose
Myositische Form des Pseudotumors der Orbita.

S.H., 60jähriger Mann

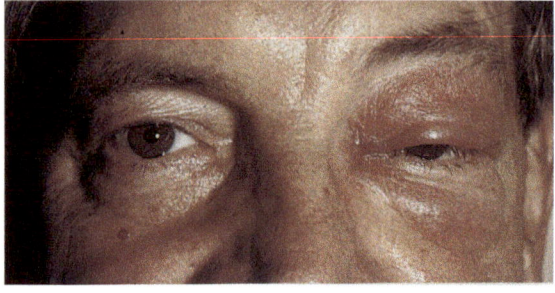

48.1

Anamnese und klinischer Befund
Seit 20 Jahren rezidivierende Schübe einer serologisch eindeutig nachgewiesenen rheumatoiden Arthritis. Vor einem Jahr und vor 3 Tagen akute Schwellung und Rötung der Periorbita, Ptosis und Chemosis.

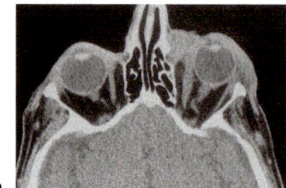

48.2

CT
Auftreibung des M. rectus medialis und massive Schwellung seiner Sehne. Ungewöhnlich starke begleitende Weichteilschwellung im Bereich der Lider.

Diagnose
Myositisch-tendonitische Form des entzündlichen Pseudotumors der Orbita.

Verlauf
Vollständige Rückbildung der Symptomatik nach mehrtägiger hochdosierter Steroidtherapie.

Fall 49

L. K-H., 44jähriger Mann

Anamnese und klinischer Befund
Seit 3 Wochen stechende und pulsierende periorbitale Schmerzen rechts. Seit 2 Wochen Bindehautchemosis und Sehverschlechterung, Bewegungs- und Redressionsschmerz rechts. Doppelbilder.

Horizontale Netzhautfältelung im Bereich des hinteren Pols.

CT
Verdickung der Sehne des M. obliquus inferior rechts im Bereich des Bulbusansatzes.

Diagnose
Tendonitis des M. obliquus inferior rechts im Rahmen eines entzündlichen Pseudotumors der Orbita.

Verlauf
Hochdosierte Kortisontherapie. Innerhalb weniger Tage Rückbildung der gesamten Symptomatik.

Nach Dosisreduzierung erneut Schmerzen und Doppelbildwahrnehmung beim Blick nach oben.

Kontroll-CT 2 Monate später ohne Befund.

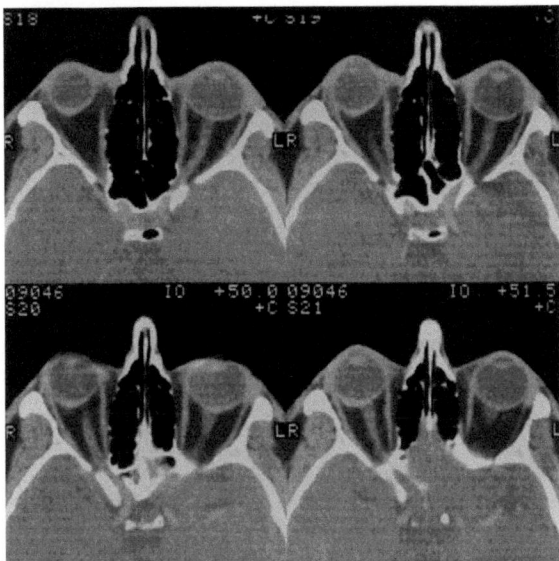

49.1

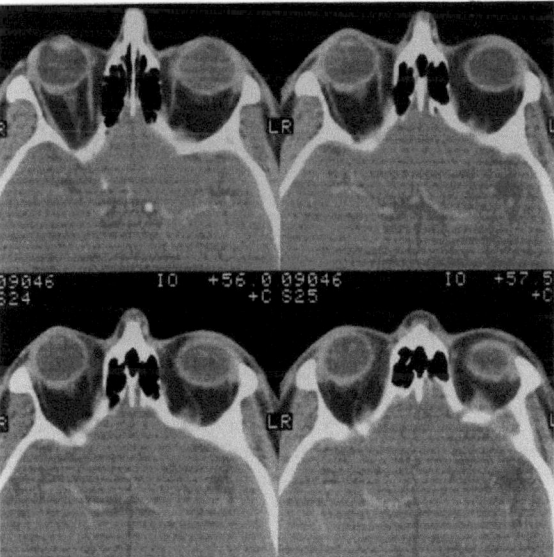

49.2

Fall 50

H. M., 30jähriger Mann

Anamnese und klinischer Befund
Seit ca. 3 Wochen Hebungseinschränkung rechts, vor allem in Adduktion, mit Doppelbildwahrnehmung und Druckgefühl im Bereich des rechten Auges.

Verdacht auf Brown-Syndrom (Obliquus-superior-Sehnensyndrom).

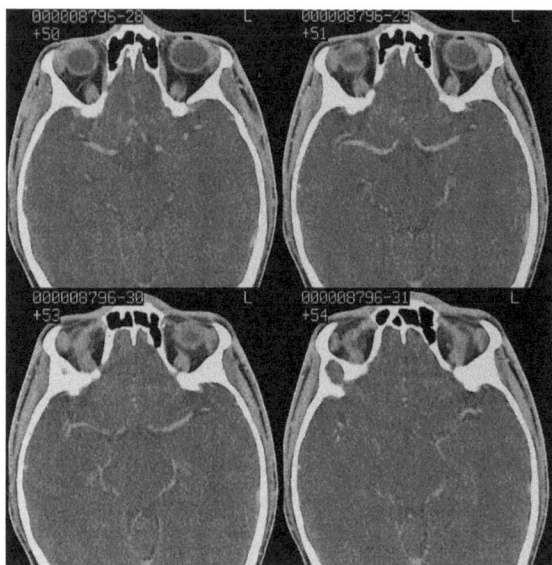

50.1

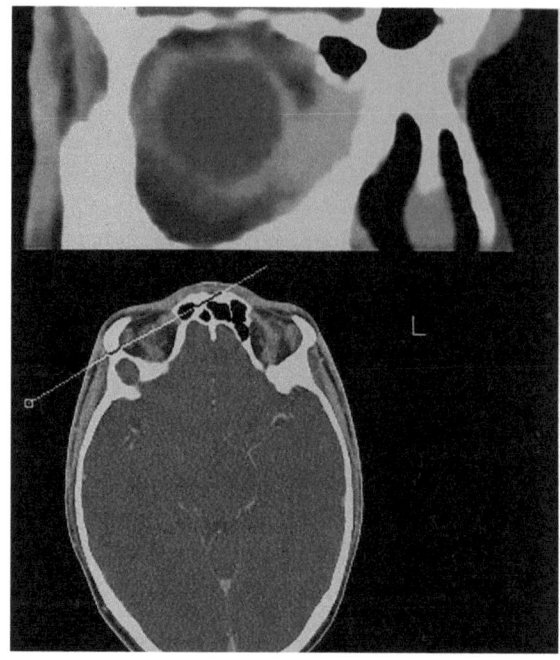

50.2

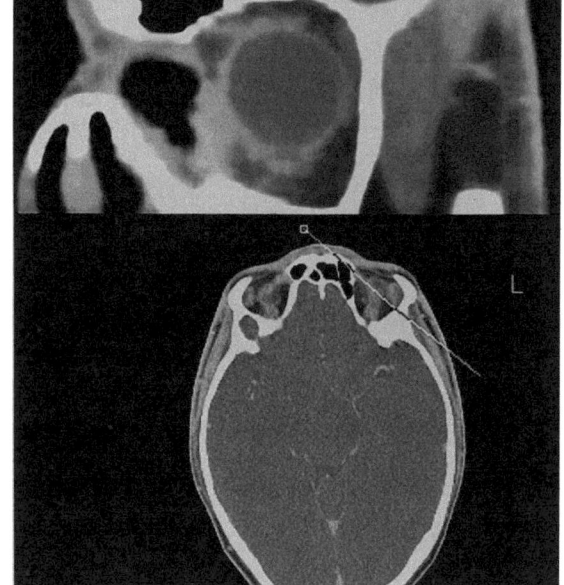

50.3

CT
Verdickung der Sehne des M. obliquus superior rechts.

Diagnose
Brown-Syndrom.

Kommentar
Die verdickte Sehne kann nicht durch die „Seilwinde" der Trochlea gelangen und blockiert bei vertikalen Augenbewegungen.

Fall 51

Skleritisch-tenonitische Form

B.M., 50jährige Frau

Die skleritisch-tenonitische Form zeichnet sich in der Regel durch eine starke Schmerzhaftigkeit des Bulbus, einen leichten Exophthalmus und – wegen des Mitbetroffenseins der Muskelansätze – auch durch Schmerzen bei Augenbewegungen und unter Umständen je nach Lokalisation im Bereich des hinteren Poles, durch Chorioidalfalten aus.

Sind vorwiegend die vorderen Anteile der Sklera und der Tenon-Kapsel betroffen, besteht eine starke episklerale und sklerale Venenfüllung. Auch bei der skleritisch-tenonitischen Form ist häufig eine Begleitschwellung der Tränendrüse zu beobachten, und auch hier steht eine meist akut einsetzende schwere Schmerzsymptomatik im Vordergrund. Die Skleritis-Tenonitis tritt ebenfalls gehäuft bei entzündlichen Systemerkrankungen und im Rahmen paraneoplastischer Prozesse auf. Ihre Diagnose, vor allem auch die Diagnose der hinteren Skleritis, gelingt sehr gut mit der Dünnschicht-CT, die besonders nach Kontrastmittelgabe eine deutliche Verdickung der Bulbuswand mit Infiltration im Bereich der Tenon-Kapsel und häufig eine diffuse Infiltration direkt um die hintere Bulbuswand zeigt (Fall 53). Der Befund ist in der Regel nach hochdosierter Steroidgabe innerhalb weniger Tage nicht mehr nachweisbar.

Wegen der Assoziation mit entzündlichen Systemerkrankungen und paraneoplastischen Prozessen sollte in allen Fällen eine sehr sorgfältige internistische Untersuchung erfolgen.

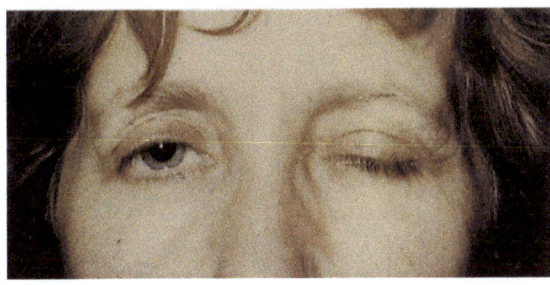

51.1

Anamnese und klinischer Befund
Seit 6 Tagen Schmerzen im Bereich des linken Auges, Ptosis und Schläfenkopfschmerz links.

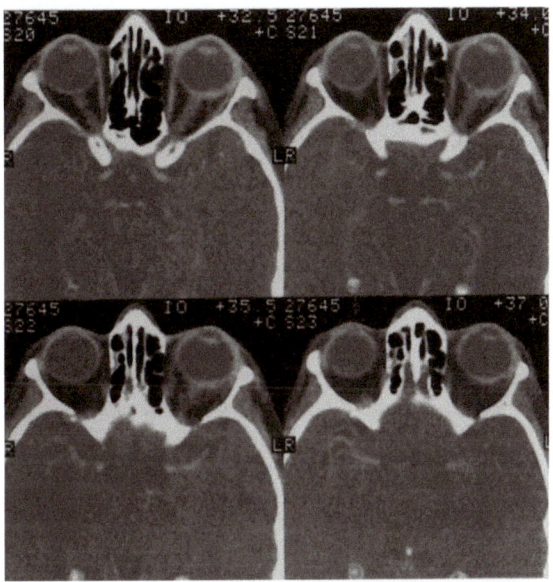

51.2

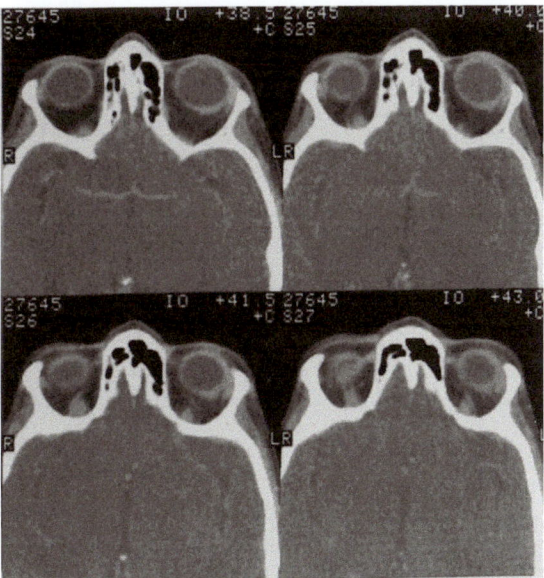

51.3

(Fortsetzung s. S. 82)

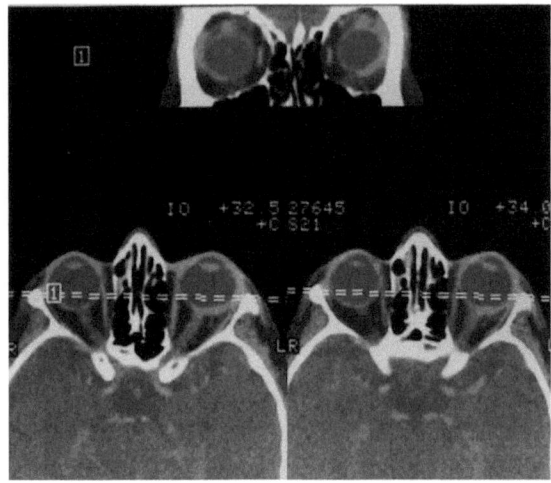

51.4

CT
Verdickung des Sehnenansatzes des M. obliquus inferior am Bulbus. Verdickung der Bulbuswand und diskrete Vergrößerung der benachbarten Tränendrüse.

Diagnose
Vorwiegend skleritisch-tenonitische Form des entzündlichen Pseudotumors der Orbita.

Verlauf
Unter Kortisontherapie Rückbildung der Beschwerden und des Lokalbefunds innerhalb von 6 Tagen.

Für die Überlassung der klinischen Daten danken wir Herrn Prof. Dr. med. H. Borgmann, Chefarzt der Augenklinik des Johanniter-Krankenhauses, Bonn.

Fall 52

K. G., 54jähriger Mann

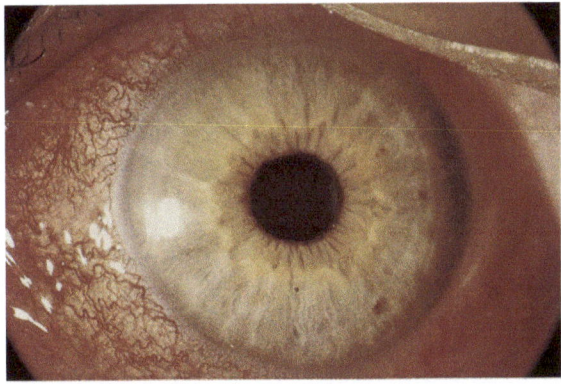

52.1

Anamnese und klinischer Befund
Seit 3 Tagen starke Schmerzen linkes Auge, massive episklerale und sklerale Venenstauung und periorbitale Schwellung und Rötung.

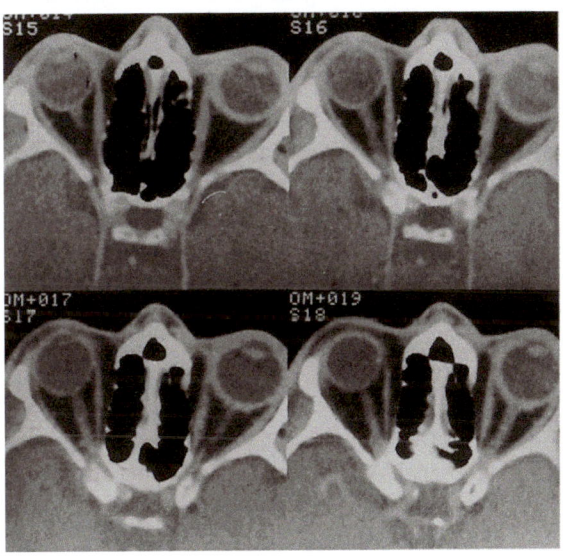

52.2

CT
Verdickung der linken Bulbuswand.

Diagnose
Skleritisch-tenonitische Form des entzündlichen Pseudotumors der Orbita.

Verlauf
Rasche und vollständige Rückbildung der Symptomatik unter hochdosierter Steroidtherapie.

D. B., 27jährige Frau

Anamnese und klinischer Befund
Vor 2 Tagen akut einsetzende Rötung und Schwellung sowie starke Schmerzen im Bereich der rechten Orbita.

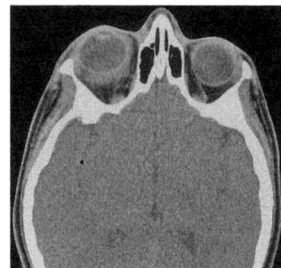

53.1

CT (53.1)
Verdickung der rechten Bulbuswand mit Infiltration des benachbarten Retrobulbärraums.

Diagnose
Skleritisch-tenonitische Form des entzündlichen Pseudotumors der Orbita.

Verlauf
Rasche Rückbildung der Symptomatik nach hochdosierter systemischer Steroidtherapie.

CT (53.2)
Kontroll-CT 3 Wochen später ohne Befund.

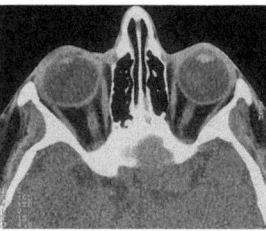

53.2

Dakryoadenitische Form

Die dakryoadenitische Form des entzündlichen Pseudotumors tritt in der Regel ebenfalls einseitig auf und ist mit einer meist gleichmäßigen massiven Schwellung der Tränendrüse, einschließlich der Pars palpebralis, verbunden. Mitunter ist auch der angrenzende M. rectus lateralis geschwollen. Im allgemeinen besteht eine ausgeprägte Rötung und Schwellung des Oberlids mit Ptosis, wobei Schwellung und Ptosis temporal betont sind (Paragraphenlid) (Fall 25). Da die Symptomatik im allgemeinen wiederum akut auftritt, kann sie auch zu einer Verwechslung mit einer akuten bakteriellen Dakryoadenitis führen. Im Frühstadium ist die Diagnose auf Grund des klinischen und computertomographischen Befunds allein schwierig, wenn nicht Eiter aus der Bindehaut austritt, im Konjunktivalsekret reichlich Bakterien nachweisbar sind oder eine Abzedierung innerhalb der Tränendrüse abgrenzbar ist.

Allerdings zeigen die bakteriellen Dakryoadenitiden eine überproportionale Beteiligung der Pars palpebralis, während beim entzündlichen Pseudotumor der Orbita die Partes palpebralis und orbitalis meist gleichermaßen betroffen sind.

Bei antibiotischer Anbehandlung, bei Abwehrschwäche oder z. B. bei Infektionen mit wenig virulenten Keimen gibt es aber mitigierte Formen der bakteriellen Dakryoadenitis, die die Unterscheidung sehr erschweren können (Fall 21). Hier ist vor allem das Vorhandensein von in der Pars orbitalis gelegenen Abszessen bei der Differentialdiagnose hilfreich. Die eher schleichenden Verlaufsformen sind von anderen unspezifischen Entzündungen mit Immunzellen bei der unspezifischen Immundakryoadenitis, im Rahmen einer Sarkoidose, einer Wegenerschen Granulamatose, eines Sjögren-Syndroms oder auch einer neoplastischen Infiltration bei verschiedenen Leukämieformen (vor allem Lymphomen und Histiozystose X) oder der dakryoadenitischen Form der endokrinen Orbitopathie nicht zu unterscheiden. Hier müssen sorgfältige internistische Untersuchungen und ggf. eine Biopsie die Situation klären. Bei der diffusen Infiltration unter Mitbeteiligung der Pars palpebralis genügt oft eine Biopsie der Pars palpebralis in Kokaintropfanästhesie.

Fall 54

R. B., 24jährige Frau

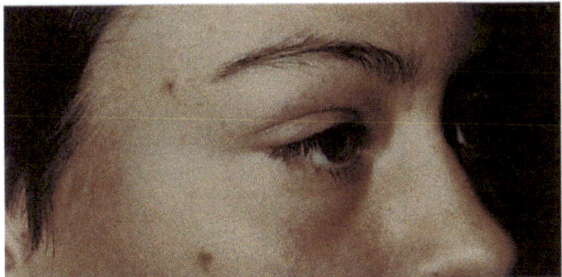
54.1

Anamnese und klinischer Befund
Seit 7 Monaten schmerzlose Schwellung des Oberlids.

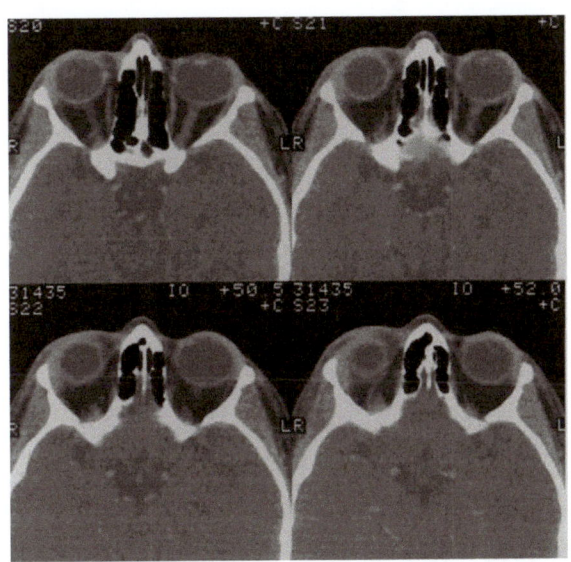
54.2

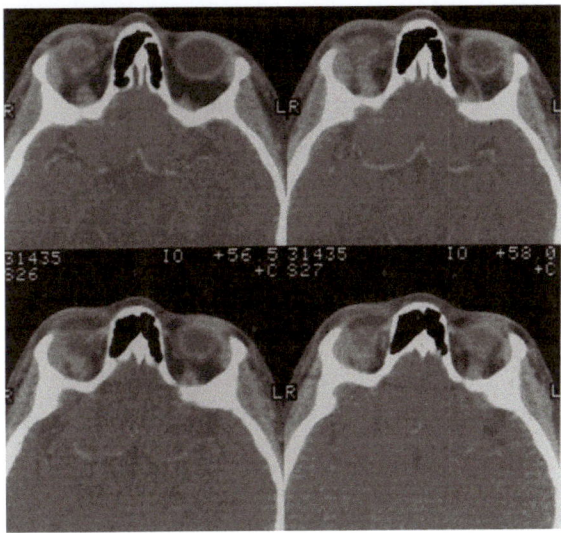
54.3

54.4

CT
Mäßiggradige Vergrößerung der rechten Tränendrüse sowie geringgradige Verdickung der benachbarten Bulbuswand und Schwellung des Oberlids.

Diagnose
Dakryoadenitische Form des Pseudotumors der Orbita mit Begleitschwellung der Bulbuswand und des Lids.

Mäßig diffus infiltrierende Form

Bei der mäßig diffus infiltrierenden Form findet sich eine Kombination einer Tenonitis mit myositischen Zeichen verschiedener Augenmuskeln und einer leichten Infiltration, insbesondere entlang der Tenon-Kapsel und der Sehnervenscheide mit leichter Verdichtung der benachbarten Anteile des orbitalen Fettkörpers. Sie ist zusammen mit dem typischen klinischen Bild und der starken Schmerzhaftigkeit sehr charakterisitsch. Computertomographisch ist sie höchstens noch mit Kontusionstraumen der Orbita mit ausgeprägter posttraumatischer Schrankenstörung zu verwechseln, bei denen die Traumaanamnese die Unterscheidung ermöglicht.

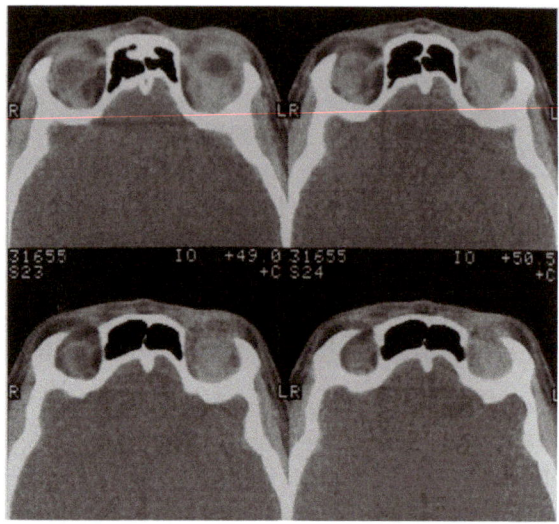

55.3

P. R., 39jährige Frau

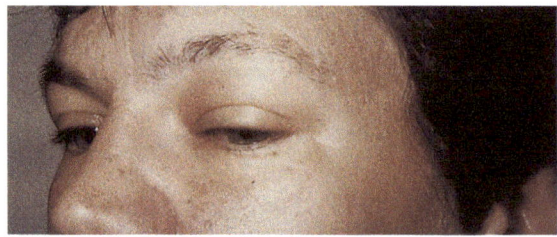

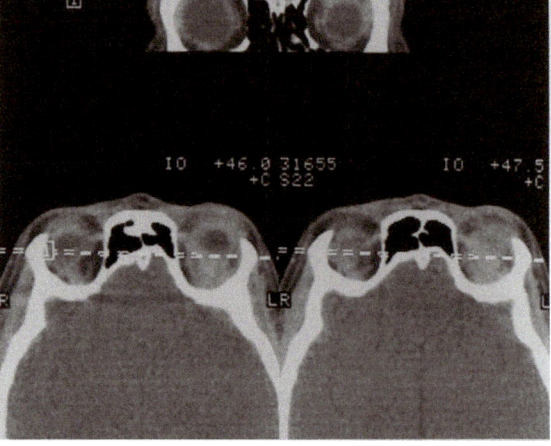

55.4

55.1

Anamnese und klinischer Befund
Seit 3 Monaten zunehmende Schwellung des linken Oberlids und retrobulbäres Druckgefühl.

CT (55.2–55.4)
Diffuse Infiltration des oberen Extrakonalraums links mit Verdickung der benachbarten Bulbuswand und erheblicher Oberlidschwellung sowie geringgradiger Protrusio bulbi.

Differentialdiagnose
Mit großer Wahrscheinlichkeit diffus infiltrierende Form des Pseudotumor orbitae mit Skleritis-Tenonitis.

Eine lymphatische Systemerkrankung muß ausgeschlossen werden.

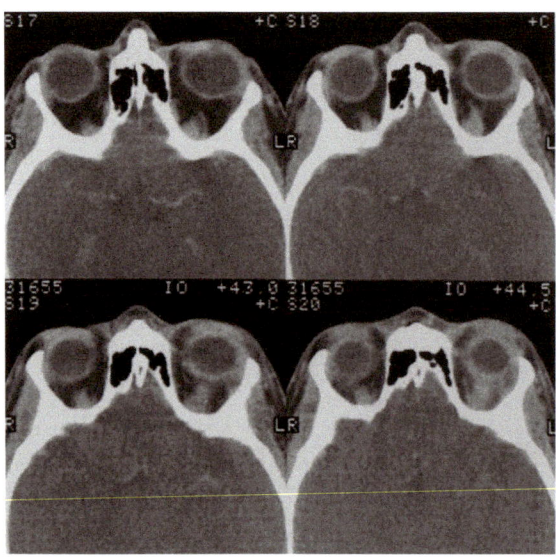

55.2

(Fortsetzung s. S. 87)

Fall 55

Verlauf
Unter Kortisontherapie Rückbildung der Beschwerden innerhalb von 8 Tagen.
Bei Kontroll-CT 6 Wochen später Beschwerdefreiheit.

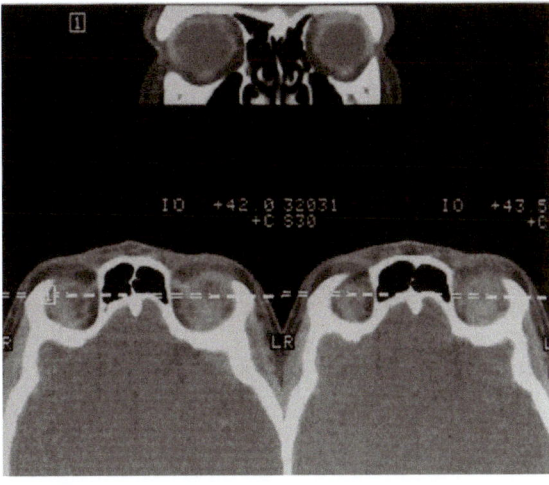
55.7

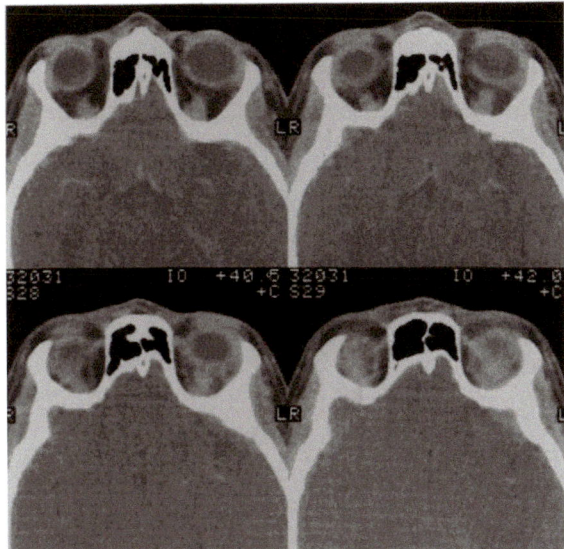
55.5

CT (55.5–55.7)
Nur noch geringe streifige Zonen erhöhter Dichte im oberen Extrakonalraum links.

Verlauf
Rezidiv 1½ Jahre später. Weitere 3 Monate später Schwellung auch rechts (55.8).

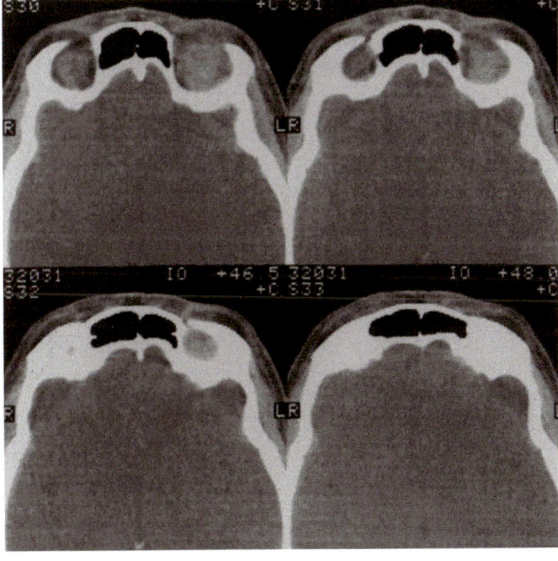
55.6

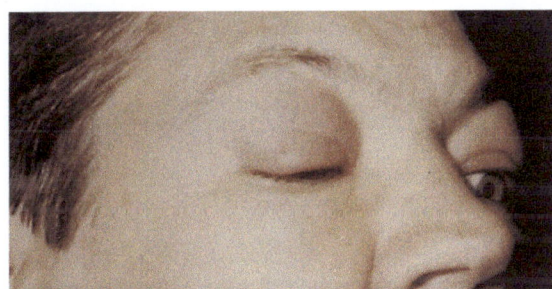
55.8

(Fortsetzung s. S. 88)

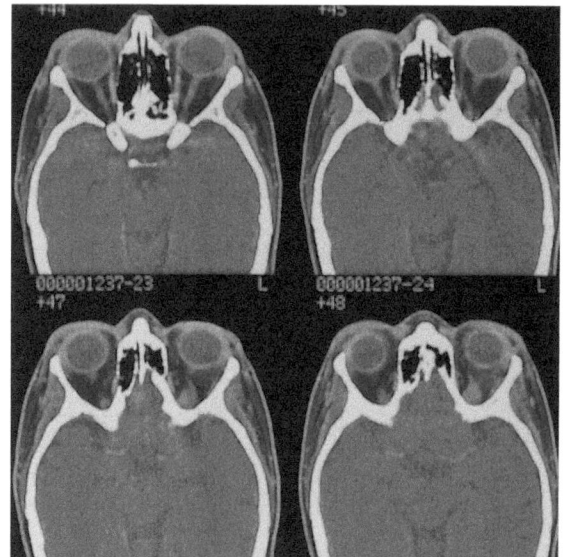

55.9

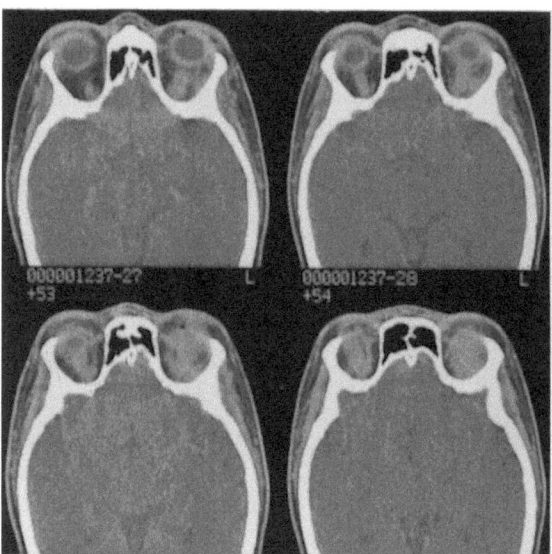

55.10

CT (55.9, 55.10)
2 1/4 Jahre später erneute Zunahme der Infiltration des oberen Extrakonalraums links mit begleitender Verdickung der benachbarten Bulbuswand und Protrusio bulbi. Ähnliche Veränderungen, nur weniger ausgeprägt, bestehen auch im oberen Extrakonalraum rechts.

Diagnose
Rezidivierender entzündlicher Pseudotumor der Orbita, mäßig diffus infiltrierende Form.

Verlauf
Erneut gutes Ansprechen auf systemische Steroidtherapie (eine lymphatische Systemerkrankung wurde ausgeschlossen).

Fall 56

N. R., 43jährige Frau

Anamnese und klinischer Befund
Vor 2 Jahren akute Protrusio bulbi rechts, Ptosis und vertikale Doppelbilder. Gutes Ansprechen auf Steroide. Nach Absetzen der Therapie mehrere Rezidive. Rezidivfreiheit bei niedrig dosierter Steroid- und Imurek-Therapie.

Jetzt hat die Patientin das Gefühl einer Schielabweichung. Exophthalmus rechts 3 mm und gelegentlich dekompensierende Esophorie (Abweichung des Auges nach innen mit Doppelbildwahrnehmung bei Dekompensation).

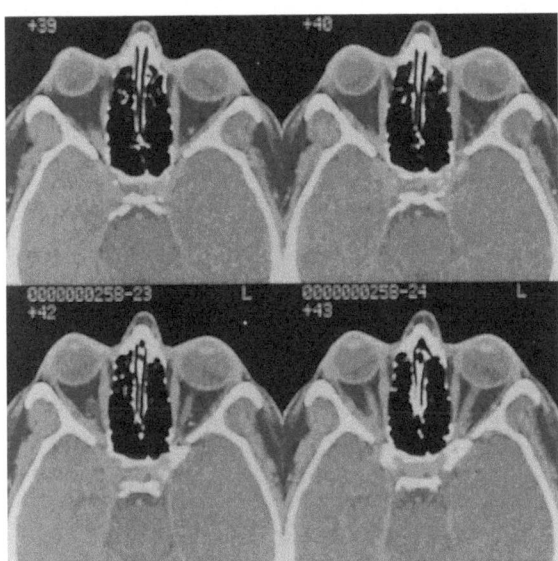

56.1

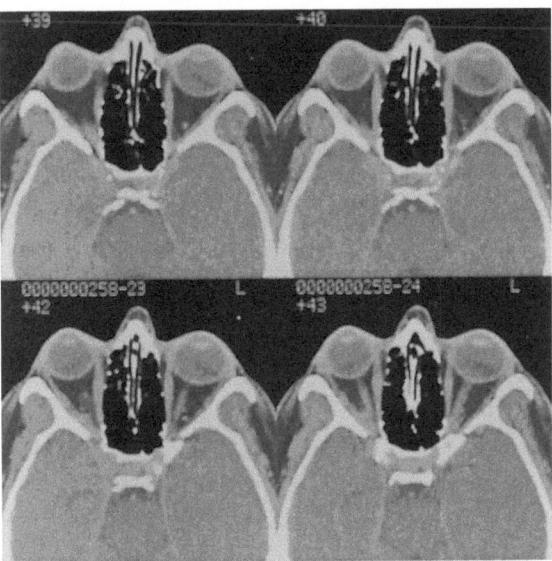

56.2

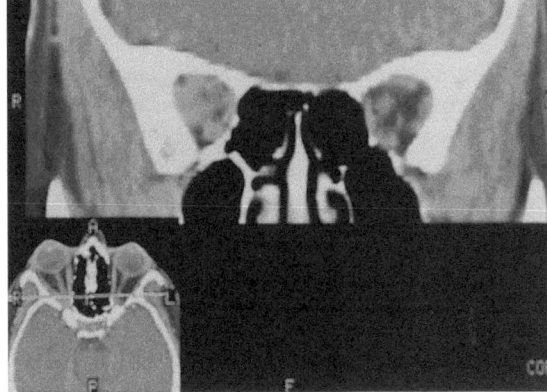

56.3

CT
In der rechten Orbitaspitze lateral eine bandförmige Zone erhöhter Dichte, durch die der M. rectus lateralis maskiert wird.

Keine Hyperostose des benachbarten Knochens. Geringe Protrusio bulbi.

Geringe Verbreiterung des rechten Sinus cavernosus bis zur Fissura orbitalis superior.

Die rechte A. carotis interna ist nicht abgrenzbar.

Diagnose
Rezidiv des Pseudotumor orbitae: infiltrative Form mit Ausdehnung in den gleichseitigen Sinus cavernosus (Tolosa-Hunt-Syndrom).

Kommentar
MR-tomographisch wurde ein Verschluß der A. carotis interna im Siphonbereich nachgewiesen und dopplersonographisch bestätigt. (Es besteht eine gute Versorgung über die A. basilaris und die A. cerebri anterior der anderen Seite).

Differentialdiagnostisch kommt auf Grund des CT-Bilds auch ein flächenhaft wachsendes Meningeom in Frage. Gegen die Meningeomdiagnose spricht die fehlende Hyperostose des benachbarten Knochens.

Massiv diffus infiltrierende Form

Auch im Rahmen eines entzündlichen Pseudotumors kann es zu einer Infiltration der orbitalen Gewebe kommen, die so dicht ist, daß sie die Orbita ganz ausfüllt und die orbitalen Strukturen wie z. B. Augenmuskeln und Sehnerv maskiert.

Diese Form ist von dichten leukämischen Infiltraten nicht zu unterscheiden. Hier muß die Klinik mit dem akuten Auftreten und der hohen Schmerzhaftigkeit die Abgrenzung unterstützen. Von der orbitalen Zellulitis im Rahmen durchgebrochener eitriger Sinusitiden ist die massiv diffus infiltrierende Form durch gut belüftete, nicht betroffene Nasennebenhöhlen zu unterscheiden. Bei eher subakut verlaufenden Formen kann nur die Biopsie oder – mit Einschränkungen – ein Behandlungsversuch mit Steroiden ex iuvantibus eine Klärung bringen.

S. J., 13jähriges Mädchen

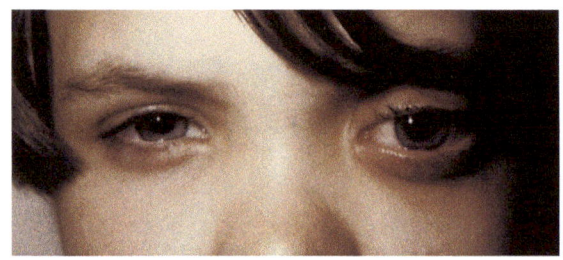
57.1

Anamnese und klinischer Befund
Seit 4 Jahren Exophthalmus bekannt.
Jetzt Zunahme der Protrusio bulbi. Geringe Visusminderung.

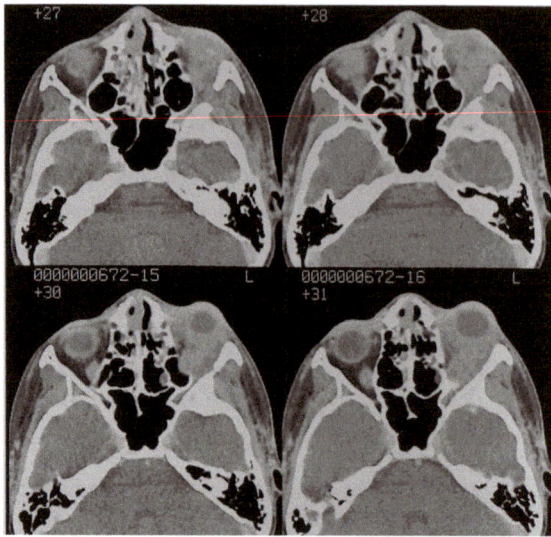
57.2

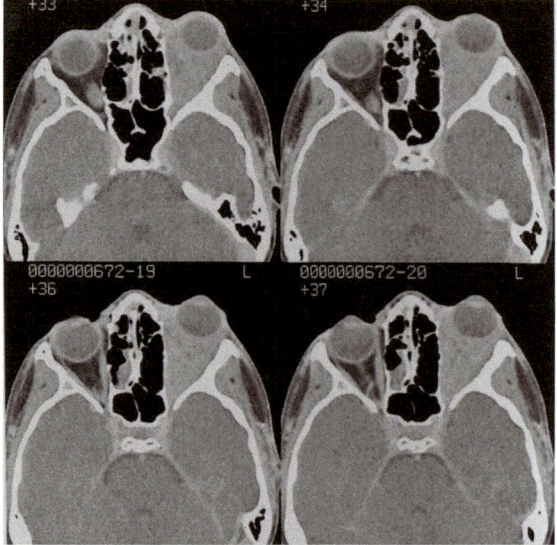
57.3

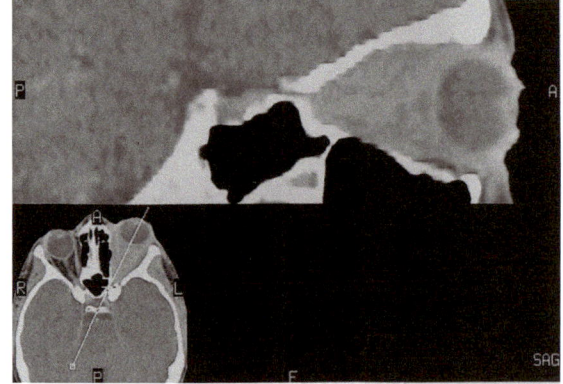
57.4

(Fortsetzung s. S. 91)

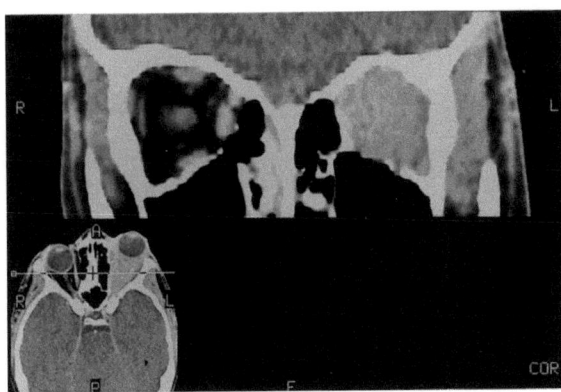

57.5

CT
Hyperostose der Orbitawände. Die Orbita ist vollständig von einer homogen weichteildichten Zone ausgefüllt, in der der Sehnerv als bandförmige Zone erniedrigter Dichte zur Darstellung kommt. Der Bulbus wird von dorsal her ummauert und nach vorn verlagert. Augenmuskeln und Tränendrüsen sind in der weichteildichten Masse nicht abgrenzbar. Erhebliche Vorwölbung des Septum orbitale. Ausdehnung der Raumforderung durch eine durch Druck entstandene Knochenlücke in die linke Kieferhöhle; außerdem Ausdehnung in die Fissura orbitalis inferior. Erhebliche Verbreiterung der Sutura frontozygomatica. Keine Ausdehnung in den Sinus cavernosus.

Diagnose
Pseudotumor orbitae (vor 2 Jahren histologisch gesichert), massiv diffus infiltrierende Form.

Kommentar
Die Hyperostose des Knochens und die durch Druck entstandenen glatt begrenzten Knochenlücken sprechen für einen lange bestehenden Prozeß und damit gegen akut entzündliche Veränderungen oder ein Lymphom.

Eine Entzündungsbestrahlung ist geplant, da eine wesentliche Besserung durch Steroidtherapie nicht zu erzielen ist und eine immunsuppressive Therapie in Anbetracht des jugendlichen Alters abgelehnt wird.

Form des umschriebenen Weichteiltumors

Unspezifische, mehr oder weniger gut abgegrenzte entzündliche Weichteiltumoren werden ebenfalls im Rahmen eines entzündlichen Pseudotumors beobachtet. Sie sind häufig nicht ganz so akut und schmerzhaft wie die diffus infiltrierende Form und lassen sich von anderen Weichteiltumoren und Metastasen computertomographisch nicht unterscheiden. Hier ist in der Regel eine Biopsie angezeigt. Gehäuft treten solche entzündliche Pseudotumoren im Rahmen der Panarteriitis nodosa auf. Die bei einer Wegenerschen Granulomatose vorkommenden Fälle zeigen meist eine primäre Veränderung im Bereich der Nasennebenhöhlen, die dann in die Orbita durchtritt. Da solche entzündlichen granulomatösen Prozesse bei einer Reihe entzündlicher Systemerkrankungen wie auch der Tuberkulose, der Sarkoidose etc. vorkommen, ist auch hier eine gründliche internistische Untersuchung unbedingt erforderlich.

K.H., 73jähriger Mann

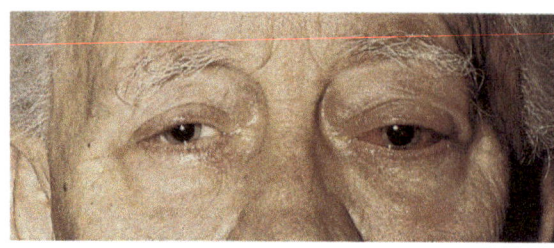

58.1

Anamnese und klinischer Befund
Rasch progrediente Protrusio bulbi, periorbitale Schwellung, Ptosis und Chemosis.

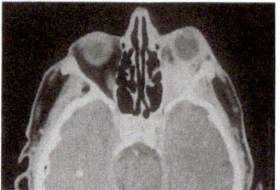

58.2

CT
Große, nach vorn konvexbogig begrenzte Raumforderung im Intrakonalraum mit Maskierung der benachbarten Strukturen und Protrusio bulbi. Die Raumforderung reicht bis an die Bulbushinterwand, imprimiert diese jedoch nicht.

Differentialdiagnose
Pseudotumor orbitae oder Malignom.

Verlauf
Rasche Rückbildung der Symptomatik nach hochdosierter systemischer Steroidtherapie.

Die internistische Untersuchung ergab keinen Anhalt für das Vorliegen eines Malignoms oder einer entzündlichen Systemerkrankung.

Form der aseptischen Thrombophlebitis mit fließendem Übergang zum Tolosa-Hunt-Syndrom

Eine Sonderform des entzündlichen Pseudotumors ist die aseptische Thrombophlebitis der hinteren orbitalen Venen, oft mit Beteiligung des Sinus cavernosus, sehr häufig mit einer schmerzhaften Ophthalmoplegie. Computertomographisch sieht man eine Erweiterung des Sinus cavernosus und häufig eine Verdickung der angrenzenden Venen, mitunter mit den Zeichen einer Thrombose im Lumen. Charakteristisch sind wiederum starke Schmerzen im Bereich derselben Schädelhälfte und sehr häufig einer Ophthalmoplegie sowie das gute Ansprechen auf Steroide (Borgmann 1983).

Allerdings werden ähnliche Symptome durch Aneurysmen der A. carotis interna und der A. ophthalmica, Metastasen im Bereich des Sinus cavernosus und manchmal durch parasellär wachsende Tumoren (z. B. Hypophysenadenome, Chordome etc.) verursacht. Die Diagnose ist dann meist nur aus einem mehrjährigen Verlauf bei negativen neuroradiologischen Befunden und jeweils gutem Ansprechen auf Steroide mit Sicherheit zu stellen.

Eine sehr sorgfältige neuroradiologische Diagnostik zum Ausschluß eines Tumors ist immer erforderlich. Auch Metastasen sprechen häufig auf eine hochdosierte Steroidtherapie gut an, so daß die Befundbesserung nach Steroidgabe fälschlich als Bestätigung der Diagnose angesehen und das Wiederauftreten der Symptome nach Reduktion oder Aussetzen der Therapie als Rezidiv des typischerweise rezidivierenden *Tolosa-Hunt-Syndroms* mißdeutet wird. Besonders bei dieser Symptomatik ist es notwendig, die Patienten engmaschig zu kontrollieren und nicht aus den Augen zu verlieren, da sich vor allem bei einer neoplastischen Infiltration der Nachweis des Tumorwachstums im Sinus cavernosus oft erst nach Monaten führen läßt.

Differentialdiagnostisch muß auch an eine Pilzinfektion im Bereich des Sinus sphenoidalis gedacht werden, wobei der Pilzrasen mitunter sehr flach sein und zunächst der Beobachtung entgehen kann. Mit einer Dünnschicht-CT-Technik bzw. einer zusätzlichen MRT muß hier sehr genau nach einer Verdickung der Schleimhaut im Bereich des Sinus sphenoidalis und auch ethmoidalis und der Dura sowie einer beginnenden feinen Knochendestruktion, wie sie bei länger anhaltenden Pilzinfektionen auftritt, gesucht werden. Eine längerfristige Steroidtherapie kann in diesen Fällen die Schmerzsymptomatik dauerhaft bessern, die Grunderkrankung jedoch verschlimmern.

R. L., 56jährige Frau

Anamnese und klinischer Befund
Seit 2 Jahren intermittierend akute heftige Schmerzen im linken oberen Trigeminusbereich, so daß nur mit stärksten Analgetika Beschwerdefreiheit erreicht werden kann. Die Schmerzattacken wiederholen sich in mehrwöchigen Abständen; zusätzlich treten auf derselben Seite zunächst eine Abducensparese, dann eine komplette Okulomotoriusparese auf. Im weiteren Verlauf verschlechtert sich das Sehvermögen auf $1/20$ mit entsprechendem Zentralskotom.

Unter Kortisontherapie Befundbesserung.

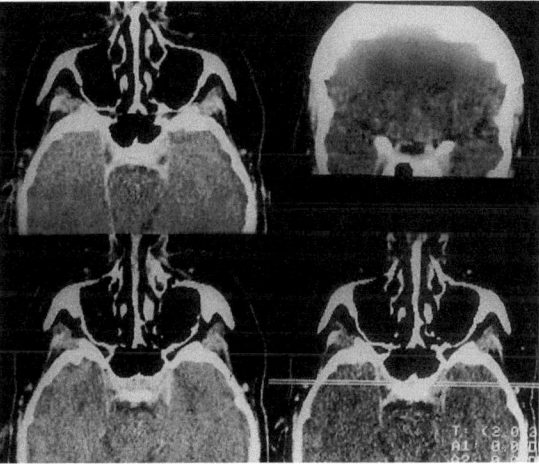

59.1-2

CT
Der linke Sinus cavernosus ist geringgradig verbreitert und hat höhere Dichtewerte als rechts.

Differentialdiagnose
Verdacht auf Tolosa-Hunt-Syndrom.

Eine neoplastische Infiltration muß ausgeschlossen werden.

Kommentar
Die Diagnose wird gestützt durch den 3jährigen Verlauf mit intermittierenden schmerzhaften Ophthalmoplegien, jeweils vollständiger Rückbildung der Symptomatik unter Steroiden und fehlendem Nachweis eines Primärtumors.

Für die Überlassung der klinischen Daten danken wir Herrn Prof. Dr. med. H. Borgmann, Chefarzt der Augenklinik des Johanniter-Krankenhauses, Bonn.

5 Entzündliche Erkrankungen der Tränendrüse und ihre Differentialdiagnosen

Durch ihre Topographie im oberen äußeren Quadranten der Orbita mit einem palpebralen Anteil innerhalb der Bindehaut des Oberlids führen Entzündungen der Tränendrüse zu einer Schwellung des temporalen Oberlids und damit zu seiner mehr oder weniger ausgeprägten „Paragraphenform" (Tafel 12). Letztere kann im Rahmen eines entzündlichen Pseudotumors der Orbita, einer bakteriellen Dakryoadenitis oder durch einen angrenzenden subperiostalen Abszeß akut auftreten und ist dann häufig sehr schmerzhaft. Bei der eitrigen Dakryoadenitis kommt es häufig zu Gewebeeinschmelzungen im Sinne von Abszeßbildungen, die sich spontan unter die Bindehaut entleeren können oder aber der operativen Entlastung bedürfen.

Weniger akut verlaufende Dakryoadenitiden manifestieren sich oft nur in einer mäßigen Ptosis und diffusen Oberlidschwellung und lassen sich von anderen zellulären Infiltrationen des Organs, z. B. im Rahmen systemischer Lymphome, beginnender Karzinommetastasen oder einer Histiozytose X nicht unterscheiden (Fall 21).

Wegen der Nachbarschaft der Tränendrüse zu mehreren Augenmuskeln, zur Bindehaut und zur Sklera kommt es bei primären Entzündungen dieser Gewebe (Myositis, Tendonitis, Skleritis, eitrige oder virale Konjunktivitis u.a.) häufig zu einer Begleitdakryoadenitis. Die starke Vaskularisation der Tränendrüse begünstigt ihren Befall bei systemischen viralen Infektionen (etwa Mumps, Morbus Pfeiffer, Adenoviruserkrankungen wie der Keratoconjunctivitis epidemica) ebenso wie die Deponierung neoplastischer Zellen, z. B. bei Leukämien oder metastasierenden Karzinomen.

Auch im Rahmen von Autoimmunerkrankungen (Sjögren-Syndrom, Mikulicz-Syndrom etc.) und systemischen sklerosierenden Prozessen wie dem Morbus Ormond ist die Tränendrüse häufig der primäre Manifestationsort.

Noch nicht näher definierte generalisierte Entzündungen mit Infiltrationen durch Immunzellen finden sich kombiniert in der Tränendrüse und anderen exokrinen Drüsen (Ohrspeichel- und Mundspeicheldrüse, Bauchspeicheldrüse), wobei die Pathogenese dieser Prozesse nicht im einzelnen geklärt ist. Möglicherweise spielen vorangegangene virale Infektionen eine auslösende Rolle.

Auch bei einer endokrinen Orbitopathie ist die Tränendrüse mitunter ausschließlich (dakryoadenitische Form), häufig aber mitbetroffen.

Da die vorderen Anteile der Tränendrüse der Aponeurose des M. levator palpebrae direkt aufliegen, schwillt er bei einer Tränendrüsenentzündung häufig einseitig an. Die nachfolgende Fibrosierung des Lidhebers geht häufig mit einer initialen Ptosis und in der Folge einer Lidretraktion ohne Hinweis auf eine Infiltration anderer extraokulärer Muskeln einher. Vermutlich kommt es dabei zu einer Migration von Entzündungszellen aus der vergrößerten entzündeten Tränendrüse in den M. levator palpebrae und gelegentlich auch den M. rectus superior mit einer zunächst entzündlich bedingten und später durch Vernarbungsprozesse persistierenden Oberlidreaktion.

Solche Vernarbungen werden nicht selten auch bei kosmetischen Korrekturen im Bereich des M. levator palpebrae beobachtet. Im Fibrosestadium ist in der Regel eine Verdickung des M. levator palpebrae nicht mehr nachweisbar.

Differentialdiagnosen

Bei den akuten und chronischen diffusen Infiltrationen der Tränendrüse mit Entzündungszellen oder neoplastischen Infiltrationen findet sich meist eine ein- oder beidseitige diffuse Auftreibung der gesamten Tränendrüse unter Erhalt ihrer ursprünglichen Form.

Bei der Abgrenzung der akuten bakteriellen und abakteriellen Dakryoadenitis im Sinne einer viralen Dakryoadenitis bzw. eines entzündlichen Pseudotumors der Orbita ist die Beachtung von Allgemeinsymptomen (septische Temperaturen, Leukozytose sowie Eiternachweis im Bindehautsack) wichtig. Die Darstellung von Abszeßbildungen (Zone erniedrigter Dichte mit hyperdensem Randsaum im CT mit Kontrastmittel oder Nachweis einer benachbarten Sinusitis mit an die Tränendrüse angrenzenden subperiostalen Abszeßanteilen) ist richtungsweisend.

Bei entzündlichen und leukämischen Infiltraten ist die Tränendrüse meist homogen aufgetrieben und schmiegt sich der Bulbuswand an.

Bei primären epithelialen Neoplasien (Tränendrüsen-Mischtumoren, Tränendrüsen-Mischtumoren mit partieller karzinomatöser Entartung und primären Tränendrüsenkarzinomen) sowie den Karzinommetastasen in die Tränendrüse finden sich meist lokalisierte Auftreibungen innerhalb der Tränendrüse.

Bei chronisch immunologischen Entzündungen und sekundären Narbenbildungen kann es ebenfalls zur Deformierung der Tränendrüse mit Eindellung des Bulbus durch das fibrosierte verhärtete Organ kommen.

Der Tränendrüsen-Mischtumor führt wegen seines langsamen Wachstums häufig zu einer Exkavation mit Druckusur des benachbarten Knochens, während es beim primären und sekundären Tränendrüsenkarzinom zu Knochendestruktionen und Infiltrationen kommen kann, die computertomographisch im sog. Knochenfenster besonders gut nachweisbar sind.

Ein wichtiges, wenn auch nicht pathognomonisches differentialdiagnostisches Zeichen für die Unterscheidung entzündlich fibrosierender Tränendrüsenprozesse und primärer Neoplasien der Tränendrüse ist die Einseitigkeit des primären epithelialen Tränendrüsenneoplasmas.

Schwierig kann die Unterscheidung zwischen fibrosierend-entzündlichen Prozessen und Karzinommetastasen in die Tränendrüsen sein, die beide sowohl ein- wie auch beidseitig vorkommen.

In vielen Fällen läßt sich die Art der einer Tränendrüsenauftreibung zu Grunde liegenden Erkrankung nur durch eine Biopsie klären. Dies gilt insbesondere für die Unterscheidung entzündlicher und neoplastischer Infiltrationen bei Leukämien (Lymphomen, Histiozytose X etc.).

Vor jeder Biopsie ist zu bedenken, daß Prozesse, die den Verdacht auf ein primäres epitheliales Neoplasmas nahelegen, keinesfalls biopsiert werden dürfen. Die in einer von Font u. Gamel (1978) auf der Basis von 265 ausgewerteten Fällen erhobenen Befunde zeigen nämlich nach Biopsie nicht nur eine massive Erhöhung der Rezidivrate, sondern auch eine eindeutige Verkürzung der Fünfjahresüberlebenszeit bei maligne entarteten Tränendrüsen-Mischtumoren und primären Karzinomen nach vorheriger Biopsie oder „Anoperation".

Die wichtigsten CT-Kriterien für das mögliche Vorliegen eines primären epithelialen Tränendrüsenneoplasmas sind die inhomogene Auftreibung der Tränendrüse mit Impression der benachbarten Bulbuswand und die Einseitigkeit der Prozesse. Veränderungen im Sinne einer Exkavation des Knochens sprechen für einen Tränendrüsen-Mischtumor, die Destruktion des benachbarten Knochens für ein Tränendrüsenkarzinom.

Beim Nachweis der obigen Kriterien ist eine Biopsie kontraindiziert und eine primäre Resektion mit Entfernung des angrenzenden Knochens geboten.

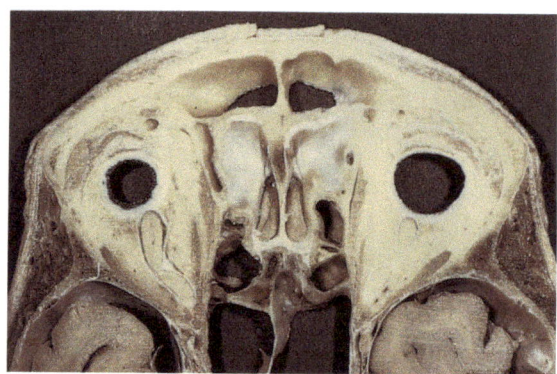

60.1

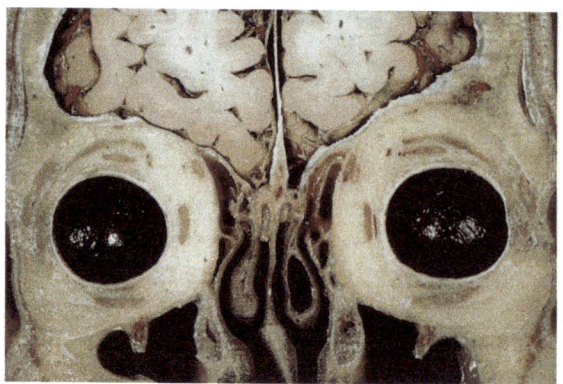

60.2

Axiales und koronales anatomisches Schnittbild durch die Tränendrüse.

Die Tränendrüse liegt in der temporal oberen vorderen Orbita der Aponeurose des M. levator palpebrae unmittelbar auf.

Für die Überlassung der anatomischen Bilder danken wir Herrn Prof. Dr. med. Jack DeGroot, ehem. Department of Anatomy, University of California Medical School, San Francisco, California, USA.

Fall 61

K. F-G., 11jähriger Junge

Anamnese und klinischer Befund
Vor 5 Monaten Pfeiffersches Drüsenfieber. Vor 3 Monaten Varizelleninfektion.
Seit 2 Tagen zunehmende Lidschwellung und periorbitale Rötung rechts.
Deutliche Oberlidschwellung rechts. Subtarsale Follikel und mäßige konjunktivale Injektion. Kein Erregernachweis im Bindehautabstrich. Unauffälliger HNO-Befund.

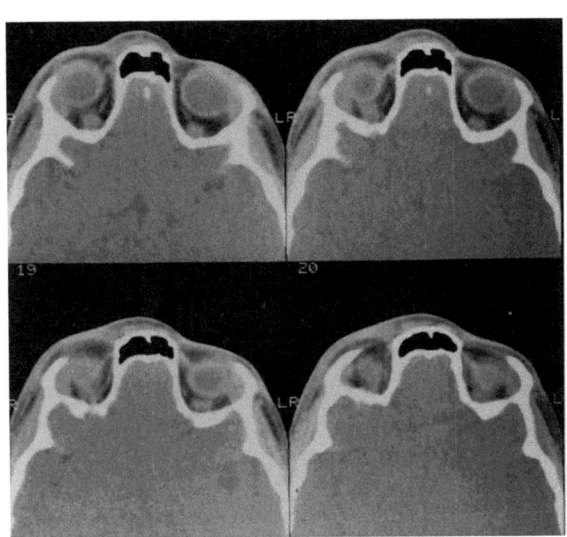

61.1

CT
Geringe homogene Vergrößerung der Tränendrüse und geringe Oberlidschwellung rechts.

Diagnose
Akute Dakryoadenitis, vermutlich viraler Genese.

Verlauf
Unauffällige laborchemische und immunologische Befunde.
Ohne Therapie vollständige Rückbildung des klinischen Befunds innerhalb von 5 Tagen.

F. K., 66jähriger Mann

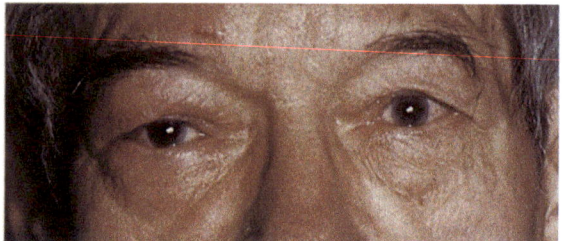

62.1

Anamnese und klinischer Befund
Seit 4 Monaten Ptosis und wechselnd ausgeprägte Oberlidschwellung rechts.

Jetzt mäßig ausgeprägte Oberlidschwellung und Ptosis rechts. Geringe konjunktivale Injektion und Schwellung der Pars palpebralis der Tränendrüse.

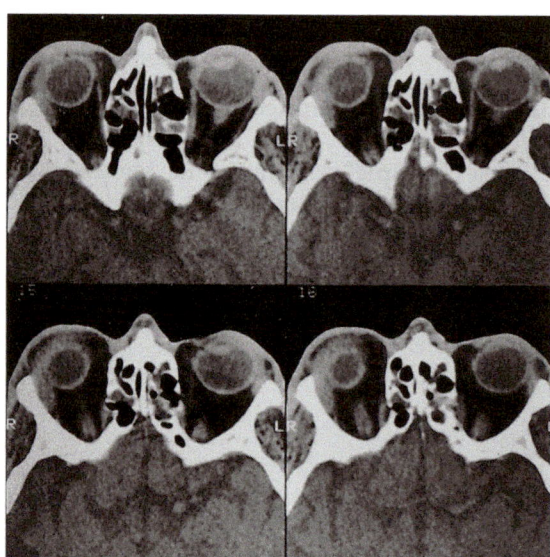

62.2

CT
Homogene Vergrößerung der Tränendrüse mit Ausdehnung auch weit nach dorsal und Oberlidschwellung.

Differentialdiagnose
Chronische Entzündung oder neoplastische Infiltration.

Verlauf
Probeexzision: Stärkergradig lymphoplasmozytär-hyperplastische chronisch-entzündliche Reaktion offenbar im Rahmen einer pseudolymphomatösen Dakryoadenitis. Wegen der erhöhten monoklonalen Immunglobulinsynthese in einem Teil der Plasmazellen ist ein frühes prälymphomatöses Geschehen nicht auszuschließen.

Die internistische Untersuchung mit Bestimmung immunologischer und onkologischer Parameter ergab keinen Hinweis auf eine Systemerkrankung.

K. M., 30jähriger Mann

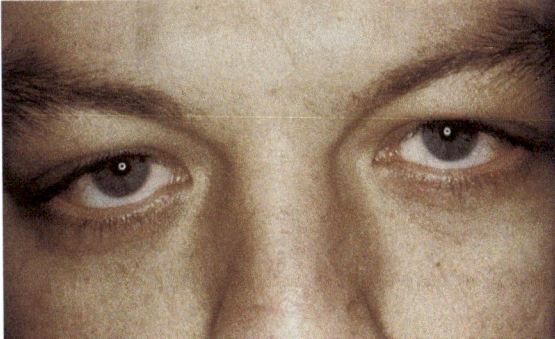

63.1

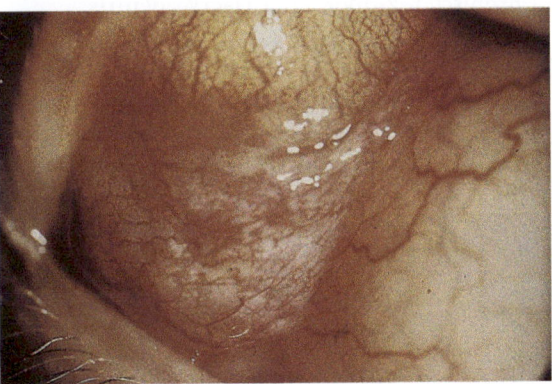

63.2

Anamnese und klinischer Befund
Seit 4 Wochen beidseitige Oberlidschwellung und schmerzhafte Schwellung des rechten Sprunggelenks. Wegen einer vorübergehenden Konjunktivitis, kurzfristigem Harnröhrenbrennen sowie Fieberschüben zunächst Verdacht auf Morbus Reiter. HLA-B 27-Bestimmung negativ.

Nach Kortisontherapie Besserung der Gelenkbeschwerden. Nach Absetzen der Steroide Verschlimmerung der Arthritis und zunehmende Schwellung der Oberlider.

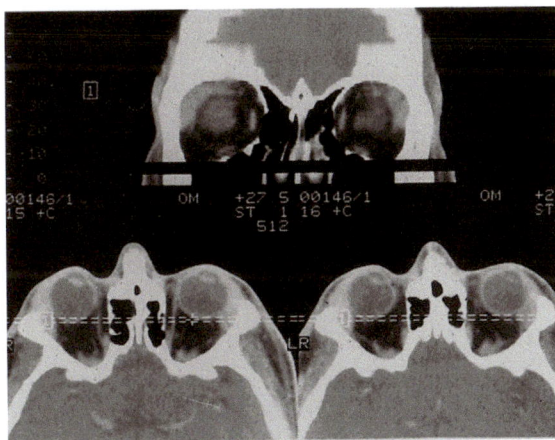

63.3

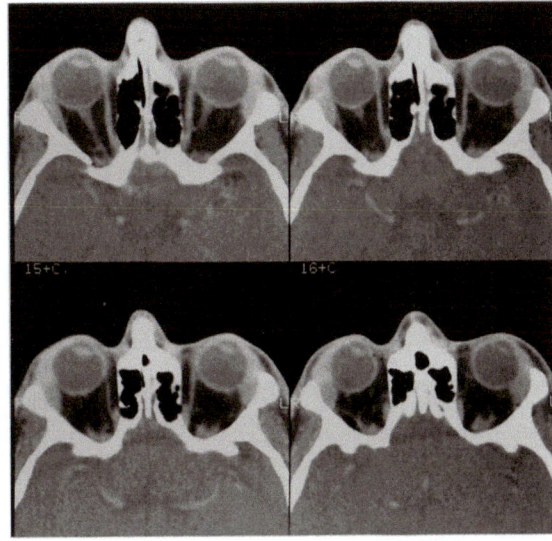

63.4

CT
Beidseitige erhebliche Vergrößerung der Tränendrüsen, die sich dem Bulbus dicht anschmiegen. Ausbreitung vorwiegend nach dorsal in den Extrakonalraum.

Differentialdiagnose
Chronische Entzündung oder Systemerkrankung.

Verlauf
Probeexzision: Chronisch sklerosierende und atrophierende Dakryoadenitis ohne Nachweis von Granulomen im Sinne einer Sarkoidose.

Die internistische Untersuchung ergab keinen Hinweis auf eine Systemerkrankung.

Diagnose
HLA-B 27-negative Arthritis und beidseitige chronische Dakryoadenitis.

K. L., 19jährige Frau

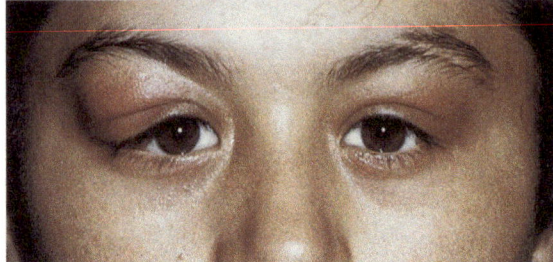

64.1

64.2

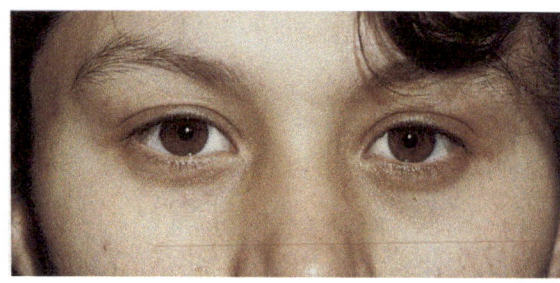

64.3

CT
Beidseits erhebliche homogene Vergrößerung der Tränendrüse mit Ausdehnung nach vorn und weit nach dorsal in den Extrakonalraum.

Diagnose
Chronisch rezidivierende Dacryoadenitis.

Verlauf
Von einer entzündungshemmenden oder immunsuppressiven Therapie wurde trotz verständlichen Drängens der Patientin abgesehen.

64.4

$1^1/_2$ Jahre später vollständige Rückbildung der Symptomatik während einer Schwangerschaft (64.4). Seither kein Rezidiv.

Anamnese und klinischer Befund
Chronisch rezidivierende, in akuten Schüben verlaufende beidseitige Tränendrüsenschwellung mit erheblichen Entzündungszeichen und kosmetischer Entstellung.

Temporal massive Schwellung und Rötung der Oberlider. Bei Hochheben des lateralen Oberlids im Abblick quillt die massiv entzündete und geschwollene Pars palpebralis der Tränendrüse hervor.

Die sorgfältige klinisch-immunologische Untersuchung der Patientin ergab keinen Anhalt für das Vorliegen einer entzündlichen Systemerkrankung, insbesondere keinen Anhalt für das Vorliegen eines Sjögren-Syndroms.

Histologie
Massive Infiltration mit Lymphozyten und Plasmazellen.

S. G., 41jähriger Mann

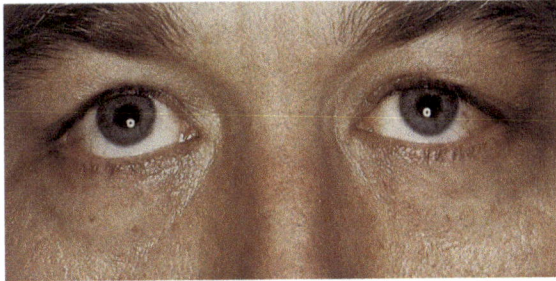

65.1

Anamnese und klinischer Befund
Seit einigen Monaten beidseits leichte Ptosis und temporal betone Oberlidschwellung ohne Rötung. Druckgefühl in der temporal oberen Orbita.

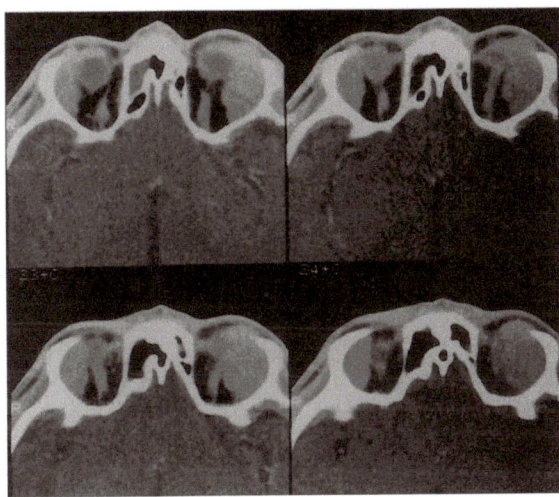

65.2

CT
Starke homogene Vergrößerung beider Tränendrüsen mit Ausdehnung weit nach dorsal in den lateralen Extrakonalraum und konvexbogiger Begrenzung. Verlagerung der Bulbi nach medial.

Diagnose
Chronische Tränendrüsenentzündung beidseits.

Histologie
Entzündliche Infiltration der Tränendrüse, vorwiegend mit Lymphozyten und Plasmazellen.

Verlauf
Später Ausbildung einer beidseitigen Parotitis und Nachweis eines Pankreastumors, dessen histologische Untersuchung eine unspezifische chronische Entzündung ergab.

Erneute Biopsie, diesmal der Pars orbitalis der Tränendrüse wegen erneuter Tränendrüsenvergrößerung, wiederum mit dem Ergebnis einer chronisch unspezifischen Entzündung.

S. B., 71jähriger Mann

Anamnese und klinischer Befund
Seit 1½ Jahren Schwellung im Bereich der Lider.

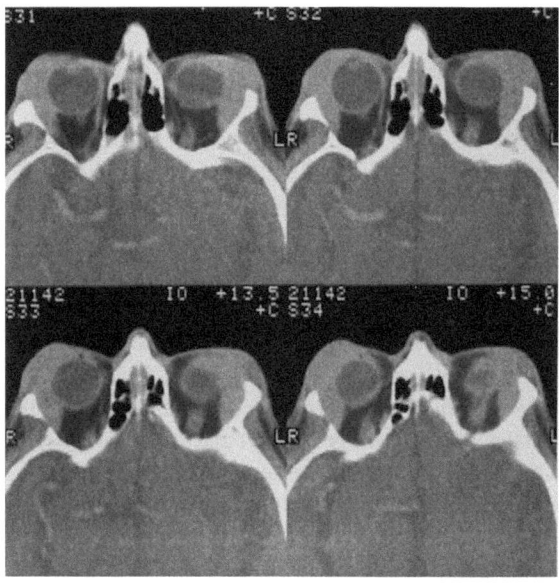

66.1

CT
Symmetrische starke Vergrößerung beider Tränendrüsen mit Ausdehnung weit nach dorsal in den oberen äußeren Extrakonalraum und nach vorn in den Lidbereich. Verlagerung des M. rectus lateralis beidseits. Keine Verlagerung und Impression des Bulbus.

Diagnose
Lymphatische Erkrankung.

Verlauf
Non-Hodgkin-Lymphom niedrigen Malignitätsgrads (vermutlich Maltom).

Aus der Anamnese ist bekannt, daß vor 6 Jahren eine Strahlentherapie eines malignen Lymphoms des Magens (mit vollständiger Rückbildung) durchgeführt wurde.

Kommentar
Die klinisch geringe entzündliche Begleitreaktion und die Symmetrie des CT-Befunds sprechen gegen einen entzündlichen Pseudotumor der Orbita.

Eine Abgrenzung gegenüber anderen Formen einer leukämischen Infiltration oder entzündlichen Systemerkrankungen ist computertomographisch nicht möglich.

Fall 67

E. C., 22jähriger Mann

Anamnese und klinischer Befund
4 Tage nach Augenmuskeloperation zunehmend schmerzhafte Oberlidschwellung rechts und geringer Exophthalmus rechts. Zunahme der Bindehaut- und Lidschwellung trotz systemischer antibiotischer Therapie.

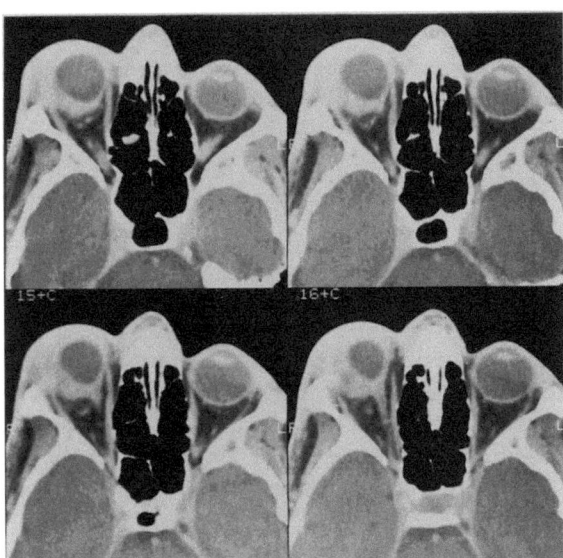

67.1

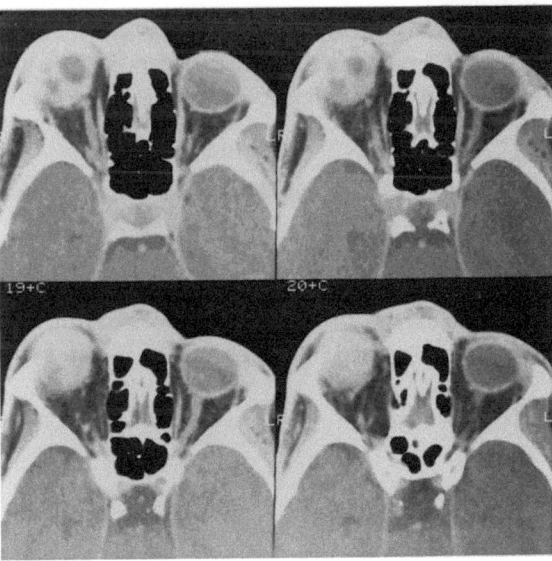

67.2

CT
Ausgedehnte Verbreiterung der Bulbuswand und der Lider. Mäßiggradige Vergrößerung der rechten Tränendrüse mit unterschiedlich großen Zonen erniedrigter Dichte. Keine eindeutige Ausdehnung der Veränderungen in den Extrakonalraum. Im orbitalen Fett streifige Zonen erhöhter Dichte.

Diagnose
(Postoperativer) Tränendrüsenabszeß.

Verlauf
Abszeßdrainage.
Postoperativ rascher Rückgang der Symptomatik.

M. D., 28jähriger Mann

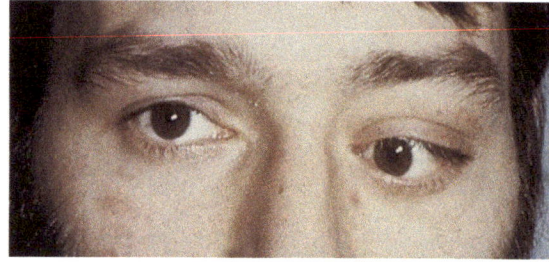

68.1

Typisches äußeres Erscheinungsbild eines langsam wachsenden Tränendrüsentumors mit Verlagerung des Bulbus nach medial-unten vorn.

Anamnestisch und nach Revision alter Fotografien hat sich der Befund innerhalb von 5 Jahren langsam entwickelt, was am ehesten für das Vorliegen eines Tränendrüsenmischtumors spricht.

Histologie
Pleomorphes Adenom.

S. R., 31jährige Frau

Anamnese und klinischer Befund
Seit 6 Wochen Schwellung im Bereich des rechten Oberlids. Keine Schmerzen. Doppelbilder beim Blick nach rechts.

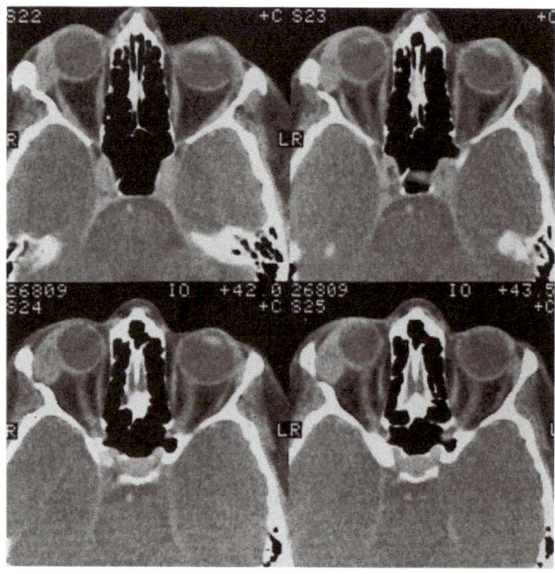

69.1

CT
Glatt begrenzte Vergrößerung der rechten Tränendrüse mit Druckusur und Exkavation der benachbarten lateralen Orbitawand und Exophthalmus. Kleine Zonen erniedrigter Dichte innerhalb der Raumforderung können nicht ausgeschlossen werden.

Diagnose
Verdacht auf pleomorphes Adenom der Tränendrüse. Ein maligner Tränendrüsentumor kann nicht ausgeschlossen werden.

Operation
Pleomorphes Adenom (Mischtumor der Tränendrüse).

Kommentar
Die Exkavation des Knochens spricht dafür, daß dieser Tumor schon lange bestanden haben muß.

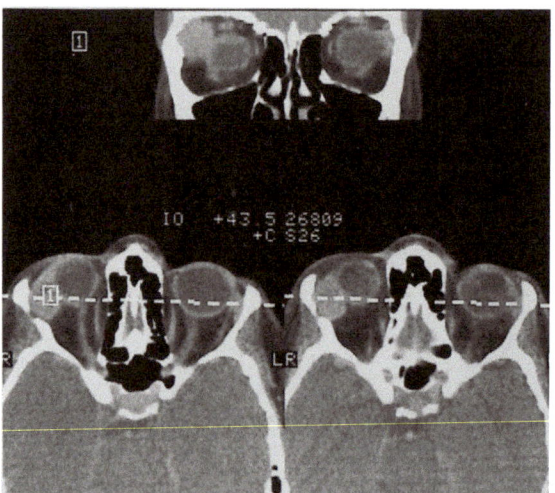

69.2

S.I., 41jährige Frau

Anamnese und klinischer Befund
Nach Angaben der Patientin Entfernung eines Tumors im Bereich der rechten Tränendrüse vor 6 Jahren. Histologie: Zylindrom.
Seit 1 Jahr erneut Schwellung im Bereich des rechten Oberlids.
PE eines Tränendrüsentumors vor 2 Monaten.

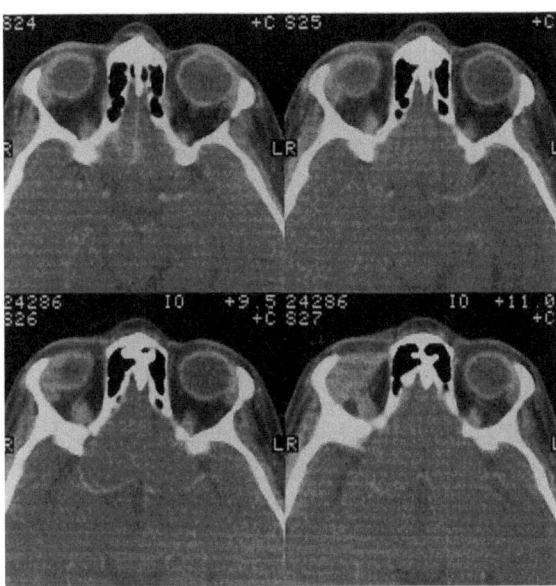

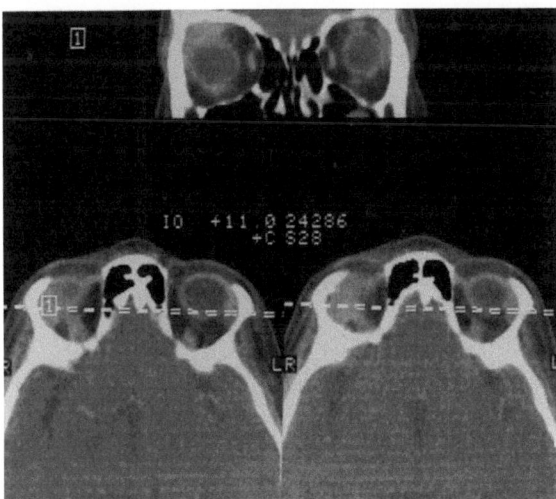

70.1
70.2

CT
Raumforderung im Bereich der rechten Tränendrüse mit ungenügender Abgrenzbarkeit zum oberen Augenmuskelkomplex.

Differentialdiagnose
Dringender Verdacht auf malignen Tränendrüsentumor.

Verlauf
Osteoplastische Trepanation der lateralen Orbitawand und des Orbitadachs sowie Exenteratio orbitae.

Histologie
Adenoidzystisches Karzinom.

Kommentar
Die ursprüngliche Operation hätte als En-bloc-Resektion durchgeführt werden müssen. Es bleibt unklar, ob es sich bei dem primären Tumor um ein pleomorphes Adenom handelte, das inzwischen maligne entartet war, oder ob primär karzinomatös entartete Anteile vorhanden waren.

T. H., 66jährige Frau

Anamnese und klinischer Befund
Zustand nach Ablatio mammae links vor 6 Jahren. Postoperative Strahlentherapie. Lungenmetastasen und Hautmetastasen.

Seit einem Monat Ptosis links sowie Doppelbilder.

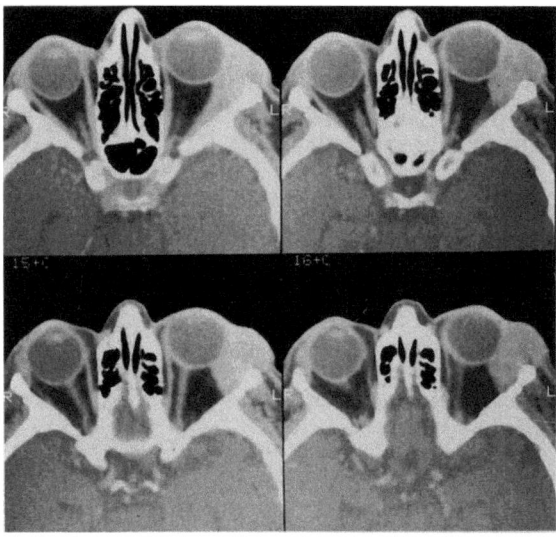

71.1

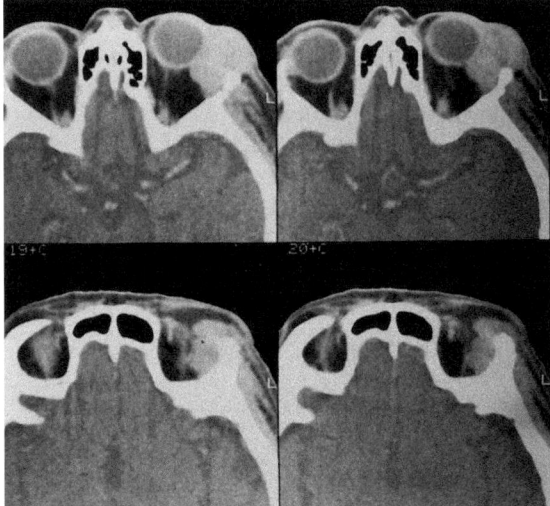

71.2

CT
Im Bereich der linken Tränendrüse große, weitgehend homogene, hyperdense, polyzyklisch begrenzte Raumforderung mit Vorwölbung weit nach vorn und nach dorsal in den Extrakonalraum. Der benachbarte Knochen ist nicht destruiert. Der M. rectus lateralis läßt sich noch abgrenzen. Verlagerung des Bulbus nach vorn und medial und Impression der lateralen Bulbuswand.

Diagnose
Metastase des bekannten Mammakarzinoms

Kommentar
Die Diagnose wird durch die klinische Situation erleichtert. Durch das CT-Bild allein ist eine differentialdiagnostische Abgrenzung gegenüber anderen entzündlichen und neoplastischen Erkrankungen der Tränendrüse nicht möglich.

Fall 72

B. T., 14jähriger Junge

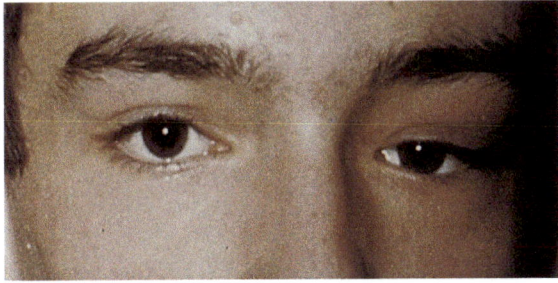

72.1

Anamnese und klinischer Befund
Nach Bagatelltrauma im Bereich der linken Stirn seit 3 Wochen zunehmende temporal betonte Rötung und Schwellung im Bereich des linken Oberlids und Ptosis.

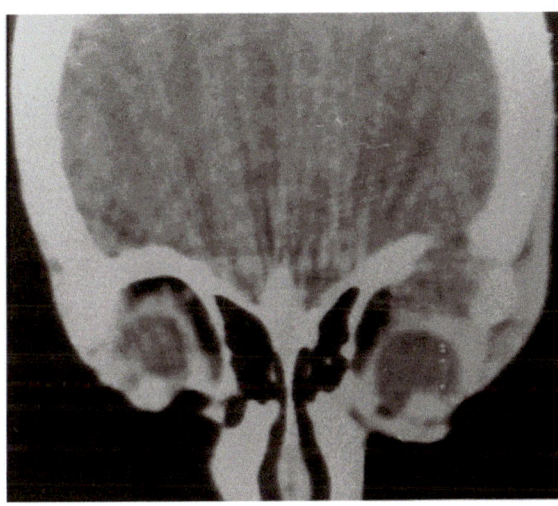

72.2

CT
Großer Knochendefekt im linken Orbitadach mit großer weichteildichter Raumforderung, die sich in die Orbita ausdehnt und den Bulbus erheblich verlagert.

Diagnose
Verdacht auf Histiozytose X.

Histologie
Histiozytose X.

Verlauf
Rasche Rückbildung der klinischen Symptomatik nach lokaler Bestrahlung.

Kommentar
Während das klinische Bild eine ätiologische Zuordnung nicht zuläßt (Tafel 12), ermöglicht das charakteristische CT-Bild in Verbindung mit der Kenntnis des Lebensalters die Diagnosestellung mit großer Sicherheit.

6 Entzündliche Orbitaveränderungen bei Nasennebenhöhlenerkrankungen und ihre Differentialdiagnosen

Die Orbita ist bis auf den lateralen Anteil von Nasennebenhöhlen umgeben (Fall 73a), medial von den Siebbeinzellen, kaudal von der Kieferhöhle und rostral von der Stirnhöhle. Die oberen vorderen Anteile der Keilbeinhöhlen liegen medial der Optikuskanäle. Je nach Pneumatisationsgrad der Nasennebenhöhlen bestehen breite Grenzzonen zwischen diesen und der Augenhöhle. Es ist daher verständlich, daß viele entzündliche Erkrankungen der Nasennebenhöhlen auf die Gewebe der Augenhöhle übergreifen können, wenn sie die zum Teil sehr dünnen knöchernen Barrieren (z. B. Lamina papyracea) durchbrechen.

Dies gilt für destruierende entzündliche Prozesse, wie beispielsweise im Rahmen der Wegenerschen Granulomatose (Fall 77) oder bakterieller Sinusitiden (Fall 75), aber auch für Mukozelen und Mukopyelozelen, die entweder spontan entstehen oder sich nach Operationen und Traumen bilden. Mukozelen kommen auch im Rahmen neoplastischer Prozesse vor, wenn diese zu einer Verlegung der Ostien führen. Bei der Abklärung von Nasennebenhöhlenveränderungen mit Orbitabeteiligung hat sich die Dünnschicht-CT als Methode der Wahl erwiesen, da sie sowohl die pathologischen Prozesse innerhalb der Orbita als auch die knöchernen Destruktionen optimal darzustellen vermag.

Orbitale Komplikationen eitriger Sinusitiden

Schwere und mitunter lebensbedrohliche Komplikationen können durch bakterielle Infektionen der Nasennebenhöhlen ausgelöst werden. Bei Kindern gehen sie in der Regel von Eiteransammlungen in den Ethmoidalzellen, bei Erwachsenen häufig auch von Entzündungen des Sinus frontalis und gelegentlich maxillaris aus.

Insbesondere über die Vv. ethmoidales, die über die V. ophthalmica superior in den Sinus cavernosus münden (Fall 73c), kann infektiöses Material aus den oft unter starkem Druck stehenden infizierten Nasennebenhöhlen in die orbitalen Venen und von dort in den Sinus cavernosus gelangen und so zunächst über eine septische Thrombophlebitis und später durch eine Sinus-cavernosus-Thrombose zu schweren Komplikationen führen.

Während diese Komplikationen nach Einführung der Breitbandantibiotika in unseren Breiten kaum noch beobachtet wurden, scheinen sie jetzt wieder gehäuft vorzukommen, vermutlich infolge zunehmender Resistenzbildungen und eines lascheren Umgangs mit Antibiotika. Besonders tückisch sind auch anbehandelte Sinusitiden, bei denen die akute Symptomatik zunächst unter Therapie nachläßt, der chronisch gewordene Krankheitsprozeß jedoch zu einer langsamen Arrosion der knöchernen Anteile der Nasennebenhöhlen-

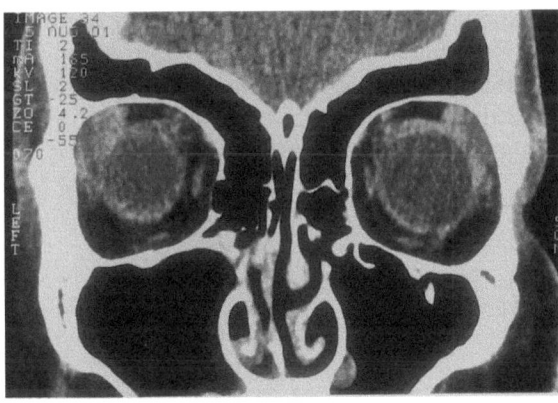

Fall 73a

Koronales CT-Bild: stark pneumatisierte Nasennebenhöhlen. Das Bild soll zeigen, wie ausgedehnt die gemeinsamen Grenzen zwischen Nasennebenhöhlen und Augenhöhle sein können, insbesondere auch im Bereich der sehr dünnen Lamina papyracea.
(NB: Vergrößerte Tränendrüse beidseits bei dakryoadenitischer Form einer endokrinen Orbitopathie bei nachgewiesenem Morbus Basedow).

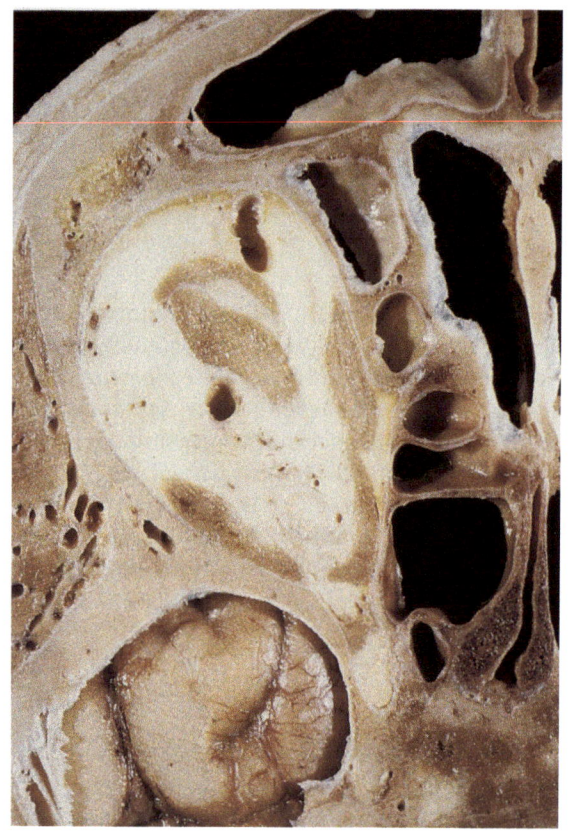

73b

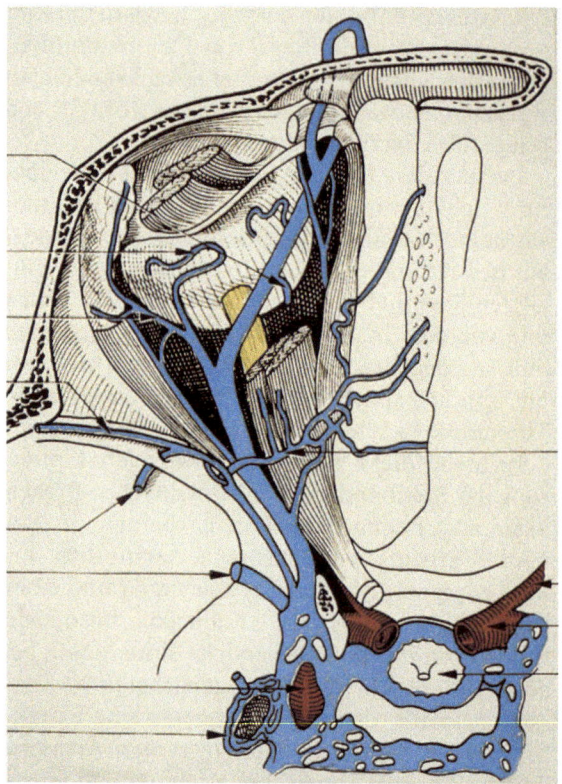

73c

wände und zu späten orbitalen Komplikationen führt.

Über die Vv. ethmoidales kann retrograd septisches Material in den Bereich der V. meningea anterior gelangen und so zu vorwiegend frontalen Hirnabszessen führen.

Das klinische Erscheinungsbild der orbitalen Komplikationen eitriger Sinusitiden ist meist durch eine Rötung und Schwellung der Periorbita, eine Verengung der Lidspalte und einen Exophthalmus geprägt. Im Frühstadium besteht lediglich eine septische Thrombophlebitis; es lassen sich keine Zeichen eines subperiostalen Abszesses oder eines Eitereinbruchs in die Orbita nachweisen. Das Bild wird in der Frühform mit dem etwas unglücklichen Begriff „Orbitalphlegmone", im Amerikanischen mit dem ebenfalls wenig präzisen Begriff „orbitale Zellulitis" beschrieben. Hinter dem klinischen Bild kann sich aber nicht nur eine primäre septische Thrombophlebitis verbergen, sondern genauso gut ein subperiostaler Abszeß, ein Eitereinbruch in die Orbita selbst oder der Beginn einer Sinus-cavernosus-Thrombose. Der klinische Aspekt ist von dem eines akuten entzündlichen Pseudotumors in Form einer orbitalen Myositis, einer hinteren Skleritis oder eines diffus entzündlichen Pseudotumors nicht zu unterscheiden.

Ähnliches gilt, besonders im Kindesalter, für die entzündlichen Begleitreaktionen maligner rasch wachsender Orbitatumoren wie Rhabdomyosarkome, Neuroblastome und Histiozytose X. Aus diesen Gründen empfiehlt es sich, angesichts einer periorbitalen Rötung und Schwellung, Ptosis, Bewegungseinschränkung und eines Exophthalmus mit

Fall 73 b, c

b Anatomisches axiales Schnittbild durch die obere Orbita und die angrenzenden Siebbeinzellen.

c Schematische Darstellung der venösen Abflüsse aus Siebbeinzellen und Orbita.
Die venöse Drainage der vorderen und hinteren Siebbeinzellen erfolgt über die V. ophthalmica superior in den Sinus cavernosus. Auf diesem Weg kann infektiöses Material aus den Siebbeinzellen in die orbitalen Venen und den Sinus cavernosus gelangen und zu einer septischen Thrombophlebitis bzw. einer Sinus-cavernosus-Thrombose führen.

Verdachtsdiagnosen Zurückhaltung zu üben und zunächst einmal eine Dünnschicht-CT-Untersuchung zur genaueren Zuordnung der im einzelnen Fall vorliegenden Erkrankung vorzunehmen. Im Zusammhang mit einer eitrigen Sinusitis finden sich vor allem 4 computertomographisch voneinander abgrenzbare Komplikationen eitriger Nasennebenhöhlenentzündungen:

- die septische Thrombophlebitis,
- der subperiostaler Abszeß,
- der diffuse Eitereinbruch in die Orbita,
- die Sinus-cavernosus-Thrombose.

Septische Thrombophlebitis

Die septische Thrombophlebitis ist die Frühform der orbitalen Komplikation einer eitrigen Sinusitis mit Schwellung und Rötung der Periorbita, mit Ptosis und Exophthalmus sowie Schmerzen und gelegentlich Fieber. Sie wird besonders durch einen Eitereintritt in die Ethmoidalvenen verursacht, die septisches Material über die V. ophthalmica superior und ihre Äste transportieren.

Im CT-Bild findet sich zum Zeitpunkt der septischen Thrombophlebitis lediglich eine Verdickung der Ethmoidalvenen und mitunter auch der vorderen Anteile der V. ophthalmica superior, während die übrigen orbitalen Strukturen unauffällig sind. Die Sinusitis im angrenzenden Sinus ethmoidalis bzw. den anderen Nasennebenhöhlen läßt sich gut darstellen.

In diesem Stadium genügt in der Regel eine breitbandantibiotische Therapie, um innerhalb weniger Stunden eine deutliche Besserung der Symptome zu bewirken und das Krankheitsbild zu beherrschen. Bei einer zusätzlichen Therapie mit abschwellenden Medikamenten kommt es in der Regel zu einem vollständigen raschen Abheilen ohne Ausbildung zusätzlicher Komplikationen und ohne Hinterlassung von Residuen.

Subperiostaler Abszeß

Kommt es zu einer Einschmelzung der streckenweise sehr dünnen Wände zwischen Nasennebenhöhlen und Orbita, ergießt sich der unter Druck stehende Eiter unter das Periost und führt so zu einem subperiostalen Abszeß. Hierbei sieht man eine glatt begrenzte Abhebung der Knochenhaut in der Nachbarschaft des eitergefüllten Sinus; häufig läßt sich auch der Knochendefekt, der zum Eiterdurchtritt geführt hat, mit der Dünnschicht-CT nachweisen (Fall 74). Obwohl sich auch hier in vielen Fällen die Symptomatik durch eine sofort eingeleitete breitbandantibiotische Therapie bessert und mitunter auch ausheilt, besteht doch die Gefahr, daß sich der Abszeß abkapselt, was zu einer Chronifizierung des Prozesses führt. Mitunter erfolgt sogar innerhalb des abgekapselten Abszesses ein Erregerwandel zu anaeroben Keimen, so daß es zu erneuten Komplikationen, insbesondere zur Entwicklung von Hirnabszessen kommen kann.

Der Nachweis eines subperiostalen Abszesses wird deshalb von den meisten HNO-ärztlichen Fachkollegen als Indikation zur operativen Entlastung der befallenen Nasennebenhöhle angesehen. Die Unterscheidung zwischen einer septischen Thrombophlebitis und einem subperiostalen Abszeß ist also von wesentlicher therapeutischer Bedeutung.

Z. T., einjähriges Mädchen

Anamnese und klinischer Befund
Akut einsetzende periorbitale Schwellung, Rötung und Fieber.

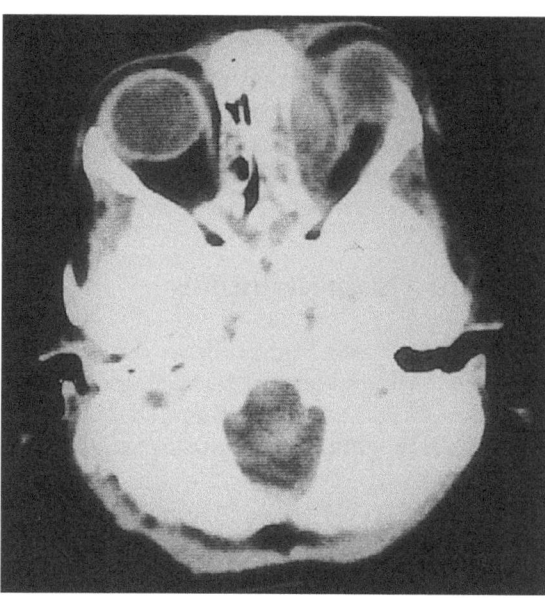

74.1

CT
Einseitige Verschattung der linken Siebbeinzellen. Angrenzende große weichteildichte Zone im medialen Extrakonalraum der linken Orbita mit glatter Begrenzung. Verlagerung von Sehnerv und Bulbus.

Diagnose
Subperiostaler Abszeß bei Sinusitis ethmoidalis.

Eitereinbruch in die Orbita

Wenn es zu einer Einschmelzung des Periosts kommt, ergießt sich der Eiter frei in die Orbita, meist durch den Extrakonalraum in den Intrakonalraum. Charakteristisch ist dann eine weichteildichte Infiltration, die sich kontinuierlich aus einem verschatteten Sinus durch eine Knochenlücke diffus in den Retrobulbärraum hinein erstreckt und häufig die orbitalen Strukturen maskiert (Fall 75). Eine operative Intervention ist nur dann erforderlich, wenn sich innerhalb der Orbita umschriebene Abszesse bilden.

Bei diffuser Eiterausbreitung ist eine operative Intervention wenig hilfreich, und man sollte sich auf eine breitbandantibiotische Therapie beschränken. Auch die Entlastung des Sinus, dessen Inhalt sich ja bereits spontan in die Orbitahöhle entleert hat, bringt hier meist keine Vorteile.

Anamnese und klinischer Befund
Bei Sinusitis und erfolgloser Antibiose subakute Ausbildung einer periorbitalen Schwellung und Rötung.

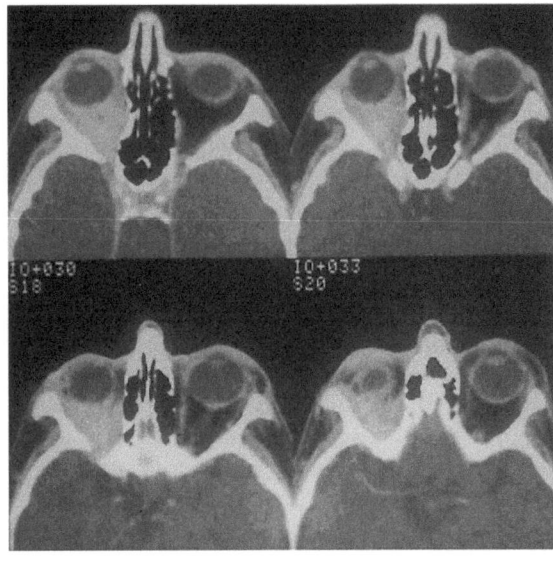

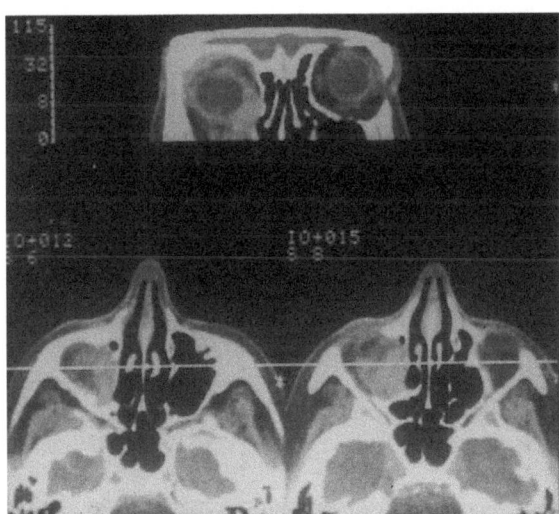

CT
Verschattung der rechten Kieferhöhle, vollständige Destruktion des Orbitabodens und diffuse Infiltration der Orbita. Verlagerung orbitaler Strukturen nach unten.

Diagnose
Eitereinbruch in die Orbita bei akuter Sinusitis maxillaris mit Einschmelzung des Orbitabodens.

Septische Sinus-cavernosus-Thrombose

Findet eine Ausbreitung septischen Materials über die in den Sinus cavernosus drainierende V. ophthalmica superior statt, kann es zu dem auch heute noch lebensbedrohlichen Bild einer septischen Sinus-cavernosus-Thrombose kommen. Neben einer Verbreiterung des Sinus cavernosus besteht das charakteristische CT-Zeichen in einer massiven Aufweitung der V. ophthalmica superior, deren thrombosiertes Lumen dunkel erscheint (Fall 76). Dieses dunkel erscheinende Lumen ist das morphologische Korrelat der Thrombose. Im Anfangsstadium reichen meist parenteral applizierte Breitbandantibiotika aus. Bei sehr ausgeprägten Begleitthrombosen ist mitunter eine Heparinisierung notwendig, die allerdings wegen des stark erhöhten venösen Drucks das Risiko einer intrazerebralen Blutung aus den gestauten hirneigenen Venen mit sich bringt.

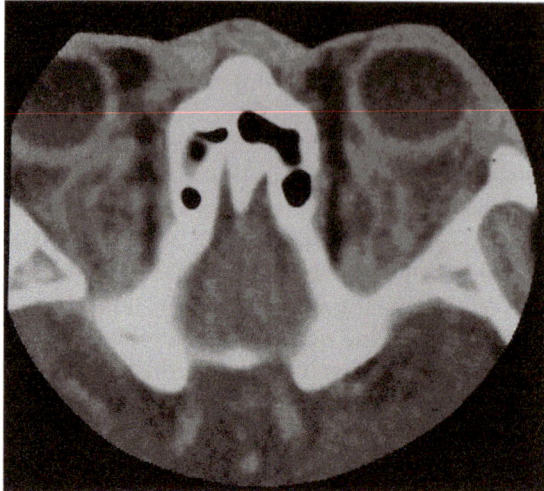

76.2

CT
Massive Erweiterung der V. ophthalmica superior beidseits mit hypodensem Lumen.

Diagnose
Thrombose der V. ophthalmica superior beidseits.

60jähriger Mann

Verlauf
Rasche Rückbildung der Symptomatik nach systemischer Breitband-Antibiose (76.3).

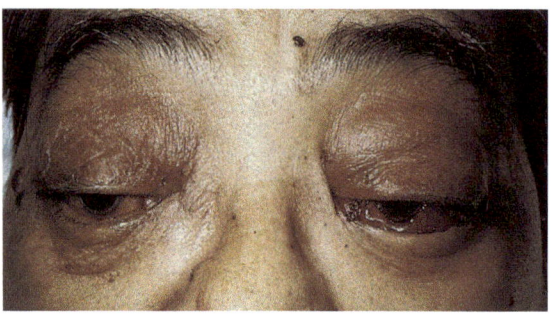

76.1

Anamnese und klinischer Befund
Respiratorischer Infekt mit hohem Fieber, Exophthalmus, Chemosis, periorbitaler Schwellung und Rötung sowie Motilitätsstörungen.

76.3

Kommentar
Der CT-Befund ist pathognomonisch.

Für die freundliche Überlassung des CT-Bildes danken wir Herrn Prof. Th. H. Newton, ehem. Neuroradiology, Department of Radiology, University of California Medical School, San Francisco, California, USA.

S. K., 45jährige Frau

Anamnese und klinischer Befund
Seit Jahren trotz zytostatischer Therapie und Steroidgabe in Schüben rezidivierender Morbus Wegener (serologisch und histologisch gesichert).
Seit einigen Wochen Schmerzen, Protrusio bulbi und periorbitale Schwellung beidseits.

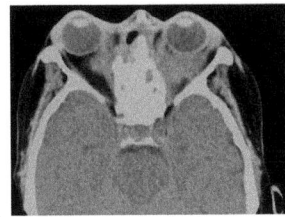

77.1

CT
Destruierend wachsender Prozeß in den Siebbeinzellen mit diffuser Infiltration der Orbita, links ausgedehnter als rechts.

Diagnose
Diffuse Orbitainfiltration bei bekanntem Morbus Wegener.

Kommentar
Wäre die Diagnose nicht schon bekannt gewesen, hätte unbedingt eine bioptische Abklärung erfolgen müssen, da das CT-Bild eine Unterscheidung von anderen destruierenden Prozessen (Entzündungen oder Neoplasien) nicht erlaubt.

7 Darstellungen klinisch und histologisch gesicherter entzündlicher Orbitaerkrankungen und ihrer Differentialdiagnosen – Auswahl nach didaktischen Kriterien

B. I., 60jährige Frau

Anamnese und klinischer Befund
Seit 4 Monaten Doppelbilder beim Blick nach rechts. Keine Schmerzen.

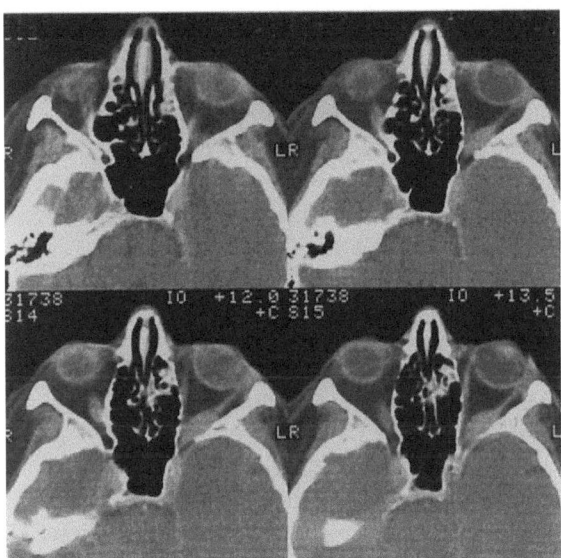

CT
Spindelförmige Verdickung der hinteren Hälfte des M. rectus lateralis links.

Differentialdiagnose
Wegen der ungewöhnlichen Form am ehesten Metastase. Tumorsuche erforderlich.

Thoraxröntgen, Mammographie, Oberbauchsonographie und Knochenszintigraphie ohne Befund.

Zystokopie
Nachweis eines ausgedehnten enddifferenzierten Karzinoms entweder von der Harnblase oder von der Zervix ausgehend. Harnstauungsnieren beidseits.

Exitus 6 Wochen später durch Lungenembolie.

78.1

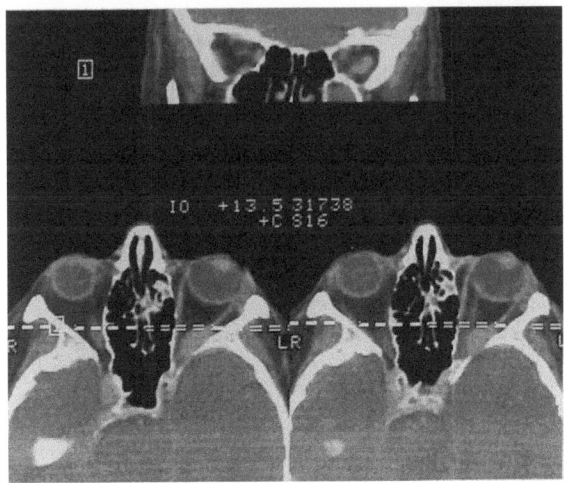

78.2

H. M., 63jährige Frau

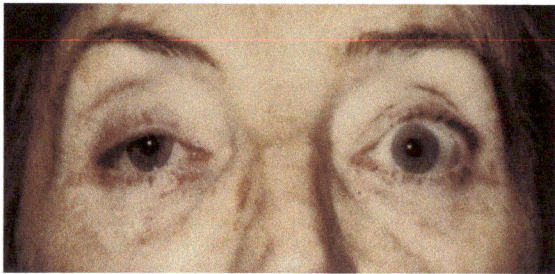

79.1

Anamnese und klinischer Befund
Vor 3 Monaten anläßlich einer Grippeerkrankung „Nervenentzündung" des rechten Auges. Seither Ptosis und Rötung des rechten Auges sowie Doppelbilder beim Blick nach rechts und *Enophthalmus* rechts.

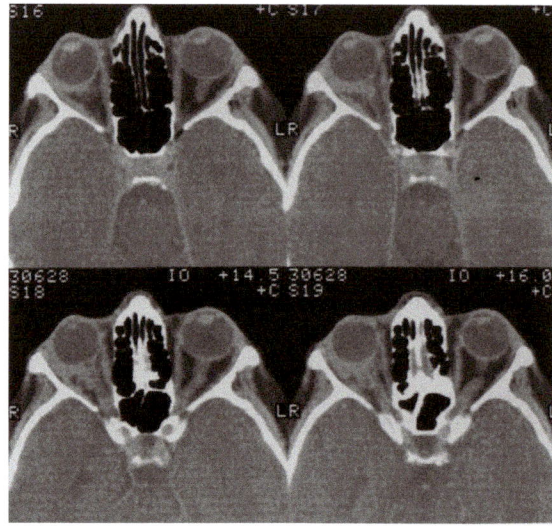

CT
Ausgedehnte Zone erhöhter Dichte im rechten Intrakonalraum mit Ummauerung des Bulbus und der Augenmuskeln. Vergrößerung der Tränendrüse und Enophthalmus.

Diagnose
Auf Grund der diffusen Infiltration mit Enophthalmus Metastase eines szirrhösen Karzinoms. (Bei der Patientin ist ein szirrhöses Mammakarzinom bekannt.)

Kommentar
Die wegweisenden differentialdiagnostischen Zeichen sind der Enophthalmus der erkrankten Seite und die Anamnese.

Alle anderen entzündlichen oder neoplastischen Infiltrationen führen zu einem Exophthalmus. Ausnahmen sind eine stark schrumpfende, primär fibrosierende Entzündung im Rahmen eines Morbus Ormond oder einer Riedelschen Struma.

79.2

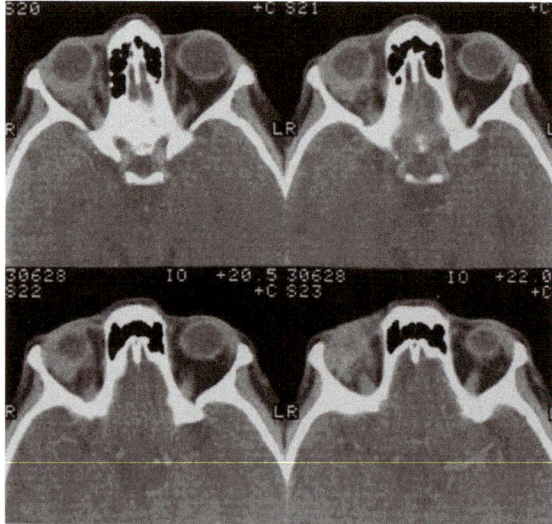

79.3

Fall 80

R. J., 5jähriger Junge

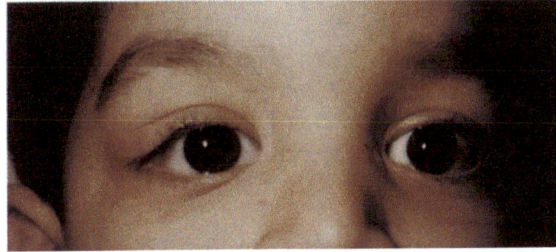

80.1

Anamnese und klinischer Befund
Nach Angaben der Eltern steht das rechte Auge seit Jahren vor. Aufgefallen war dieses nach einem Stoß an der Tischkante.

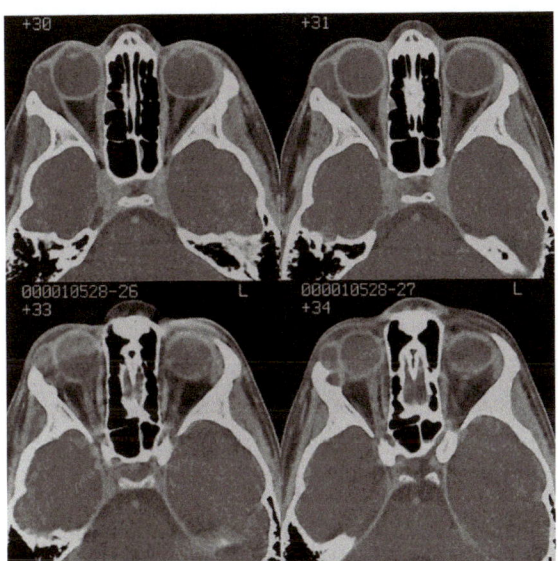

80.2

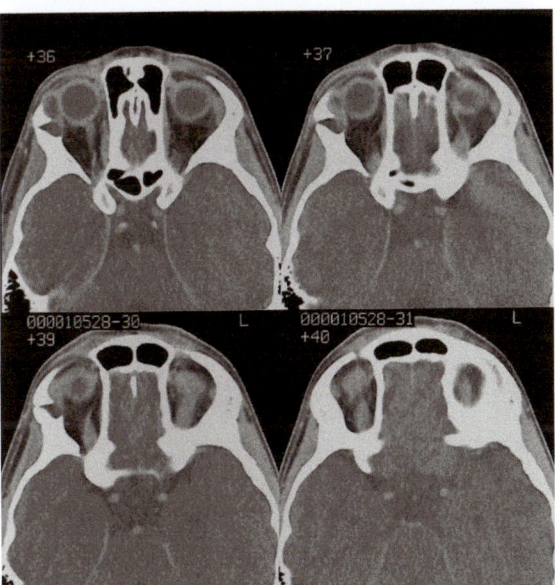

80.3

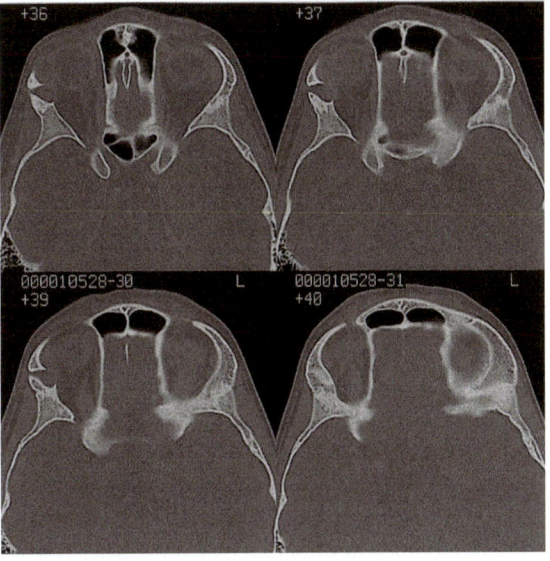

80.4

CT
Die laterale Orbitawand ist rechts gegenüber links abgeflacht und wird von medial her exkaviert. In diesem Bereich besteht eine Knochenlücke. Von der Knochenlücke ausgehend zeigt sich eine ovaläre, glatt begrenzte, homogen hypodense Zone, die die Tränendrüse nach kranial verlagert. Der Bulbus wird nach medial verlagert und von lateral her geringgradig imprimiert.

Diagnose
Dermoidzyste.

Kommentar
Dermoidzysten haben die Tendenz zu rupturieren und akute granulomatöse Entzündungsreaktionen hervorzurufen, die dann zu differentialdiagnostischen Schwierigkeiten bei der Abgrenzung primär entzündlicher oder neoplastischer Erkrankungen der Tränendrüse führen. Der Nachweis der typischen Knochenlücke ist dann richtungsweisend.

Für die Überlassung der klinischen Daten danken wir Herrn Prof. Dr. med. H. Borgmann, Chefarzt der Augenklinik am Johanniter-Krankenhaus Bonn.

M. M., 18 Monate alter Junge

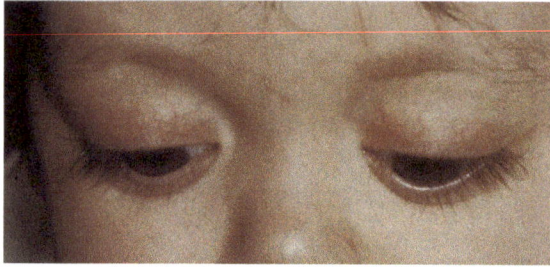

81.1

Anamnese und klinischer Befund
Im Alter von 14 Monaten erstmals beidseitige submandibuläre Lymphknotenschwellung und Fieberschübe. Röntgenologischer Nachweis zahlreicher osteolytischer Herde im Skapulabereich rechts und im Bereich des Schädeldachs frontal und parietal beidseits.

Histologie: In allen untersuchten Proben (inguinale Lymphknoten, Hautexzisat, Tibiaknochenstanze) Nachweis von Veränderungen im Sinne einer Histiozytose X.

Jetzt subakut aufgetretene Protrusio bulbi, Ptosis sowie Schwellung und Rötung der Oberlider beidseits.

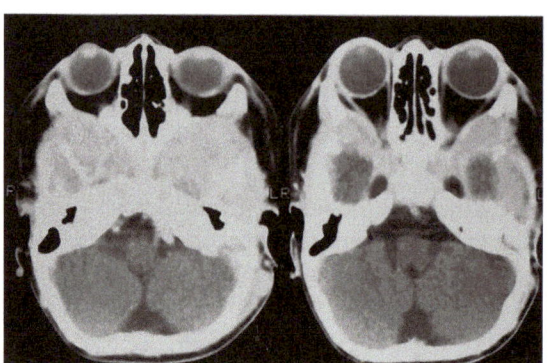

81.2

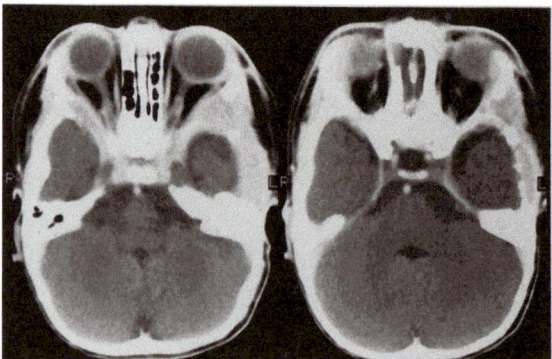

81.3

CT (81.2, 81.3)
Große Knochendefekte im Bereich beider Keilbeinflügel, des linken Os temporale und der lateralen Orbitawand beidseits sowie des linken Orbitadachs mit begleitenden ausgedehnten weichteildichten Zonen und Vorwölbung in den Extraduralraum beidseits bei erhaltener Dura. Die benachbarten Tränendrüsen sind gegenüber den Raumforderungen gut abgrenzbar.

Diagnose
Histiozystose X.

Verlauf
Kombinierte Chemotherapie, danach Rückbildung der klinischen Symptomatik.

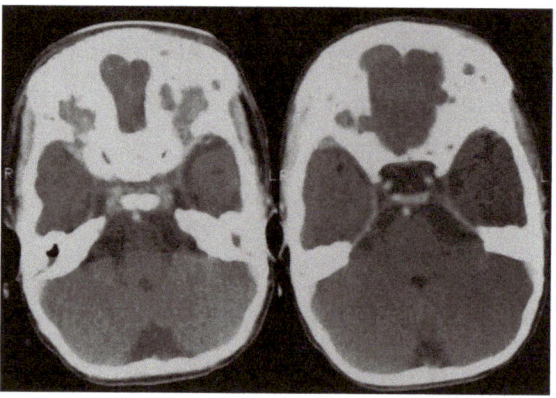

81.4

CT (81.4)
Kontroll-CT 15 Monate später: Weichteildichte Zonen im Extrakonalraum beidseits. Vollständige Rückbildung der intrakraniellen Veränderungen.

Fall 82

K. A., 16jähriges Mädchen

Anamnese und klinischer Befund
Seit 2 Wochen schmerzhafte Schwellung des linken Auges und schmerzhafte Motilitätsstörung. Bisher trotz lokaler Salbentherapie und Antibiose keine Besserung.

Deutliche Bindehautinjektion, angedeutete paragraphenförmige Lidschwellung und behinderte Redressierbarkeit des Bulbus. Während des stationären Aufenthalts deutliche Zunahme der Venenstauung und beginnendes Papillenödem.

Positive antinukleäre Antikörper und BSG-Erhöhung (25/56).

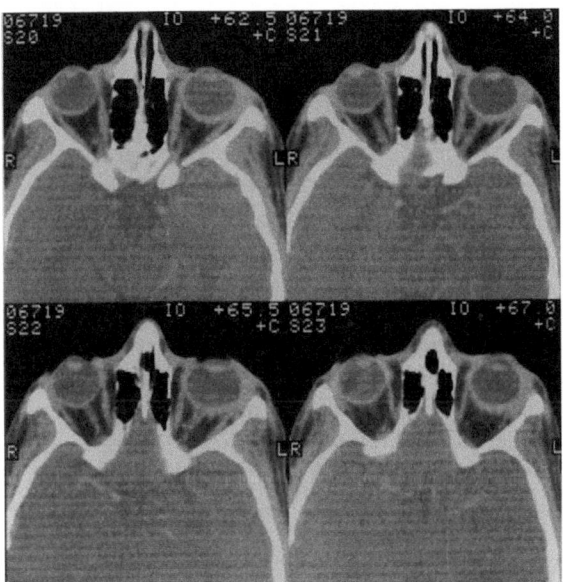

82.1

CT
Mäßiggradige Vergrößerung der linken Tränendrüse und Verbreiterung des peribulbären Bindegewebes einschließlich der Tenon-Kapsel und der Sehnen der geraden Augenmuskeln.

Diagnose
Skleritisch-tenonitische und dakryoadenitische Form des entzündlichen Pseudotumors der Orbita.

Verlauf
Unter Kortisontherapie nach 24 Stunden Rückbildung der klinischen Symptomatik.

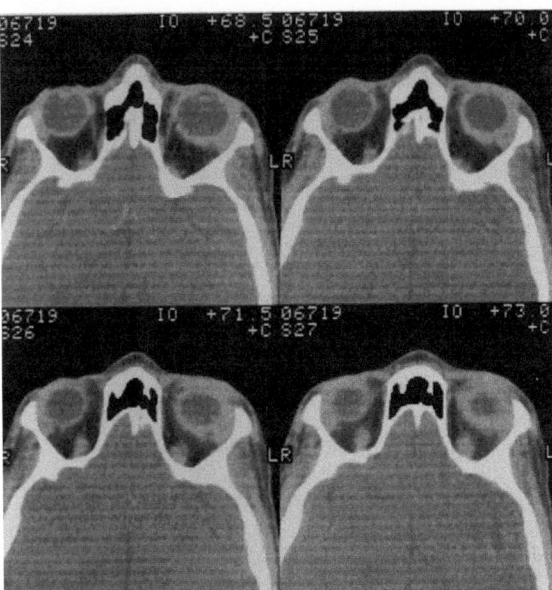

82.2

E. J., 73jähriger Mann

Anamnese und klinischer Befund
Seit 3 Wochen Doppelbilder und Motilitätseinschränkung in alle Richtungen. Protrusio bulbi und Tieferstand des linken Auges.

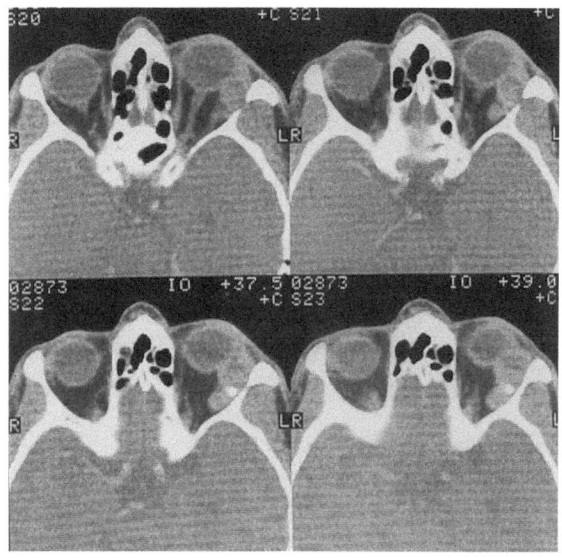

83.1

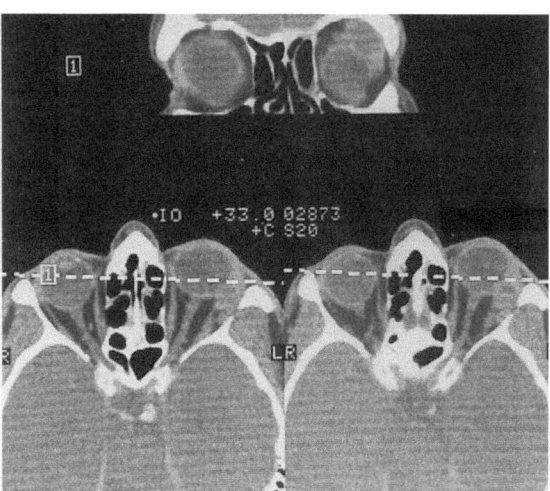

83.2

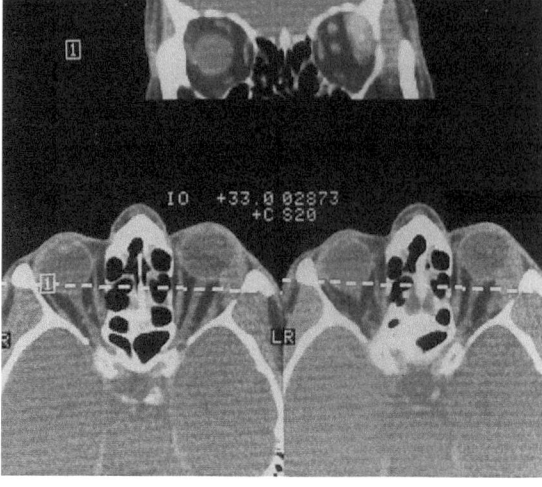

83.3

CT
Im Bereich der linken Tränendrüsenregion große polyzyklisch begrenzte Raumforderung, die unregelmäßig hyperdens begrenzte Zonen erniedrigter Dichte aufweist und punktförmige Verkalkungen. Verdünnung des benachbarten Knochens, Verlagerung der Augenmuskeln und des Bulbus sowie Impression der Bulbuswand.

Differentialdiagnose
Am ehesten Tränendrüsenmischtumor (pleomorphes Adenom). Eine karzinomatöse Entartung kann sicher ausgeschlossen werden.

Vollständige Tumorentfernung: Pleomorphes Adenom (Tränendrüsenmischtumor).

Kommentar
Die Knochenusur und die Verkalkung innerhalb des Tumors sprechen nicht für das Vorliegen einer mitigierten Form einer abszedierenden Dakryoadenitis, sondern für einen langsam gewachsenen Tumor.

Fall 84

D. H-G., 60jähriger Mann

Anamnese und klinischer Befund
Klinisch Verdacht auf Tolosa-Hunt-Syndrom.
Histologisch gesichertes Bronchialkarzinom (Plattenepithelkarzinom) bekannt.
Visus mit Korrektur jeweils 0,3. Zentrale Gesichtsfeldausfälle, links mehr als rechts. Keine sichere Protrusio. Augenmuskelparesen rechts (III und VI).

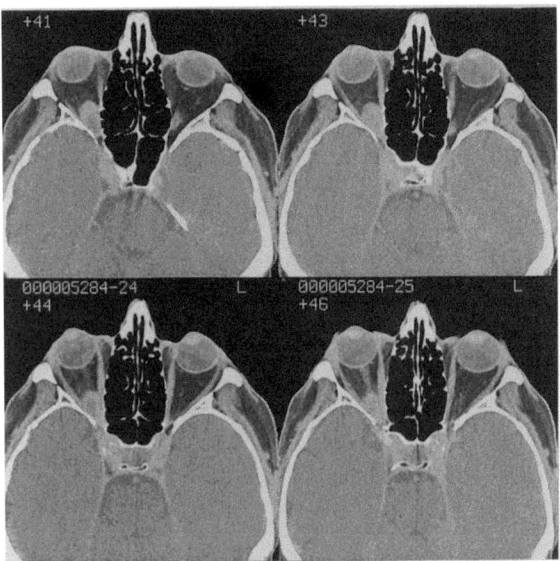

84.1

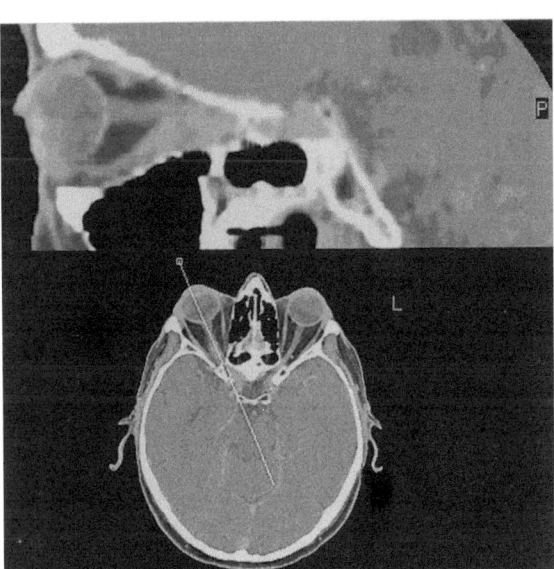

84.2

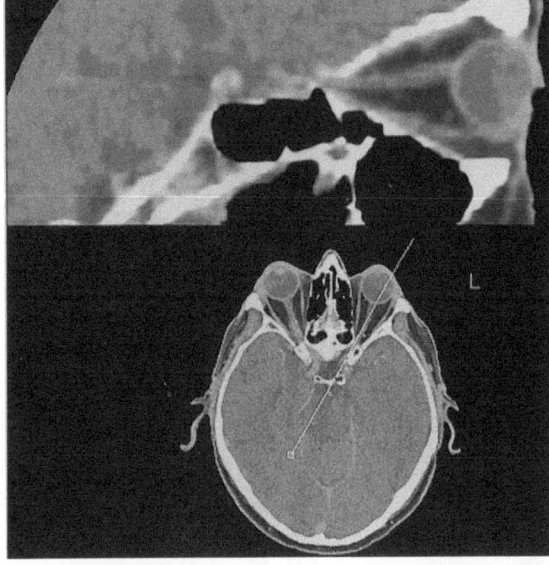

84.3

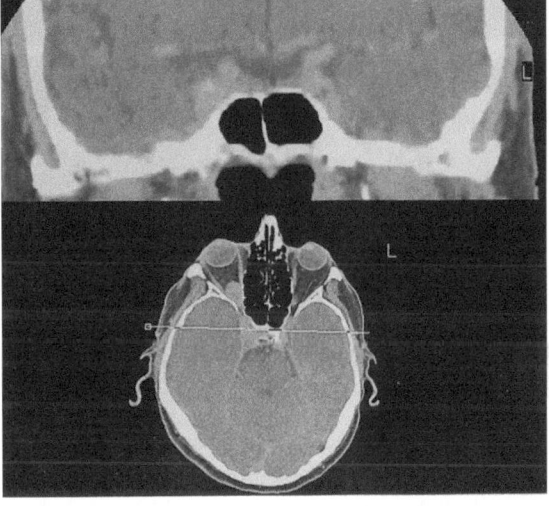

84.4

CT (84.1–84.4)
Verdickung des M. rectus inferior in der hinteren Hälfte und Ausdehnung der Raumforderung durch die Fissura orbitalis in den rechten Sinus cavernosus.

Diagnose
Metastase des bekannten Plattenepithelkarzinoms.

Kommentar
Für eine Metastase sprechen neben der Anamnese die umschriebene Auftreibung des Muskels sowie die Ausdehnung in den Sinus cavernosus.

(Fortsetzung s. S. 124)

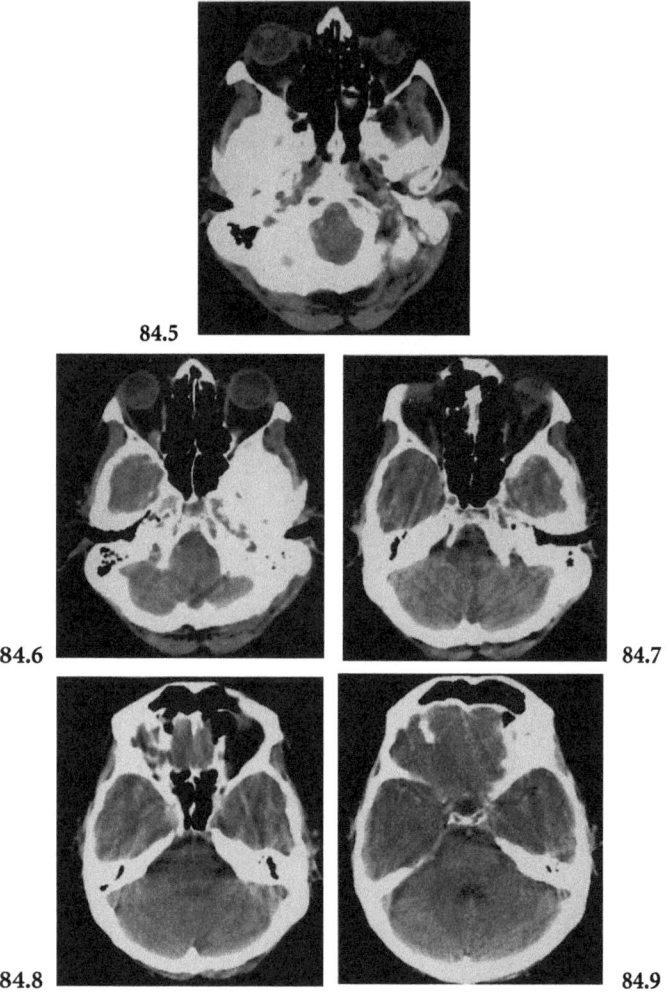

CT (84.5–84.9)
Diese CT-Aufnahmen wurden außerhalb 30 Tage vor der Dünnschichtuntersuchung angefertigt (Schichtdicke 9 mm, positiver Schichtwinkel ca. + 20° zur Orbitomeatallinie).

Der Befund in der Orbita ist bei einer solchen Schnittführung leicht zu übersehen bzw. fehlzuinterpretieren.

Verlauf
Radiatio.

Fall 85

H. W., 5jähriger Junge

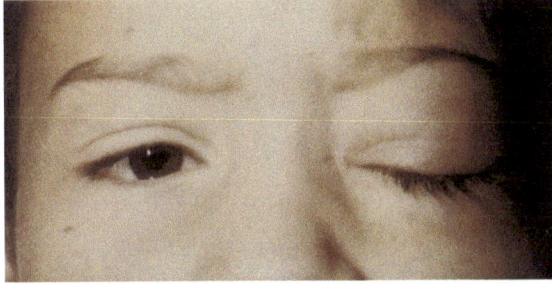

85.1

Anamnese und klinischer Befund
Eine Woche zuvor hatte der Junge Husten, Bauchschmerzen und Temperaturen bis 39 °C. Nach ambulanter Vorstellung sei wegen einer eitrigen Angina tonsillaris Penicillin verordnet worden. Über Nacht entwickelte sich eine Oberlidschwellung links, die zunächst nicht schmerzhaft war. Im Laufe des Tages erhebliche Zunahme der Schwellung. Stationäre Einweisung.

Bei der stationären Aufnahme vor 4 Tagen sehr krank wirkender Junge mit massiver Lidschwellung und Rötung links.

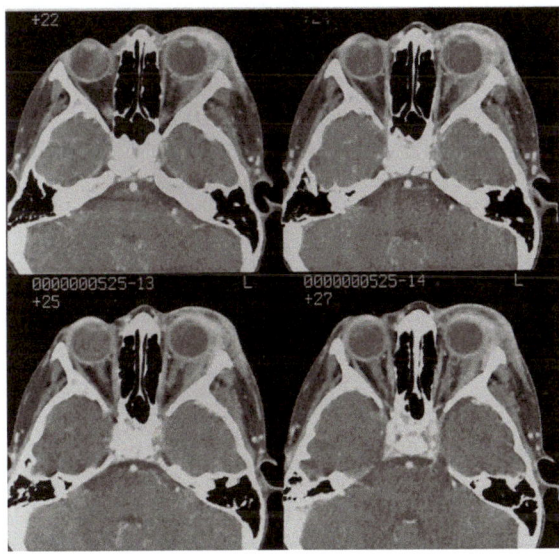

85.2

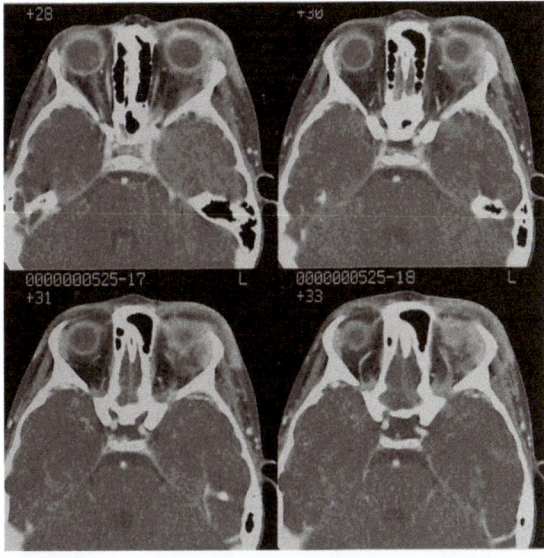

85.3

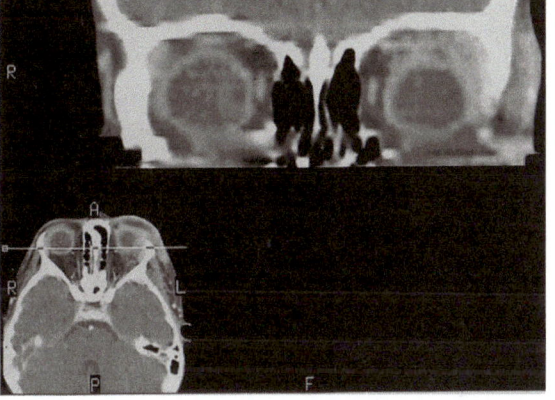

85.4

CT (85.2–85.4)
Erhebliche Weichteilschwellung im Lidbereich, vorwiegend lateral. Ausgedehnte Zonen erhöhter Dichte im vorderen Intra- und Extrakonalraum lateral mit Vergrößerung der Tränendrüse. Protrusio bulbi. Nasennebenhöhlen frei.

Diagnose
„Orbitaphlegmone".

(Fortsetzung s. S. 126)

Verlauf
Nachweis von Staphylococcus aureus haemolyticus. Außerdem wird ein kleines Chalazion entdeckt.

Kontrolluntersuchung 12 Tage später nach insgesamt 15tägiger Antibiotikatherapie: deutliche klinische Besserung (85.5).

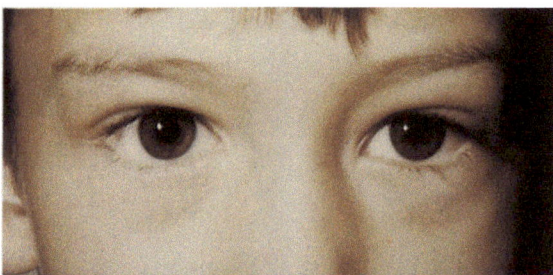

85.5

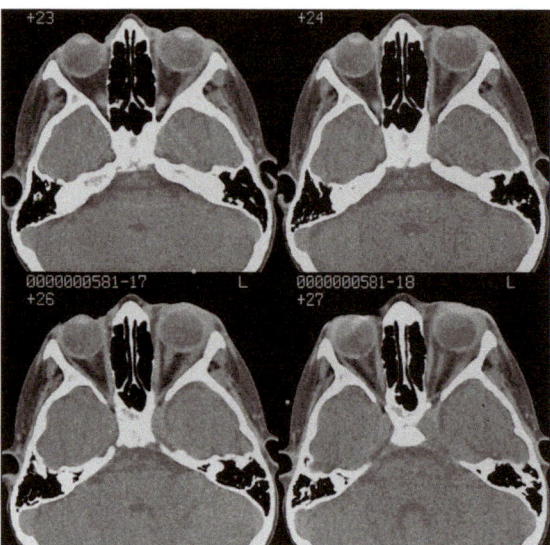

85.6

CT (85.6)
Links geringe Schwellung im Bereich der Lider, der Tränendrüse und des M. rectus lateralis.

Diagnose
Nur noch geringe entzündliche Infiltration im Bereich der Lider, der Tränendrüse und des M. rectus lateralis.

Kommentar
Kinder im Säuglings- und Vorschulalter neigen zu einer bakteriellen Streuung; diese geht von einem meist kleinen, häufig unbemerkten Infektionsherd aus, der nicht unbedingt in unmittelbarer Nähe des sekundären Streuherds liegen muß.

N.H., 52jährige Frau

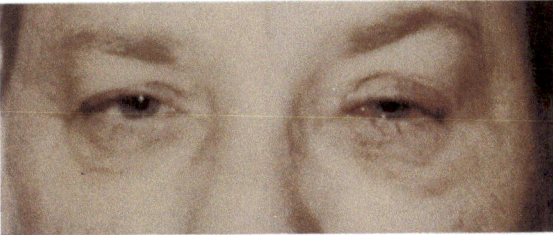

86.1

Anamnese und klinischer Befund
Seit 3 Monaten Schmerzen und Brennen im Bereich des linken Auges und Verschwommensehen.
 Rezidiv nach Absetzen der Kortisontherapie.
 Einseitige Vorwölbung im Bereich des temporalen Oberlids, Ptosis, periorbitale Schwellung und Chemosis links.

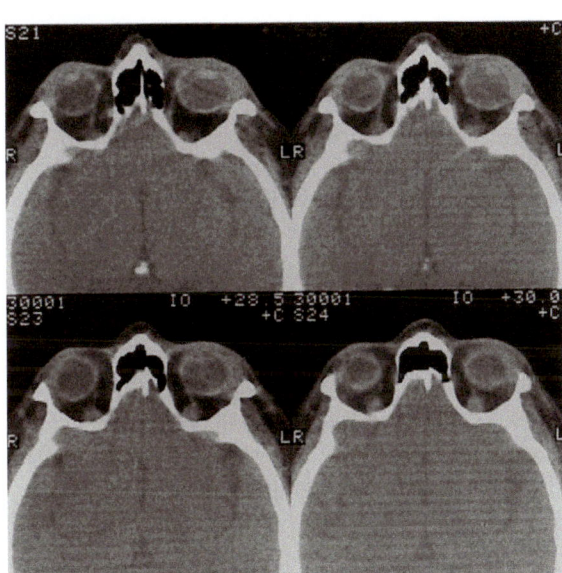

CT
Einseitige Schwellung der Lidweichteile, mäßiggradige Vergrößerung der Tränendrüse und geringgradige Verdickung der Bulbuswand links.

Diagnose
Dakryoadenitische Form des entzündlichen Pseudotumors der Orbita.

86.2

S. H-J., 37jähriger Mann

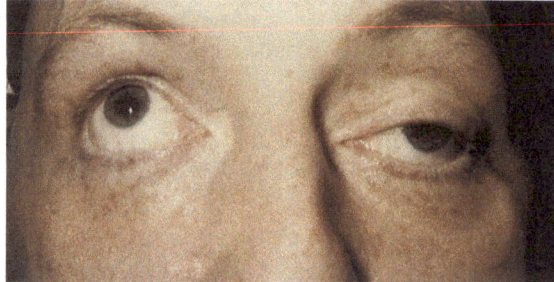

87.1

Foto bei intendiertem Aufblick

Anamnese und klinischer Befund
Vor 3 Wochen plötzlich Ptosis, Hebungseinschränkung und starke Schmerzen im Bereich des linken Auges sowie Doppelbilder. Dysästhesie des rechten Armes ebenfalls seit 3 Wochen.
Hypophysentumor? Tolosa-Hunt-Syndrom? Aneurysma?

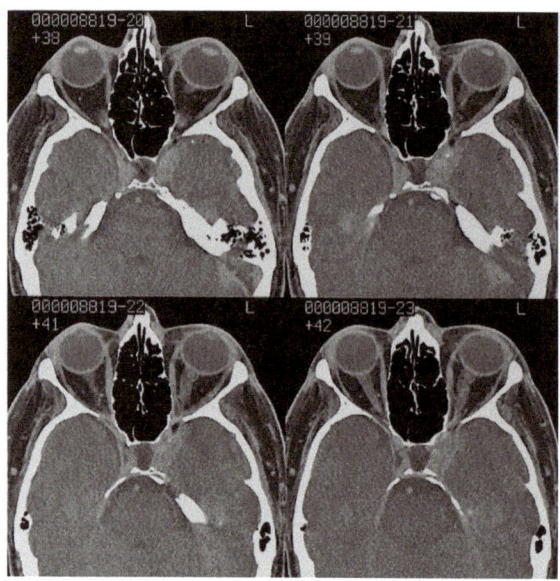

87.2

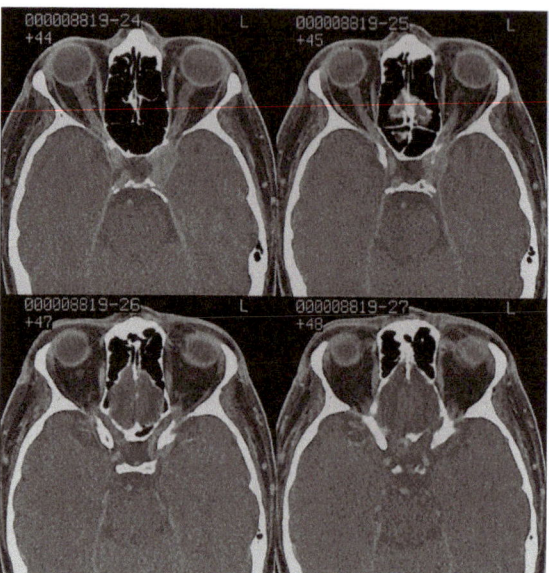

87.3

CT
Verbreiterung des linken Sinus cavernosus mit konvexbogiger Vorwölbung der Dura nach lateral, wobei der benachbarte linke Klinoidfortsatz ummantelt wird. Keine Hyperostose des benachbarten Knochens und kein umschriebener Pneumosinus.

Differentialdiagnose
Über die Dignität der Raumforderung läßt sich computertomographisch keine Aussage machen. Ein Meningeom erscheint wegen der fehlenden Hyperostose eher unwahrscheinlich, ein Aneurysma wegen der Form der Raumforderung (und wurde durch eine MR-Angiographie ausgeschlossen).

Histologie
Malignes Non-Hodgkin-Lymphom bei bis dahin nicht bekannter HIV-Infektion.
Weitere Lymphome wurden paravertebral nachgewiesen.

Fall 88

L. F., 53jähriger Mann

Anamnese und klinischer Befund
Zunehmende Somnolenz, Mydriasis, lichtstarre Pupillen beidseits.

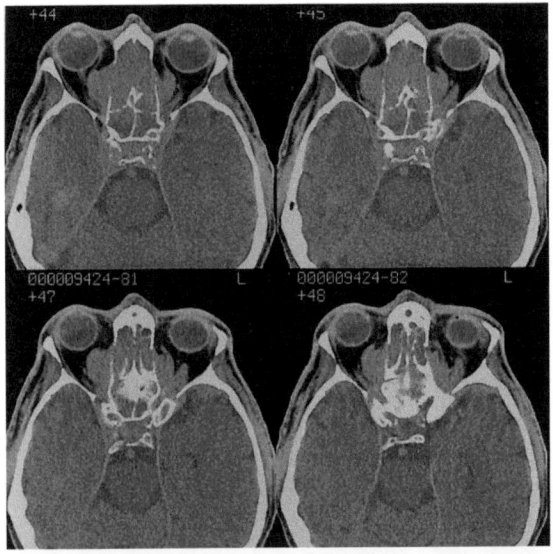

88.1

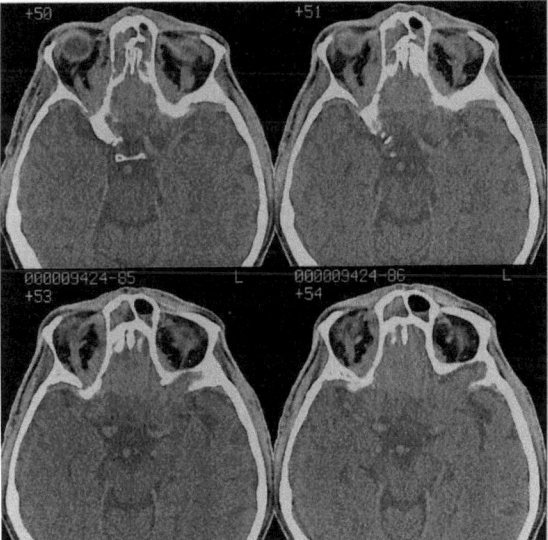

88.2

CT
Ausgedehnte Raumforderung in den Siebbeinzellen und den Keilbeinhöhlen mit Ausdehnung in den medialen Extrakonalraum beidseits. Verlagerung des M. rectus medialis beidseits und Kompression des Sehnervs in der Orbitaspitze. Links Ausdehnung in den Sinus cavernosus und durch die Fissura orbitalis superior nach intrakraniell. Zerstörung der Lamina cribrosa und schmetterlingsförmige Ausdehnung in die vordere Schädelgrube. Nach kaudal Ausdehnung der Raumforderung in die Nasenhaupthöhlen.

Differentialdiagnose
Wahrscheinlich von den Siebbeinzellen ausgehender, destruierend wachsender Prozeß, z. B. Ästhesioneuroblastom, Karzinom oder destruierend wachsender granulomatöser Prozeß (Morbus Wegener, Mittelliniengranulom usw.).

Probeexzision
Invasives, gering differenziertes, nicht verhornendes Plattenepithelkarzinom, WHO Grad III.

Fall 89

S. P., 71jähriger Mann

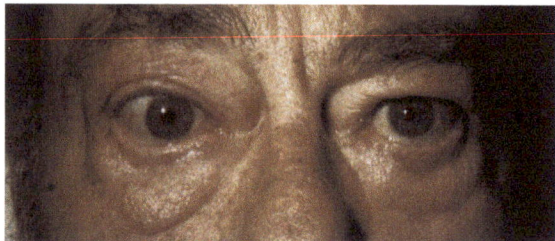
89.1

Anamnese und klinischer Befund
Seit 6 Jahren Morbus Basedow bekannt. Vor 2 Jahren Radiojodtherapie. Danach Zunahme des Exophthalmus rechts. Zunehmende Visusminderung und Doppelbilder.

Gute Rückbildung des Exophthalmus unter Kortisontherapie und Orbitaspitzenbestrahlung, jedoch Nachlassen der Sehkraft, rechts mehr als links.

Computertomographisch keine Befundänderung der endokrinen Orbitopathie, die die Visusminderung erklärt hätte.

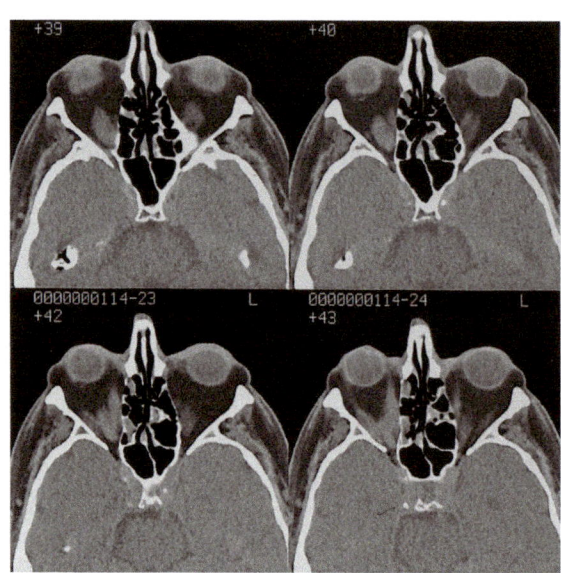
89.2

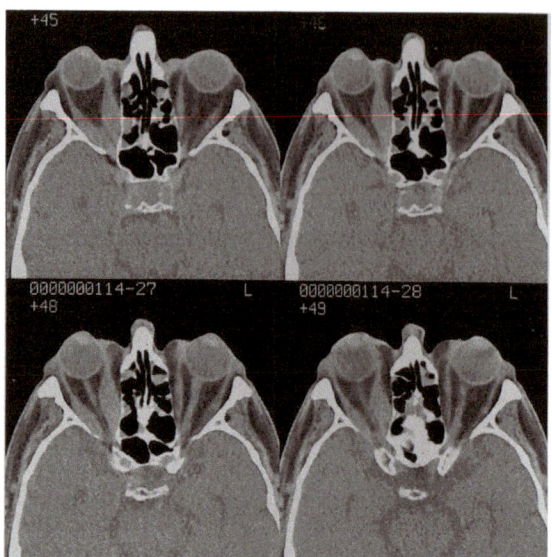
89.3

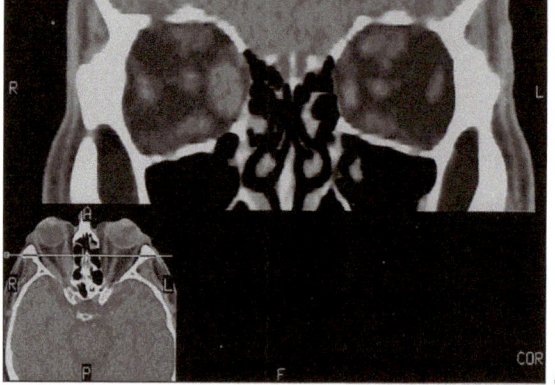
89.4

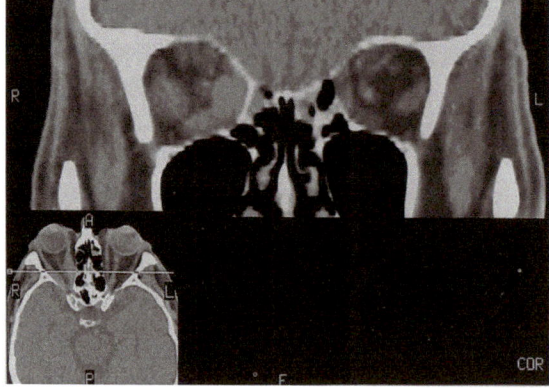
89.5

(Fortsetzung s. S. 131)

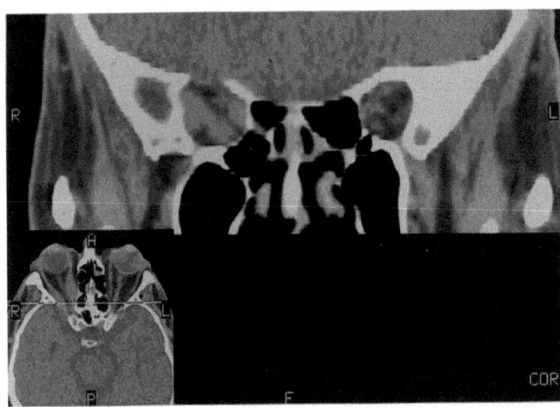

89.6

CT
Verbreiterung aller Augenmuskeln rechts und Verbreiterung des M. rectus superior links. Fettgewebshydrops und Protrusio bulbi beidseits. Zonen erniedrigter Dichte im M. rectus superior beidseits und M. rectus superior links. Druckusur im rechten Orbitadach.

Diagnose
Polymyositische Form der endokrinen Orbitopathie beidseits, rechts stärker als links, mit fibrotischer Umwandlung beidseits und spontaner Dekompression rechts.

Kommentar
Die zuletzt eingetretene Visusminderung mit absoluten Gesichtsfeldausfällen wurde durch kardiogene Embolien bei absoluter Arrhythmie mit Vorhofflimmern verursacht.

Nach niedrig dosierter Marcumartherapie kam es innerhalb von wenigen Wochen zu einem Visusanstieg von 0,2 auf 0,7 rechts und einer weitgehenden Rückbildung der Gesichtsfeldausfälle.

Nach einer Wiederholung der Orbitaspitzenbestrahlung gute Rückbildung des Exophthalmus.

J. E., 31jährige Frau

Anamnese und klinischer Befund
Seit 1 Woche heftigste Schmerzen hinter dem rechten Auge, Exophthalmus und starke Rötung. Seit 3 Tagen Verschlechterung der Sehschärfe rechts.

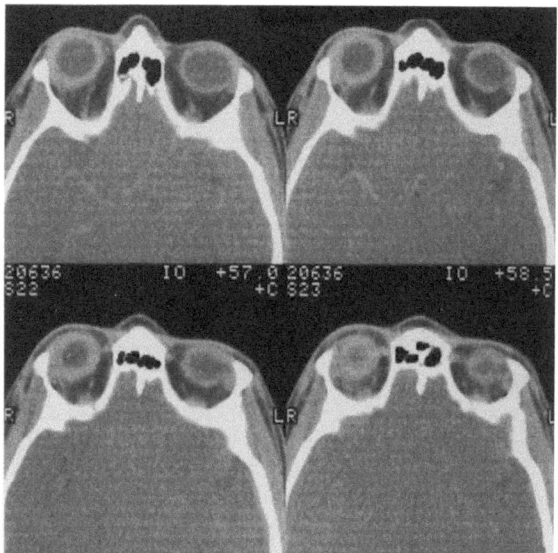

90.1

CT
Erhebliche Verdickung der Bulbuswand und der Tränendrüse.

Diagnose
Skleritisch-tenonitische Form des entzündlichen Pseudotumors der Orbita.

Verlauf
Nach hochdosierter Kortisontherapie vollständige Rückbildung der klinischen Symptomatik und der computertomographisch nachgewiesenen Veränderungen.

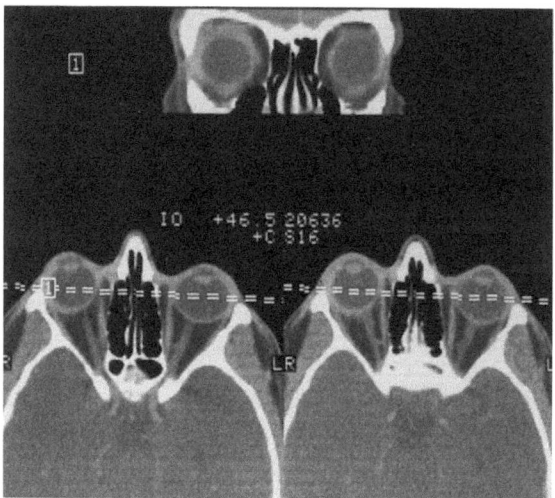

90.2

Fall 91

R. R., 44jährige Frau

Anamnese und klinischer Befund
Seit ca. 3 Wochen vermehrter Tränenfluß und Schleier von dem rechten Auge, starke Lichtempfindlichkeit, Doppelbilder und Schmerzen. Abducensparese rechts. Liquor ohne Befund.

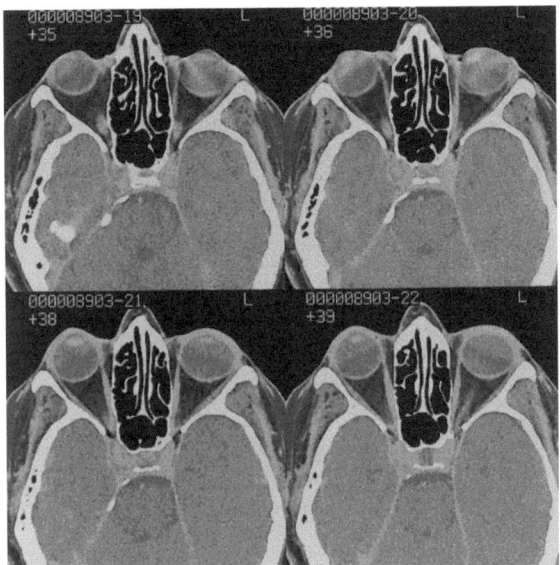

91.1

CT
Erhebliche Verbreiterung des rechten Sinus cavernosus durch eine rundliche, stark kontrastmittelanreichernde Raumforderung, durch die die Dura nach lateral und die A. carotis nach medial verlagert werden. Trotz des guten Ansprechens auf Kortison spricht die wenig diffuse Ausdehnung gegen ein Tolosa-Hunt-Syndrom oder eine neoplastische Infiltration.

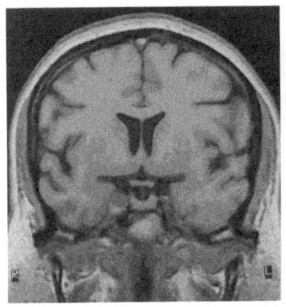 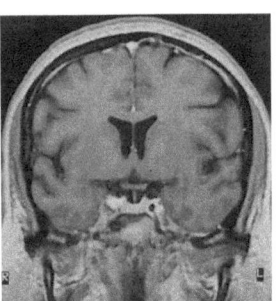

91.2–3

MRT (91.2, 91.3)
Im rechten Sinus cavernosus rundliche signalarme Zone mit starker Kontrastmittelanreicherung.

Zur weiteren Abklärung bei anhaltender klinischer Symptomatik sollte eine Angiographie vorgenommen werden, um ein thrombosiertes Aneurysma oder ein Meningeom auszuschließen.

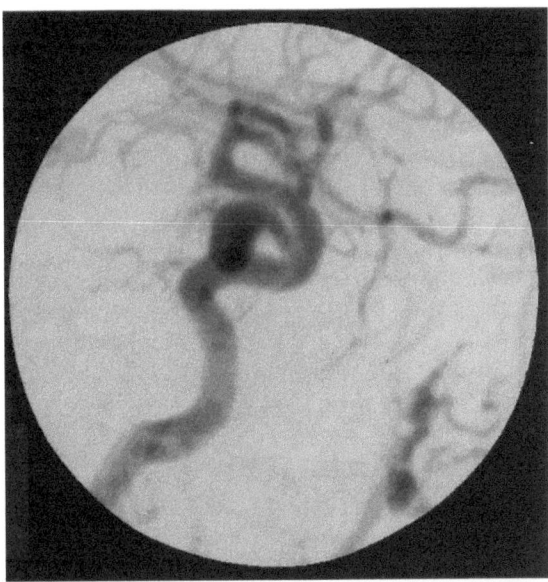

91.4

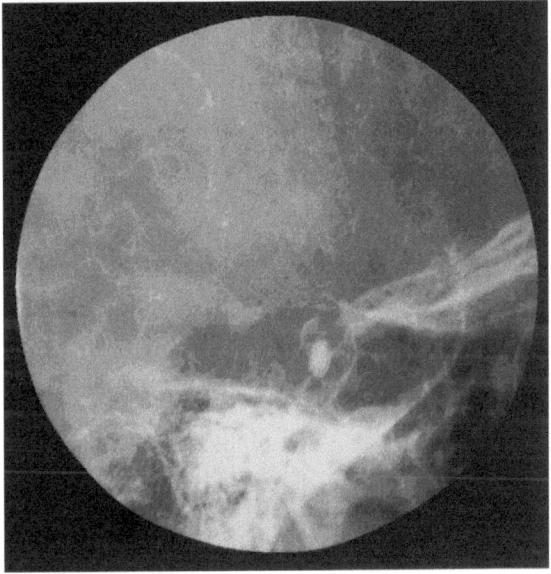

91.5

Angiographie (91.4, 91.5)
Gestieltes Aneurysma im Sinus cavernosus.

Therapie
Coilokklusion.

Für die Überlassung des angiographischen Befundes danken wir Herrn Dr. Nilson, Chefarzt der Radiologischen Abteilung des DRK-Krankenhauses Neuwied.

M. O., 7jähriger Junge

Anamnese und klinischer Befund
Seit einem Monat eitriger Schnupfen. Antibiotikatherapie. Keine Besserung.
Leicht erhöhte Temperaturen, Kopfschmerzen, Abgeschlagenheit, Müdigkeit, Appetitlosigkeit, Gewichtsabnahme.
Jetzt Fieber, eitrig blutiger Schnupfen, Nasenatmung unmöglich, klopfschmerzhafte Kieferhöhle rechts, kariöses Gebiß, bohnengroße Halslymphknoten beidseits, rechts ausgeprägter als links. Seit dem Vortag Protrusio bulbi rechts.

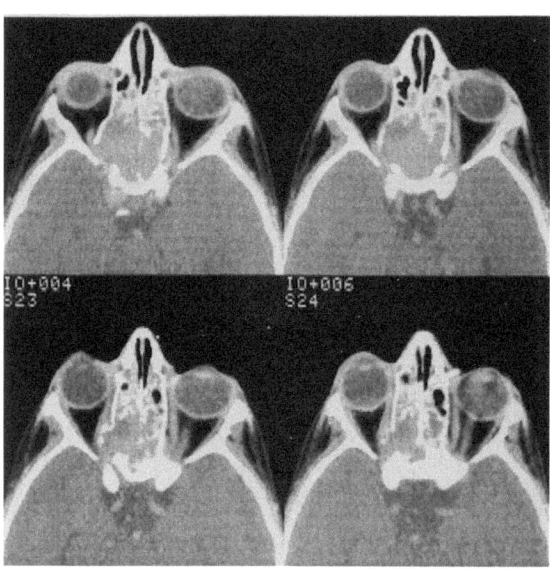

92.1

CT
Große, destruierend wachsende solide Raumforderung im Bereich beider Nasenhaupthöhlen, der Siebbeinzellen beidseits, der Keilbeinhöhlen beidseits mit Einbruch in die Kieferhöhlen, rechts ausgeprägter als links. Einbruch in die Orbita, rechts ausgeprägter als links, Einwachsen in den Sinus cavernosus und Destruktion des Sellabodens. Destruktion des kleinen Keilbeinflügels beidseits und Einwachsen in die vordere Schädelgrube.

Differentialdiagnose
In Anbetracht des Lebensalters am ehesten Rhabdomyosarkom oder Metastase eines Neuroblastoms.

Histologie
Rhabdomyosarkom.

Therapie
Radiatio und zytostatische Therapie.

H. E., 75jähriger Mann

Anamnese und klinischer Befund
Seit einigen Monaten zunehmender Exophthalmus und Abweichung des Bulbus nach außen mit verminderter Adduktionsfähigkeit.
Doppelbilder und vermehrte konjunktivale Injektion und orbitale Schmerzen. Keine Befundbesserung unter Steroidtherapie.

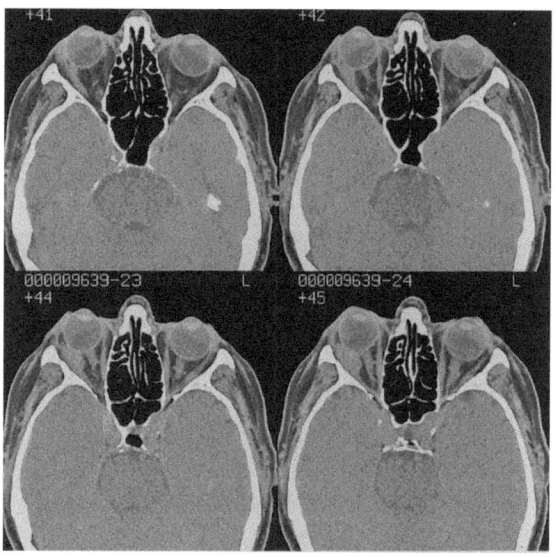

93.1

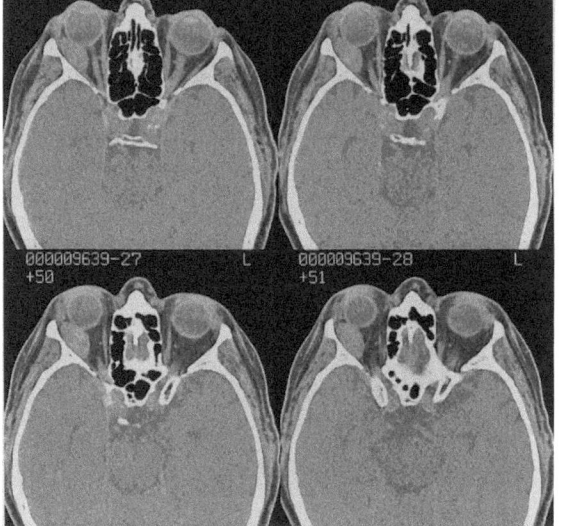

93.2

(Fortsetzung s. S. 135)

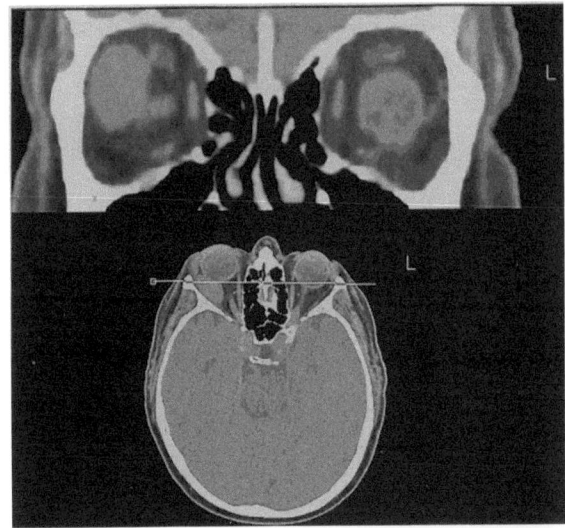

93.3

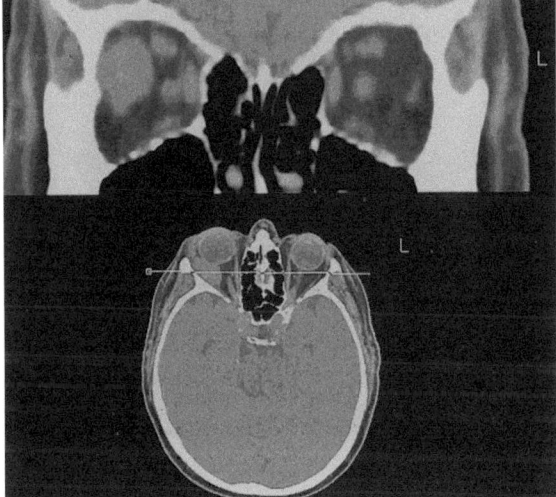

93.4

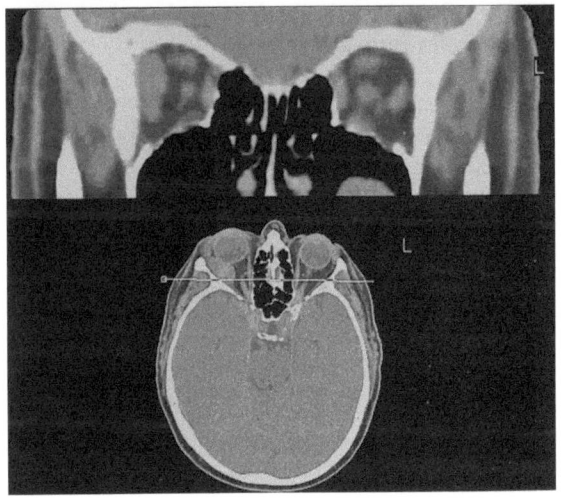

93.5

CT
Im oberen äußeren Extrakonalraum rechts eine große, homogene, glatt begrenzte Raumforderung, die dem M. rectus lateralis aufsitzt. Die Raumforderung reicht bis an den Bulbus, ohne diesen zu imprimieren. Protrusio bulbi. Gute Abgrenzbarkeit der Tränendrüse. Keine Destruktion des benachbarten Knochens.

Diagnose
Raumforderung im Bereich des rechten M. rectus lateralis, über deren Dignität computertomographisch keine Aussage gemacht werden kann.
Histologische Abklärung erforderlich.

Histologie
Solitäres Fibrom.

P. B., 69jähriger Mann

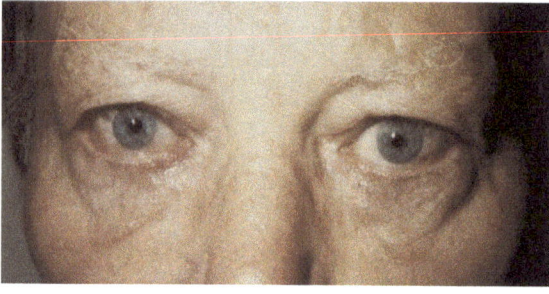

94.1

Anamnese und klinischer Befund
Seit einem Jahr Schilddrüsenüberfunktion bekannt und thyreoistatische Therapie.

Seit 4 Monaten Lidödeme, Augendruck und Rötung.

Bestrahlung geplant.

Geringer Exophthalmus beidseits, Gefäßinjektion im Bereich der Konjunktiva und temporal betonte Oberlidschwellung.

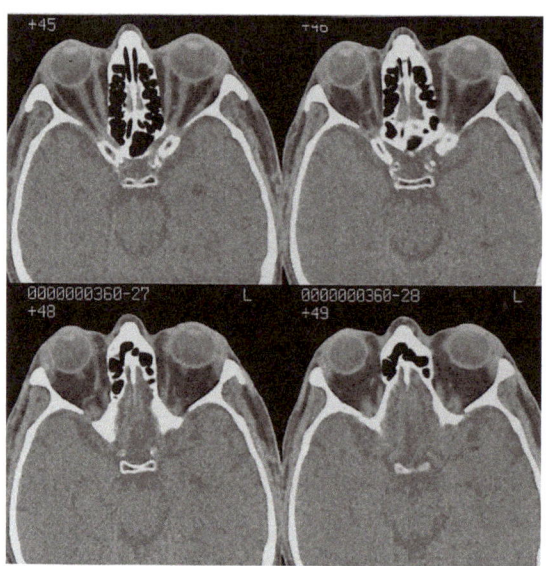

94.2

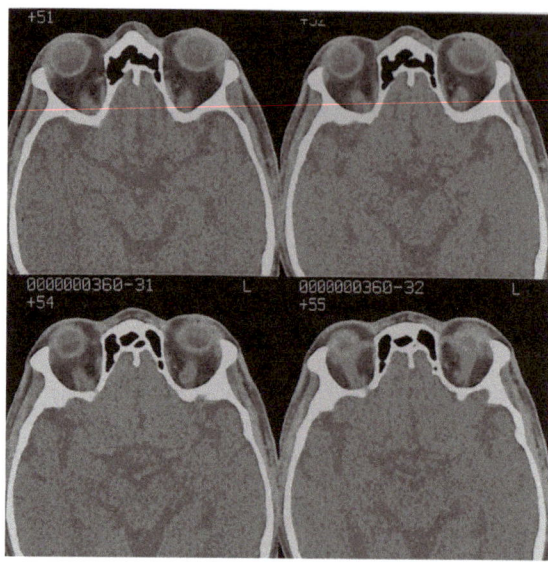

94.3

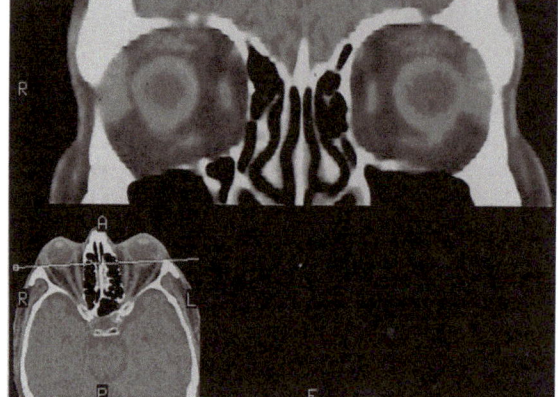

94.4

CT
Vergrößerung der Tränendrüsen, geringer Fetthydrops und geringe Verbreiterung des oberen Augenmuskelkomplexes beidseits.

Diagnose
Vorwiegend dakryoadenitische Form der endokrinen Orbitopathie.

Fall 95

T. R., 3 Monate altes Mädchen

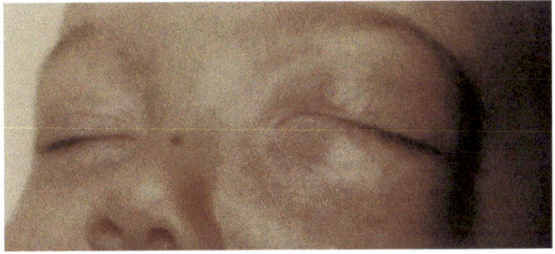

95.1

Anamnese und klinischer Befund
Hämangiom an Bauch und Zehen. Exophthalmus links mit livider Lidverfärbung: Verdacht auf kapilläres Hämangiom.

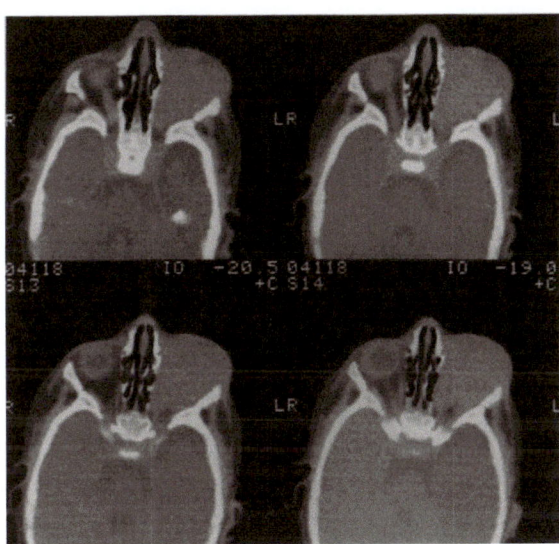

95.2

CT
Ausgedehnte Zone von Weichteildichte in der linken Orbita mit starker Exkavation der Orbita, Protrusio bulbi und Maskierung der orbitalen Strukturen.

Diagnose
Kapilläres Hämangiom.

Verlauf
Rückbildung des Angioms nach systemischer Steroidtherapie.

Kommentar
Die Exkavation der Orbita spricht für einen lange bestehenden Prozeß, so daß die Diagnose im Zusammenhang mit dem klinischen Befund sicher ist.

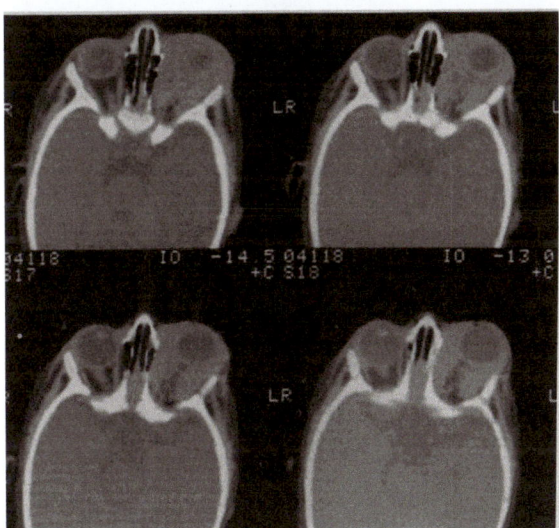

95.3

H. A., 49jährige Frau

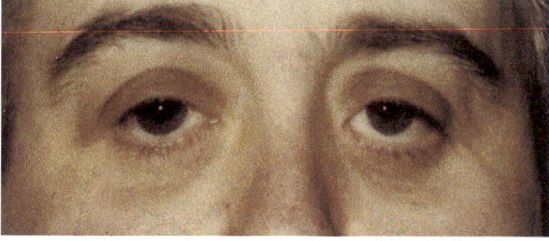

96.1

Anamnese und klinischer Befund
Seit 3 Monaten Druckgefühl im Bereich des linken Auges, Verschwommensehen und eingeschränkte Bulbusbeweglichkeit. Protrusio bulbi links.

CT (96.2, 96.3)
Ausgedehnte Zonen erhöhter Dichte im Bereich beider Orbitae, zum Teil Schwellung der benachbarten Muskeln. Geringe Vergrößerung der linken Tränendrüse. Die Sehnerven kommen partiell als bandförmige Zonen erniedrigter Dichte zur Darstellung.

Differentialdiagnose
Diffus infiltrierende Form des Pseudotumor orbitae, lymphatische Erkrankung, metastatische Infiltration.
 Weitere Abklärung erforderlich.

Verlauf
Bei der Patientin wird ein generalisiert metastasierendes Mammakarzinom festgestellt.

Orbitabiopsie
Metastase eines szirrhösen Mammakarzinoms.

Chemotherapie.

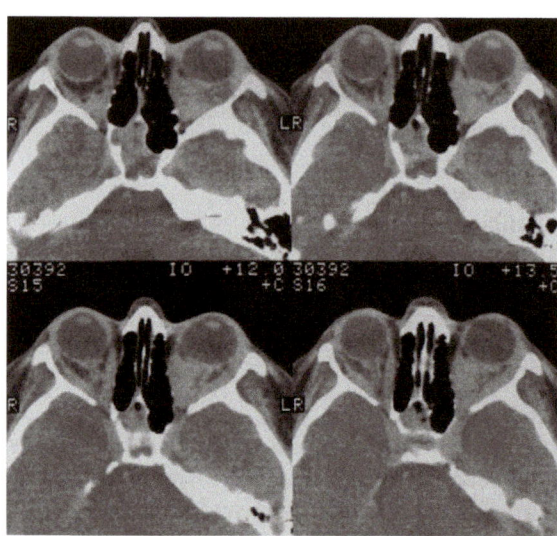

96.2

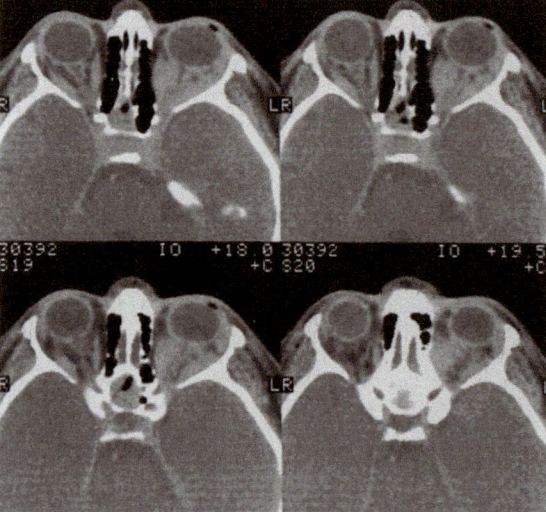

96.3

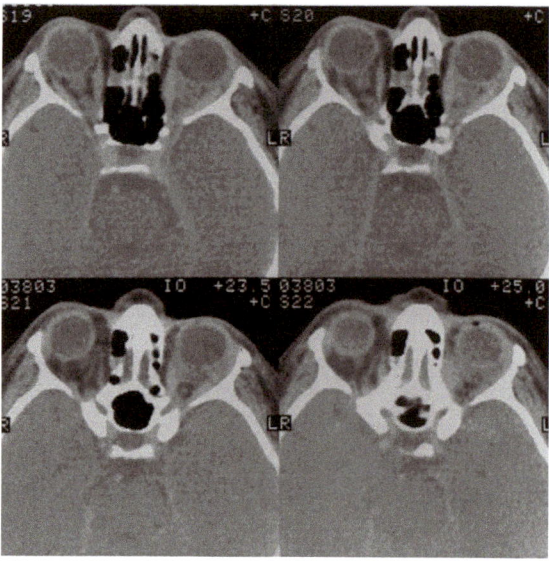

96.4

CT (96.4)
CT-Kontrolle 2 Jahre später: Nahezu identischer CT-Befund, jedoch trotz der ausgedehnten diffusen Infiltration keine Protrusio bulbi.

Kommentar
Das Fehlen eines Exophthalmus trotz ausgedehnter diffuser Infiltration der Orbita spricht auch vom CT-Bild her für die Metastase eines szirrhösen Karzinoms.

Fall 97

T. B., 77jähriger Mann

Anamnese und klinischer Befund
Seit 10 Jahen rezidivierende Fisteln und Abszesse im Oberkieferbereich. Vor einem Jahr stationäre Aufnahme wegen Verdacht auf ein Oberkieferkarzinom links. Es bestanden bis zum Ohr ausstrahlende Schmerzen im Bereich der linken Gesichtshälfte; außerdem fanden sich eine tumoröse Destruktion des linken oberen Alveolarkamms und ein Ulkus am harten Gaumen links. Die übrigen HNO-Befunde waren unauffällig.

Röntgen: Destruktion des linken oberen Alveolarkamms mit vollständiger Verschattung der linken Kieferhöhle bei nicht abgrenzbarer medialer Kieferhöhlenwand.

3 Probeexzisionen aus dem Alveolarkamm und dem harten Gaumen ergaben einen granulierenden Entzündungsprozeß mit papillärer Epithelhyperplasie und Zelldysplasie. Ein invasives Karzinom konnte nicht festgestellt werden. Die vorgeschlagene Operation lehnte der Patient ab.

Jetzt erhebliche Schwellung und Rötung im Bereich der linken Wange und der Lider links. Fistelöffnung über dem linken Jochbein, aus der sich Eiter entleert. Eine ältere Fistelöffnung im Bereich der Schläfe.

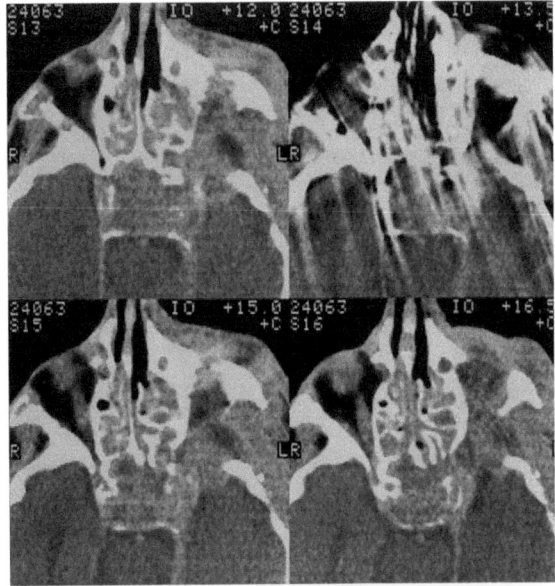

97.2

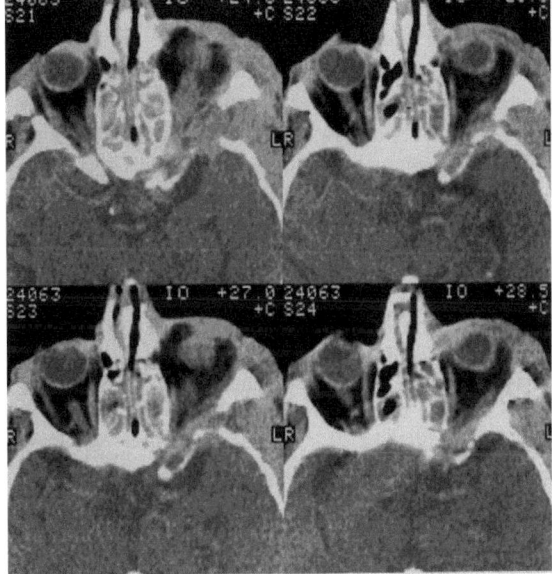

97.3

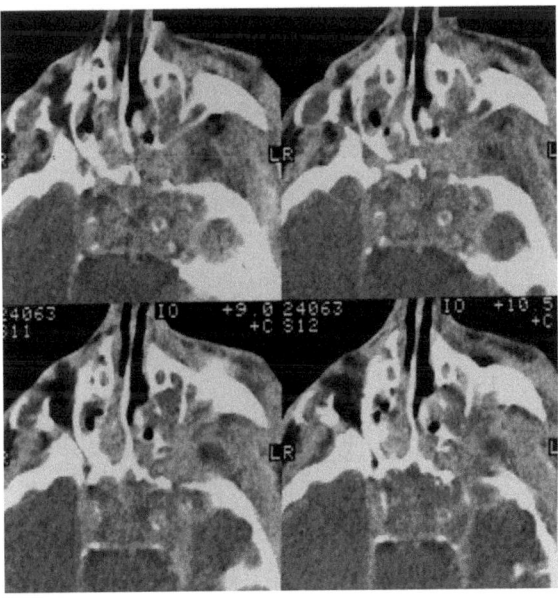

97.1

(Fortsetzung s. S. 140)

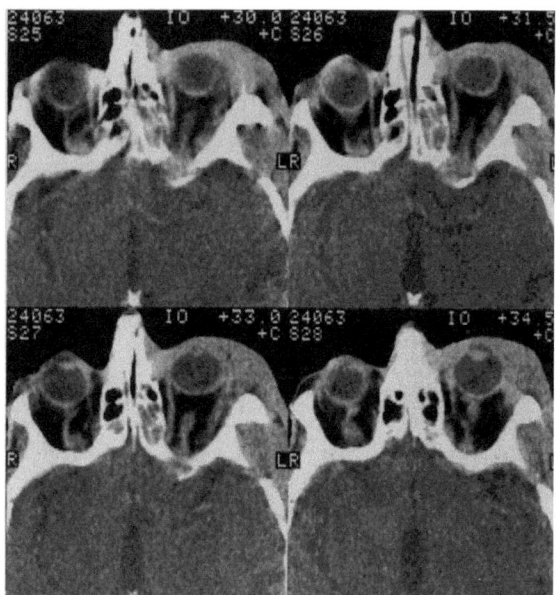

97.4

CT
Ausgedehnte Zone erhöhter Dichte im Bereich der Kieferhöhlen, der Siebbeinzellen, der linken Wange und Schläfe mit ausgedehnten Knochendestruktionen im Bereich der Kieferhöhlen und der Orbita beidseits, links ausgeprägter als rechts. Nahezu vollständige Destruktion des linken Keilbeins, des Clivus, der Felsenbeinspitzen beidseits. Infiltration der linken Orbita und der Sella mit Verlagerung des Sinus cavernosus und der A. carotis interna beidseits nach lateral. Knochendefekt im Bereich des Os temporale. Die Dura wird nach intrakraniell verlagert, erscheint aber bisher nicht durchbrochen.

Differentialdiagnose
Am ehesten sekundär infizierter, langsam infiltrierend wachsender Prozeß, der zu einer ausgedehnten Zerstörung des Knochens geführt hat und nach intrakraniell einwächst.

Verlauf
Endgültige histologische Diagnose: Verhornendes Plattenepithelkarzinom.
 Bestrahlungstherapie.
 Exitus 4 Monate später.

Kommentar
Auch eine nachgewiesene Infektion erübrigt eine gründliche Tumorsuche nicht.

Fall 98

S. T., 72jährige Frau

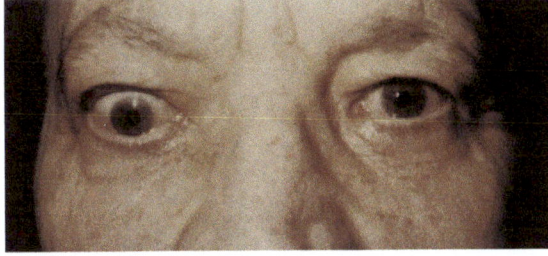

98.1

Anamnese und klinischer Befund

Vor 2 Jahren Hyperthyreose im Rahmen der Abklärung von Herzrhythmusstörungen nachgewiesen. Thyreostatische Therapie.

6 Wochen später Auftreten einer endokrinen Orbitopathie.

Jetzt Exophthalmus und Oberlidretraktion rechts sowie zunehmende Motilitätsstörung mit Doppelbildwahrnehmung.

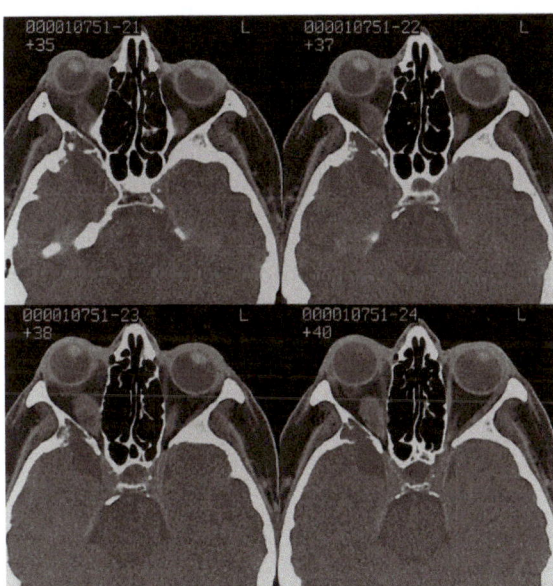

98.2

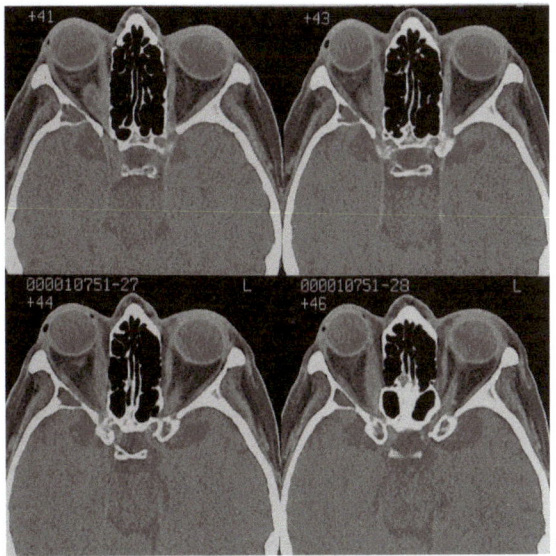

98.3

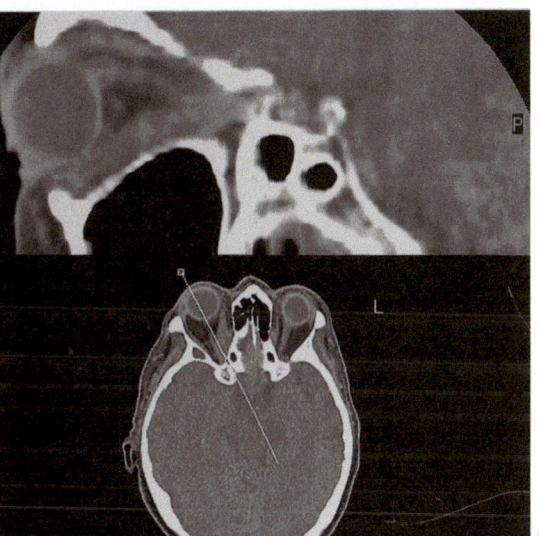

98.4

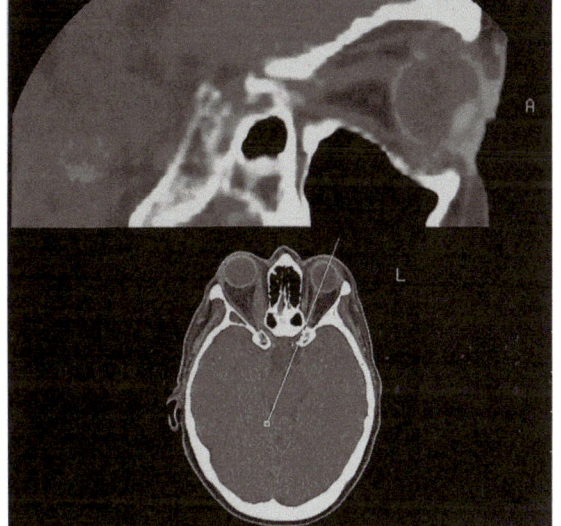

98.5

(Fortsetzung s. S. 142)

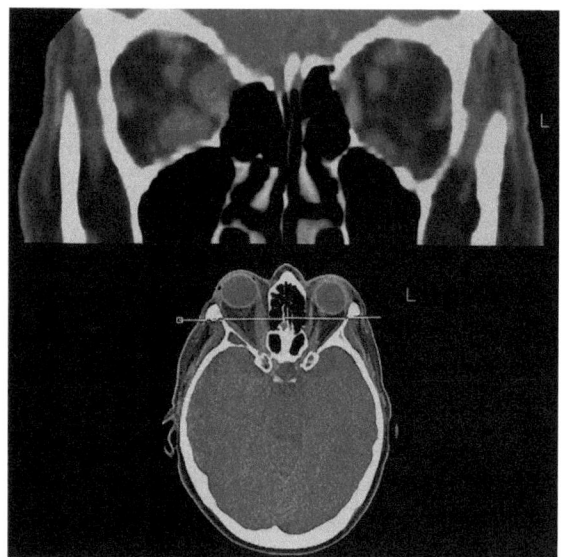

98.6

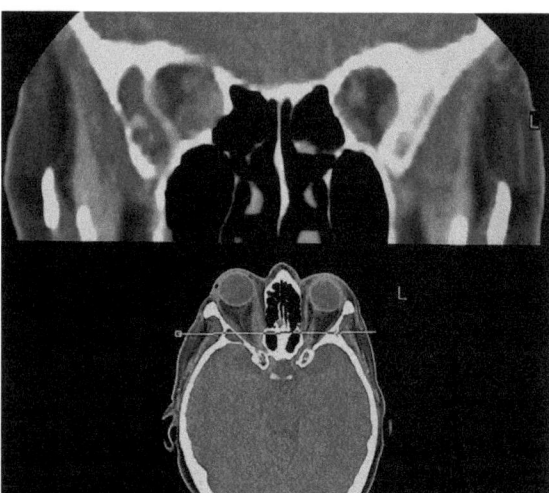

98.7

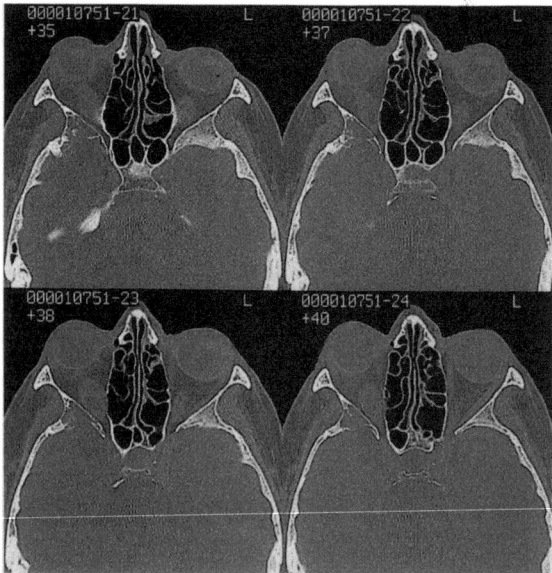

98.8

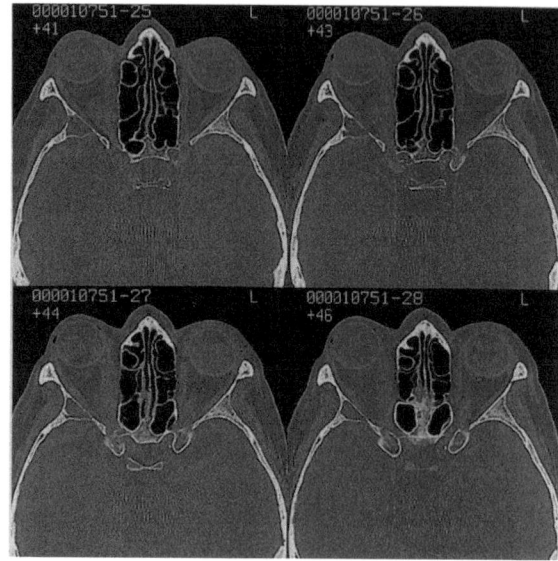

98.9

CT
Einseitige Verdickung der Augenmuskeln von unterschiedlichem Ausmaß und Protrusio bulbi. Zonen erniedrigter Dichte in einzelnen Augenmuskeln als Hinweis auf eine fibrotische Umwandlung.

Diagnose
Einseitige polymyositische Form der endokrinen Orbitopathie.

Nebenbefund
Im Bereich des rechten Keilbeinflügels Ersatz der Spongiosa durch Fremdgewebe mit teilweiser Usurierung der dorsalen Kortikalis.
    Diagnose: Intraossäres Dermoid.

Verlauf
Spontane Rückbildung der Symptomatik.

Fall 99

B. H., 58jähriger Mann

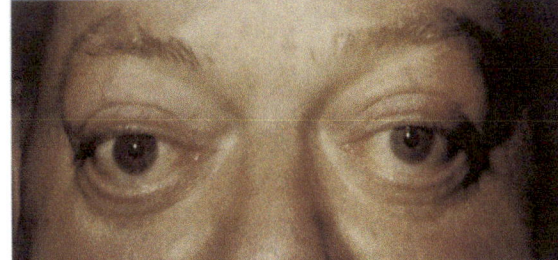
99.1

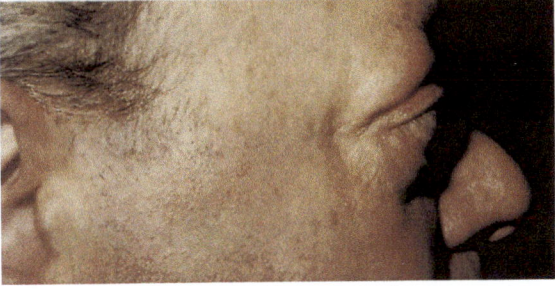
99.2

Anamnese und klinischer Befund
Schilddrüsenoperation vor 20 Jahren, danach Protrusio bulbi beidseits und Telekobaltbestrahlung der Orbitae. Wiederholte Radiojodtherapie.
Jetzt rezidivierende Bulbusluxation. Mäßige Bewegungseinschränkung in extremen Blickpositionen.
Dekompressionsoperation geplant.

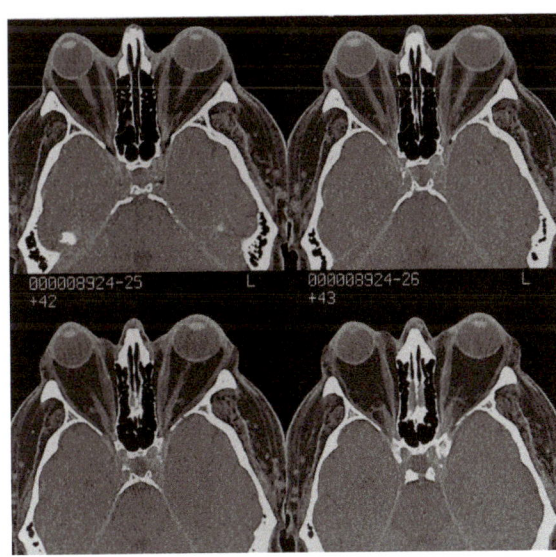
99.3

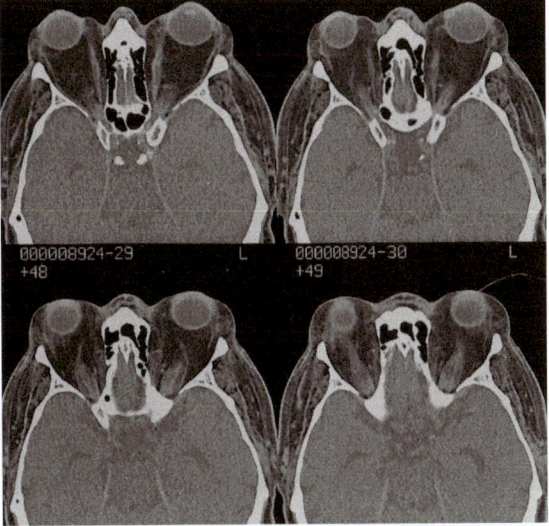
99.4

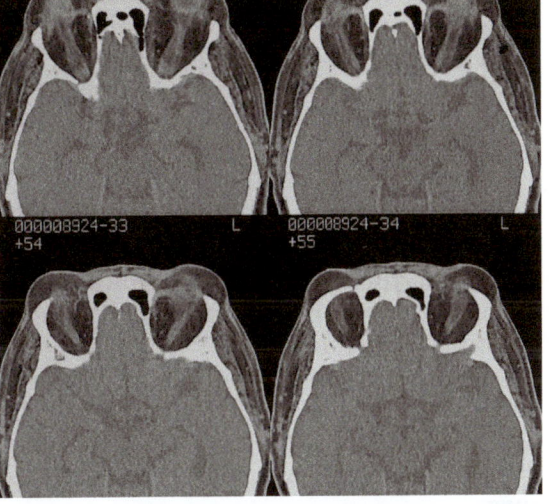
99.5

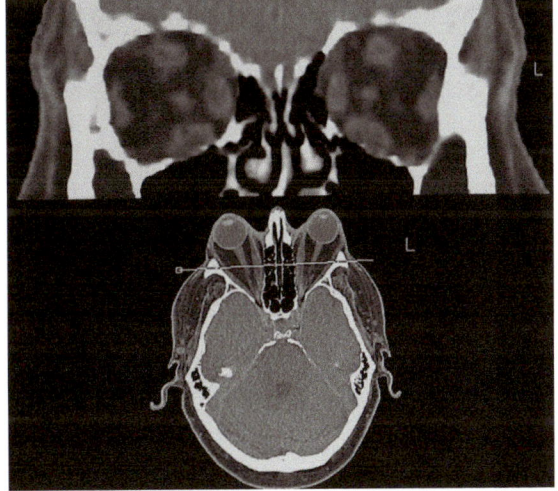
99.6

(Fortsetzung s. S. 144)

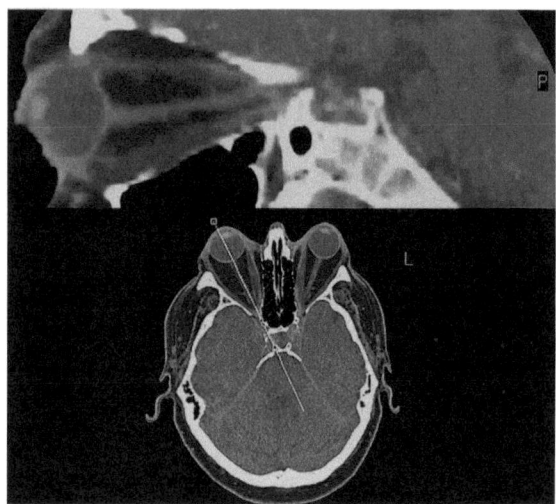

99.7

CT
Geringe Verbreiterung aller Augenmuskeln mit großen Zonen erniedrigter Dichte. Ausgeprägter Fettgewebshydrops mit extremer Protrusio bulbi beidseits. Insbesondere rechts erhebliche Volumenzunahme des extrakonalen Fettkörpers unter dem Orbitadach.

Diagnose
Polymyositische Form der endokrinen Orbitopathie mit fibrotischer Umwandlung der Augenmuskeln und starkem Fettgewebshydrops mit extremer Protrusio bulbi beidseits.

Verlauf
Beidseits laterale Orbitotomie mit guter Rückbildung des Exophthalmus und der Motilitätsstörung.

Bulbusluxationen sind nicht mehr aufgetreten.

Fall 100

P. H., 56jährige Frau

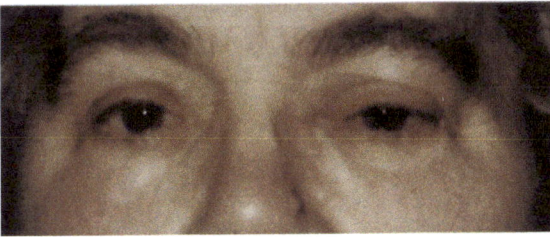

Anamnese und klinischer Befund
Seit ca. 10 Tagen Schmerzen bei Bewegung des linken Auges. Linke Papille unscharf begrenzt, hyperämisch, prominent. Bewegungseinschränkung des Bulbus bei Linksblick.

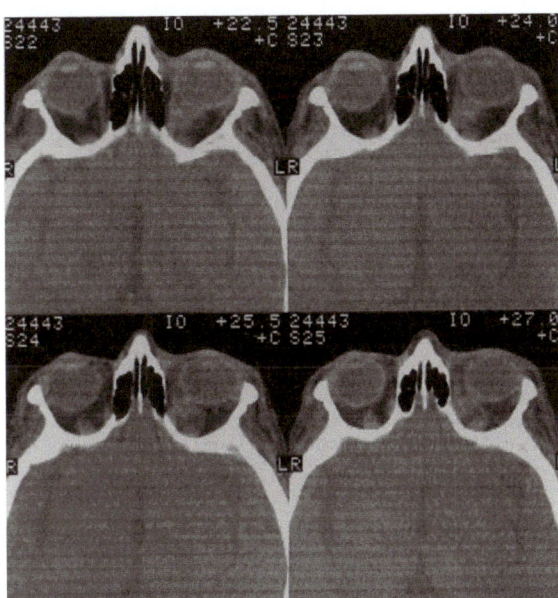

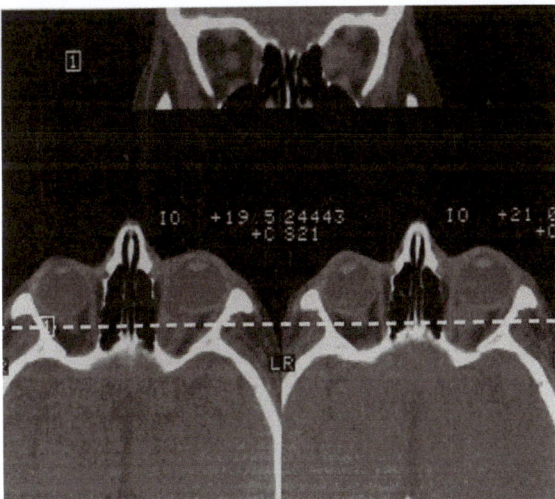

CT (100.2, 100.3)
Zonen erhöhter Dichte im linken Intrakonalraum.

Differentialdiagnose
Pseudotumor orbitae. Metastatische Infiltration bei Zustand nach Ablatio mammae beidseits und Chemotherapie wegen Mammakarzinom.

Verlauf
Einen Monat später nach Kortisontherapie subjektive Befundbesserung.

4 Monate später schmerzlose Zunahme des Exophthalmus.

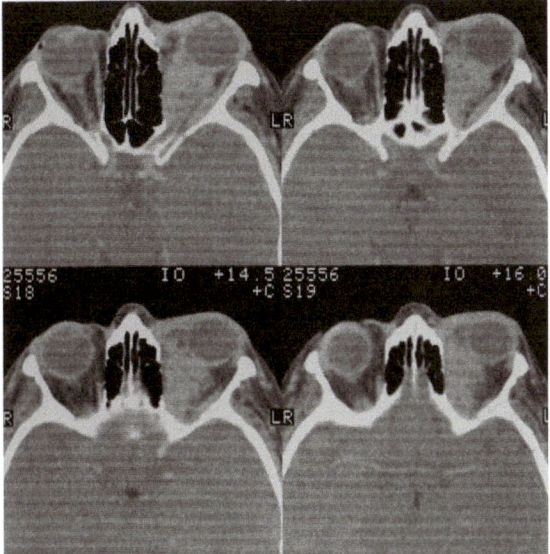

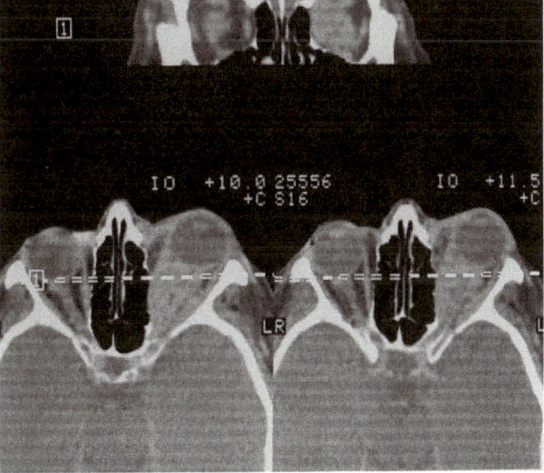

(Fortsetzung s. S. 146)

CT (100.4, 100.5)
Ausgedehnte Zonen erhöhter Dichte im Intrakonalraum mit erheblicher Protrusio bulbi und Maskierung der orbitalen Strukturen. Zusätzlich Nachweis von Hirnmetastasen (hier nicht abgebildet).

Diagnose
Im Zusammenhang mit Anamnese und Klinik diffuse Metastasierung in die linke Orbita.

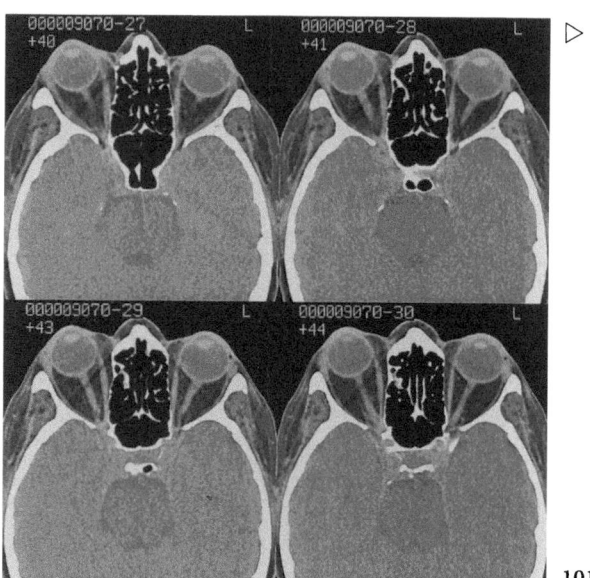

101.1

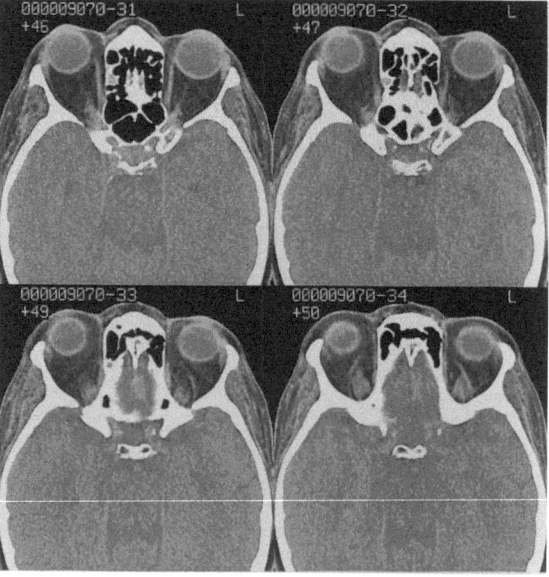

Fall 101

101.2

Fall 101

H.E., 61jährige Frau

Anamnese und klinischer Befund
Vor 2 Jahren Operation eines Bauchaortenaneurysmas.

Histologie: Florider entzündlich-narbenbildender Prozeß des paraaortalen Weichgewebes mit florider vaskulitischer Komponente. Dieser Prozeß greift kontinuierlich auf einen follikulär-hyperplastischen paraaortalen Lymphknoten über. Kein Anhalt für Malignität.

3 Monate später progredienter Visusverlust rechts. Unter einjähriger Kortisontherapie Besserung; nach Absetzen erneute Visusverschlechterung.

Jetzt Exophthalmus rechts. Visusreaktion auf Handbewegungen.

Erhöhte Entzündungsparameter (BSG, CRP, zirkulierende Immunkomplexe, Rheumafaktor).

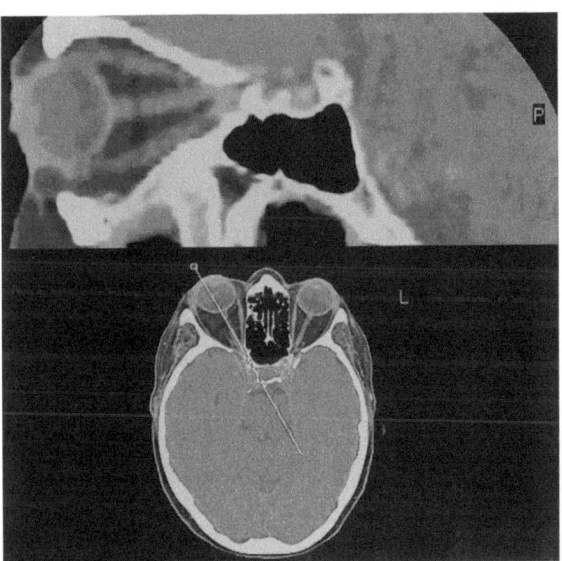

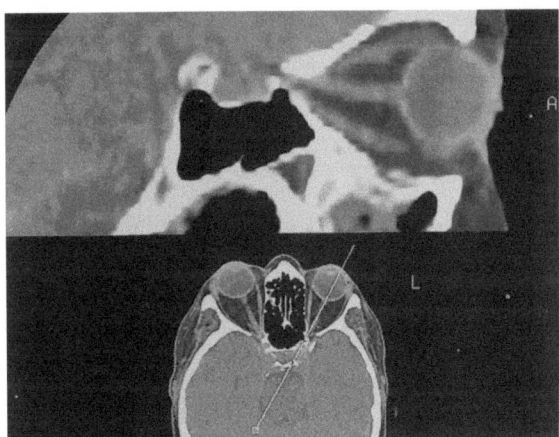

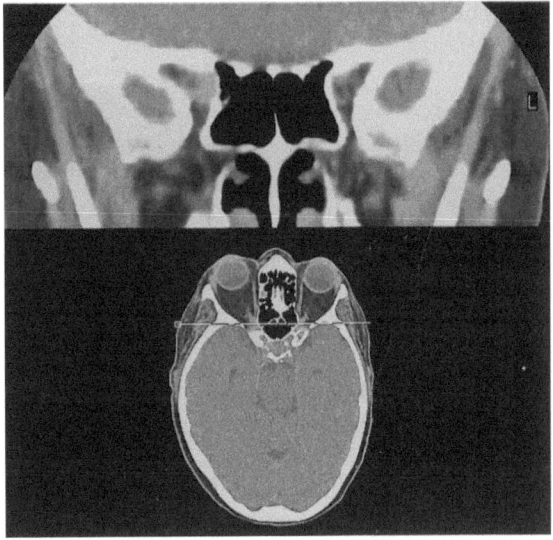

CT
Kleine Raumforderung in der rechten Orbitaspitze und Protrusio bulbi.

Diagnose
In Kenntnis der Histologie im Bereich des Bauchaortenaneurysmas handelt es sich am ehesten ebenfalls um einen entzündlich-narbenbildenden vaskulitischen Prozeß.

Kommentar
Ohne Kenntnis der klinischen Befunde und Histologie müßte auch an eine Metastase oder einen kleinen Orbitaspitzentumor, z.B. ein Meningeom, gedacht werden.

V.S., 83jährige Frau

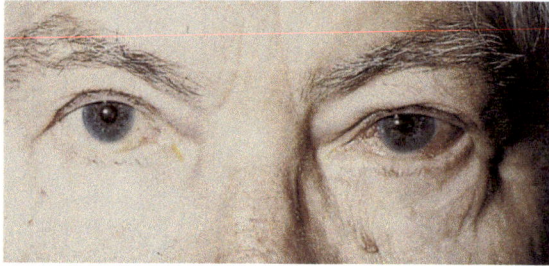

102.1

Anamnese und klinischer Befund
Seit 5 Wochen „rotes Auge" (episklerale Venenstauung), erhöhter Augendruck, Protrusio bulbi, periorbitale Schwellung und Doppelbilder (partielle Okulomotoriusparese) und starke Kopfschmerzen.

Bisherige Versuche mit antibiotischen und kortisonhaltigen Augentropfen sowie antiglaukomatöse Therapie erfolglos.

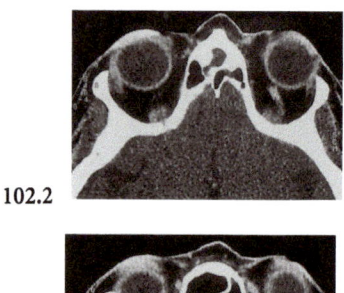

102.2

102.3

CT (102.2, 102.3)
Deutliche Verbreiterung der linken V. ophthalmica superior und der V. supratrochlearis links.

Diagnose
Sinus-cavernosus-Fistel.

Dopplersonographie
Typische Flußumkehr in der V. supratrochlearis.

Angiographie
Durale Sinus-cavernosus-Fistel links.

Verlauf
Vollständige Rückbildung der Symptomatik nach transvenösem Verschluß der Fistel über den Sinus petrosus (Prof. Dr. med. D. Kühne, Leitender Arzt der Abteilung für Allgemeine Röntgendiagnostik und Neuroradiologie, Alfried Krupp-Krankenhaus, 45117 Essen).

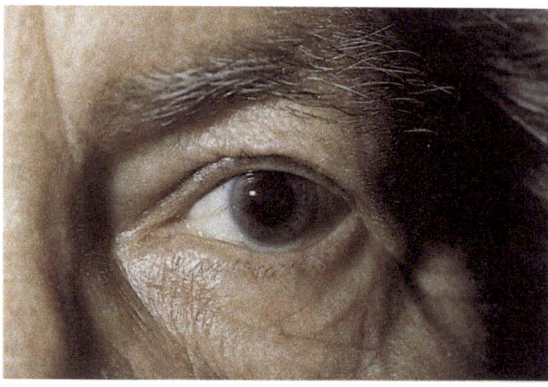

102.4

Postoperativ Rückbildung der klinischen Symptomatik (102.4).

Fall 103

H. E., 38jähriger Mann

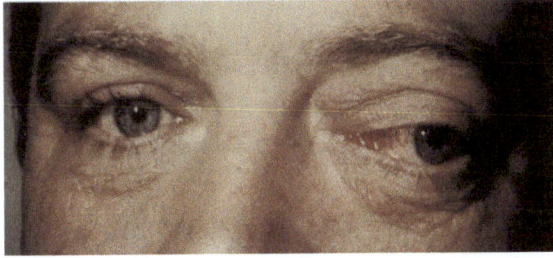

103.1

Anamnese und klinischer Befund
Nach Angaben des Patienten Protrusio bulbi links und Doppelbilder seit 7 Wochen. Die gleichzeitigen Schmerzen seien bisher mit Kortison behandelt worden.

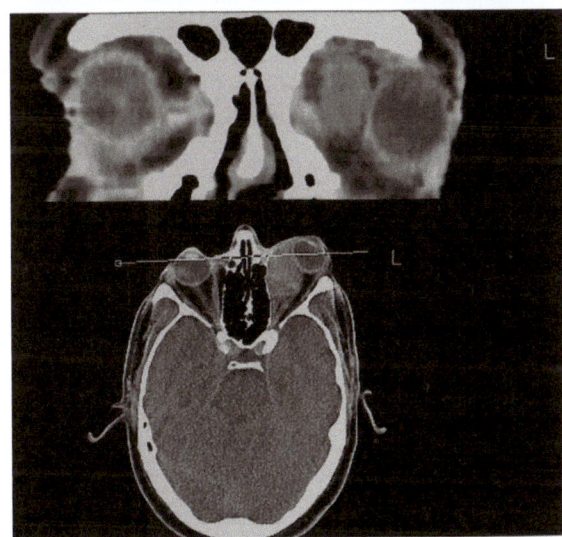

103.4

CT
Große spindelförmige Raumforderung im Bereich des M. rectus medialis links. Der benachbarte Knochen ist exkaviert, aber nicht destruiert. Die benachbarte Bulbuswand wird durch die Raumforderung abgeflacht. Erhebliche Protrusio bulbi.

Differentialdiagnose
Myositische Form des entzündlichen Pseudotumors der Orbita oder Malignom.

Bioptische Abklärung erforderlich.

Histologie
Rhabdomyosarkom.

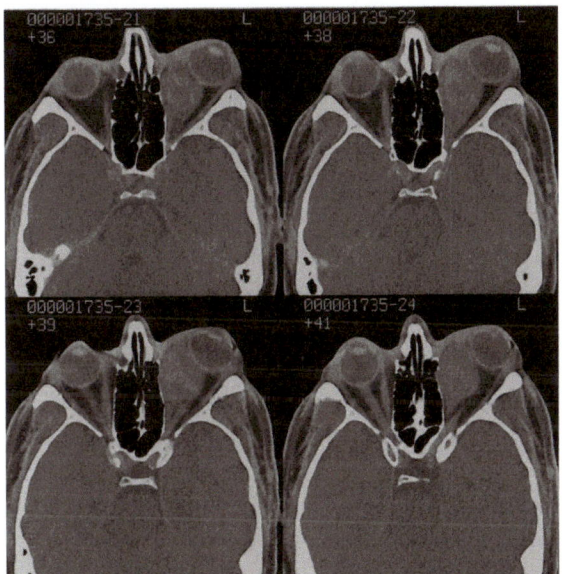

103.2

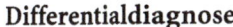

103.3

Fall 104

G. H., 72jährige Frau

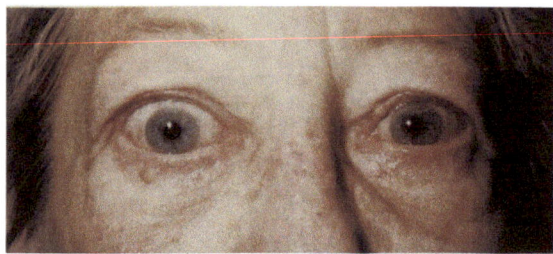

104.1

Anamnese und klinischer Befund
Vor 12, 10 Jahren und 9 Jahren jeweils im Zusammenhang mit einem Todesfall in der Familie hyperthyreote Schübe.
Seit 1 Jahr thyreostatische Therapie.
Seit ca. 5 Wochen Protrusio bulbi rechts, Lidretraktion und Doppelbildwahrnehmung.

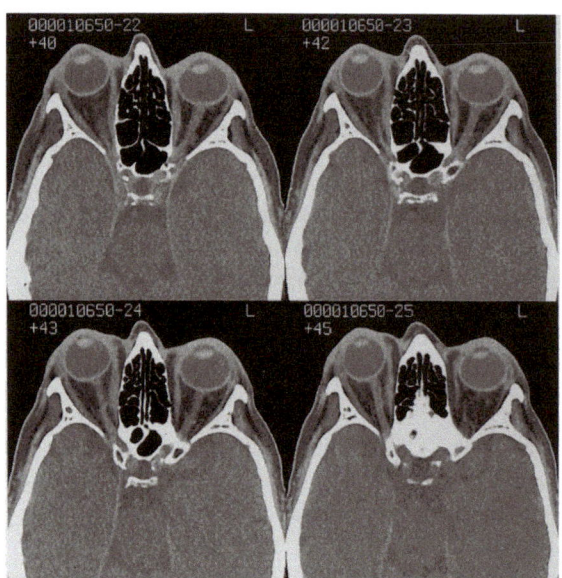

104.2

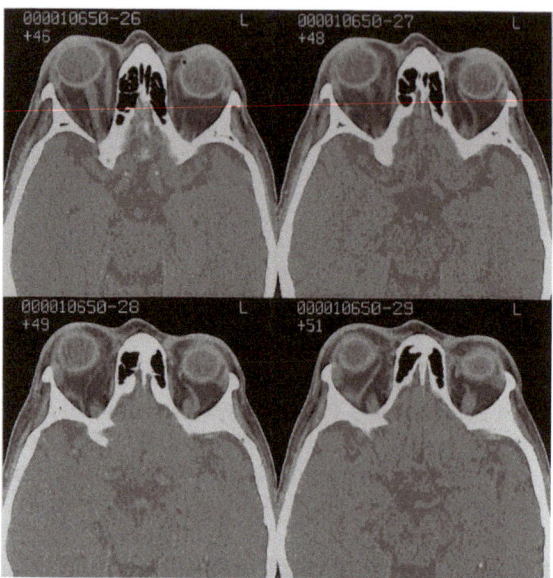

104.3

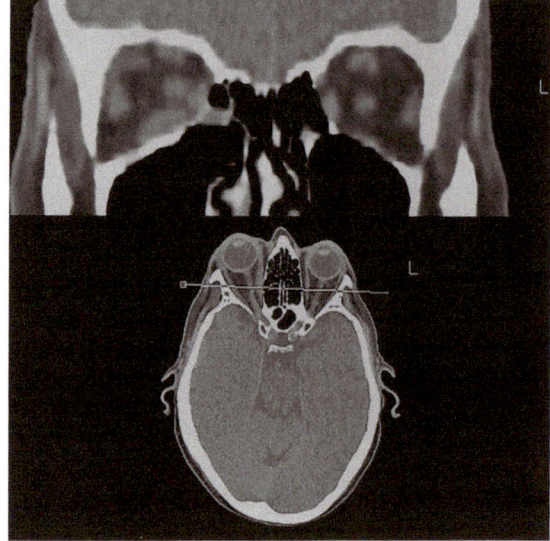

104.4

CT
Einseitige Verdickung aller Augenmuskeln, insbesondere des M. rectus inferior, Fettgewebshydrops und Protrusio bulbi.

Diagnose
Einseitige polymyositische Form der endokrinen Orbitopathie.

Verlauf
Gute Rückbildung der klinischen Symptomatik nach Orbitaspitzenbestrahlung.

D. J., 57jähriger Mann

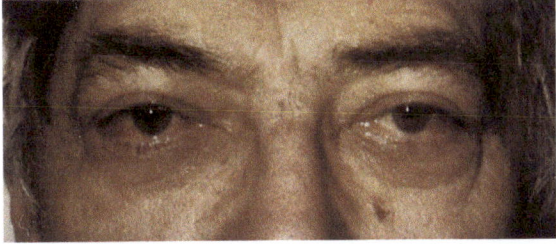

105.1

Anamnese und klinischer Befund
Non-Hodgkin-Lymphom bekannt.
   Seit ca. 4 Wochen zunehmende Protrusio bulbi, rechts mehr als links, Bindehautchemosis und gelegentlich Doppelbilder. Mit Korrektur voller Visus.

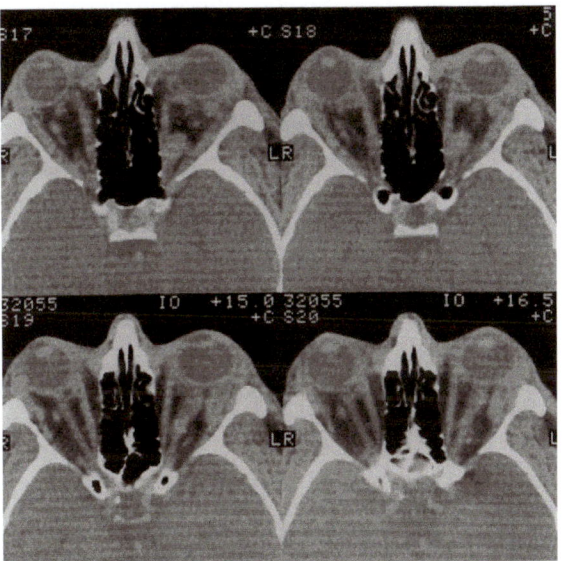

105.2

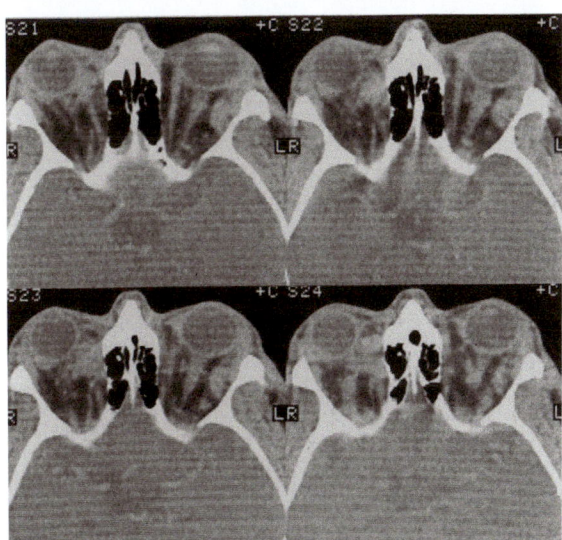

105.4

CT
Beidseits zahlreiche fleckförmige Zonen erhöhter Dichte. Mäßiggradige Verbreiterung der Augenmuskeln. Protrusio bulbi beidseits.

Diagnose
In Kenntnis der Anamnese ausgedehnte lymphatische Infiltrationen beidseits.

Histologie
Zentrozytisch-zentroblastisches Non-Hodgkin-Lymphom.

Verlauf
Therapie: Telekobaltbestrahlung der Retrobulbärräume beidseits. GHD 20 Gy, danach deutliche Regredienz des Exophthalmus.

105.3

Fall 106

M. G., 39jährige Frau

Anamnese und klinischer Befund
Seit 2 Jahren beim Bücken Exophthalmus links, verbunden mit kurzfristiger Sehstörung.

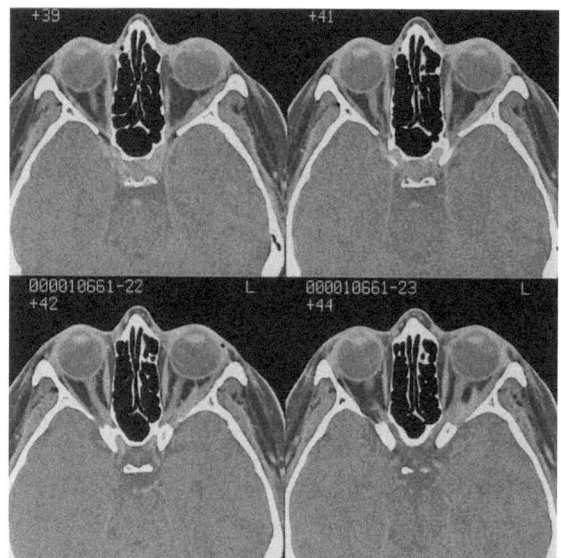

106.1

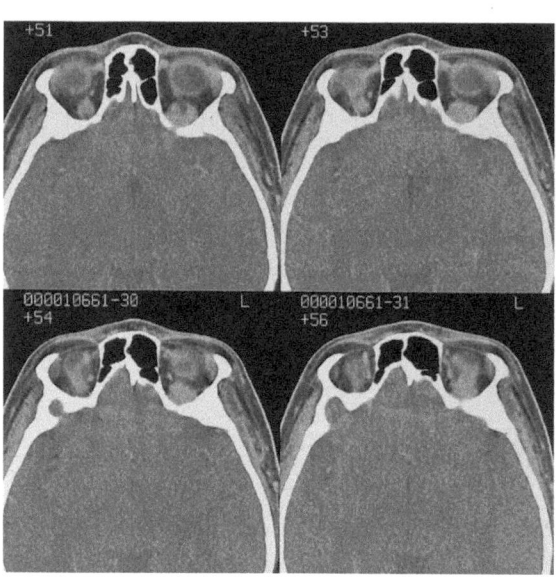

106.2

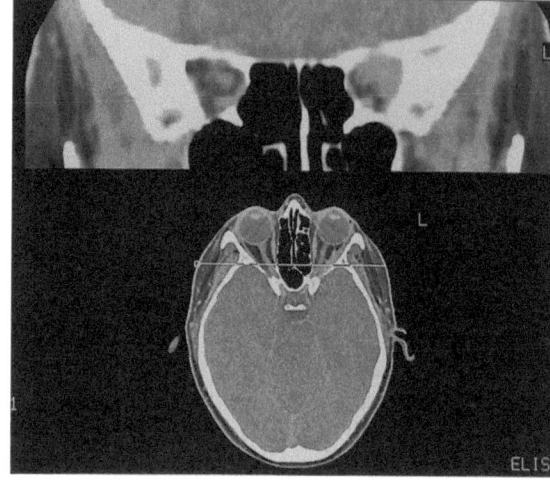

106.3

CT (106.1 – 106.3)
CT in Rückenlage: Mäßige, diffuse Infiltration in der Orbitaspitze und im oberen und lateralen Extrakonalraum.

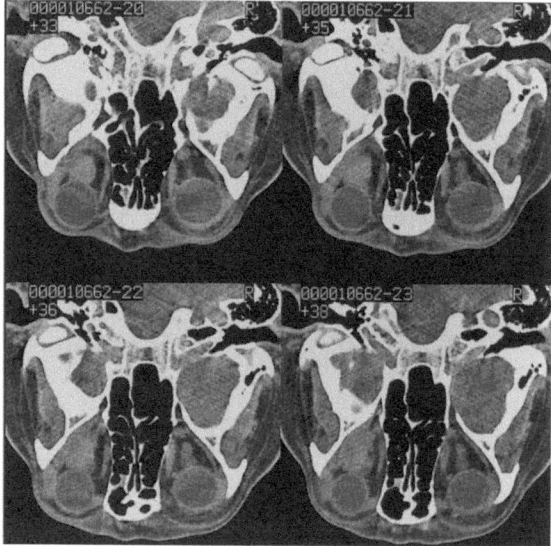

106.4

(Fortsetzung s. S. 153)

Fall 106

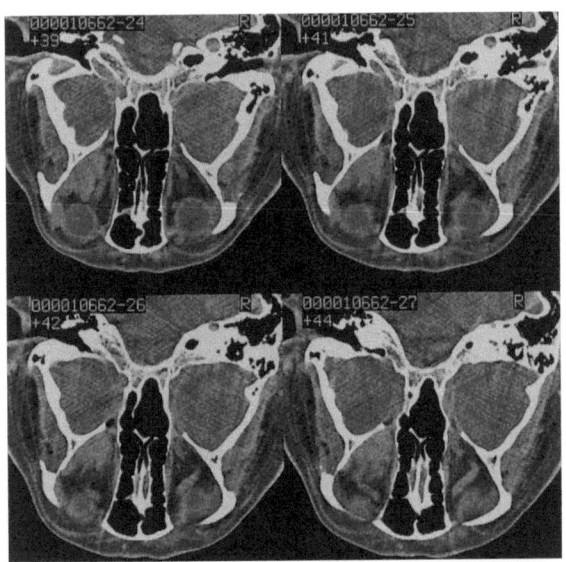
106.5

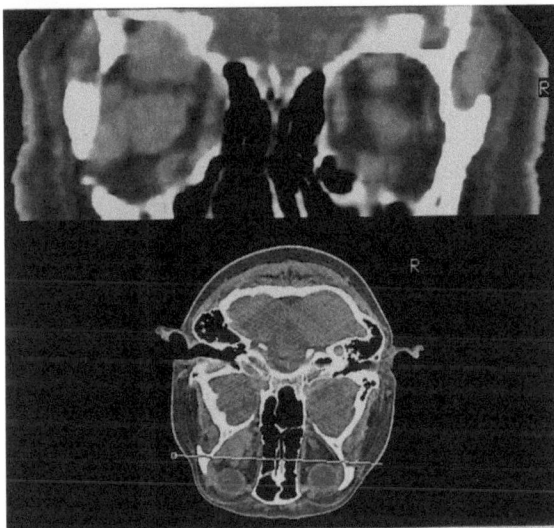
106.6

CT (106.5, 106.6)
In Kopftieflage: In der linken Orbita große polyzyklisch begrenzte Raumforderung mit erheblicher Exkavation des benachbarten Orbitadachs und erheblicher Größenzunahme in Kopftieflage.

Diagnose
Venöse Gefäßmißbildung.

Kommentar
Ohne Kenntnis der klinischen Symptomatik könnte der CT-Befund auch als entzündlicher Pseudotumor der Orbita oder als metastatische Veränderung gedeutet werden.
Durch die gewählte Untersuchungstechnik in Kopftieflage ist die Diagnose einer venösen Gefäßmißbildung zu sichern.

Fall 107

H.D., 38jährige Frau

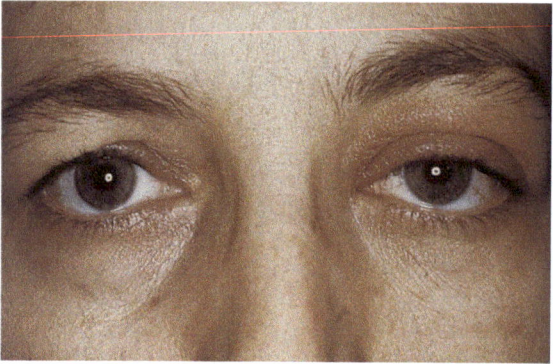
107.1

Anamnese und klinischer Befund
Seit 4 Monaten zunächst schmerzlose Schwellung der Augenlider links. Im weiteren Verlauf intermittierend Schmerzen.

Jetzt geringe Oberlidschwellung links mit Rötung und Ptosis. Protrusio bulbi links.

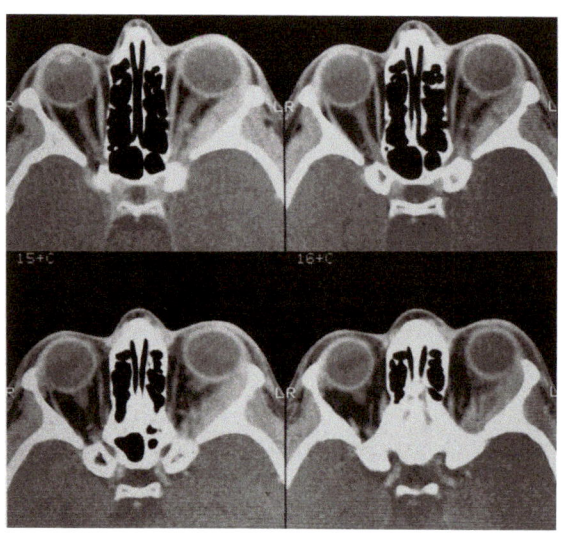
107.2

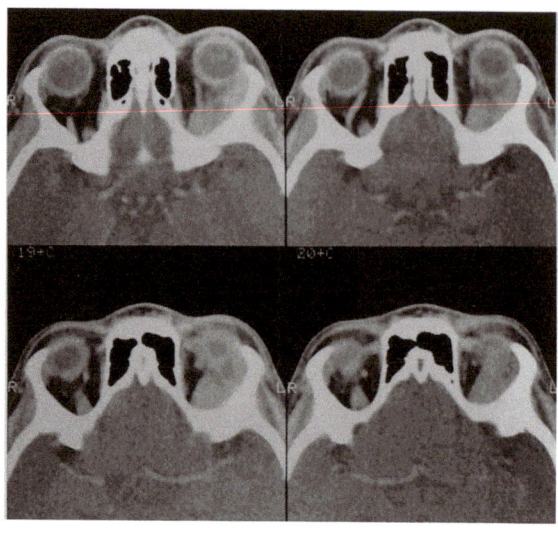
107.3

CT
Homogene weichteildichte Zonen im oberen und lateralen Extrakonalraum links ohne Abgrenzbarkeit gegenüber der Tränendrüse, dem M. rectus lateralis und dem oberen Augenmuskelkomplex.

Differentialdiagnose
Chronische Entzündung oder lymphatische Erkrankung.

Probeexzision
Chronisch vernarbende Entzündung und fokale fibrinoide Nekrosen.

Fall 108

R. J., 49jähriger Mann

Anamnese und klinischer Befund
Seit 6 Jahren Lidschwellung, Exophthalmus und Motilitätseinschränkung rechts. Damals unter hochdosierter Steroidtherapie deutliche Rückbildung der Protrusio und der Hebungseinschränkung. Nach jeder Dosisreduktion erneutes Rezidiv.

CT vor 4 Jahren: Erhebliche Verbreiterung der Augenmuskeln und der Tränendrüse rechts.

Vor 3 Monaten erstmals neben dem bekannten Exophthalmus deutliche Papillenschwellung und Venenstauung rechts. Visusreduktion von 1,0 auf 0,6.

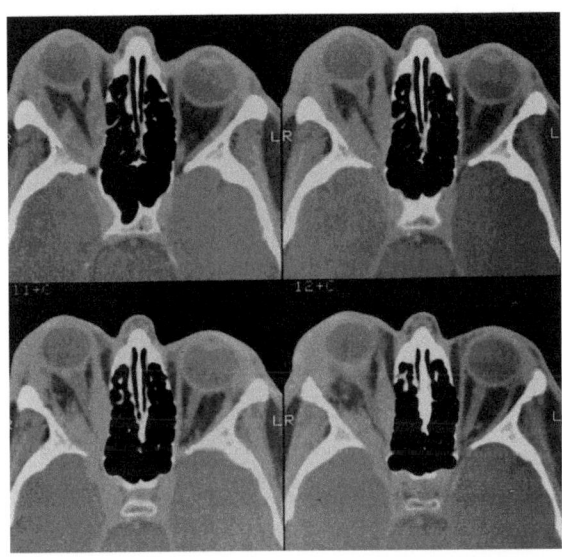

108.1

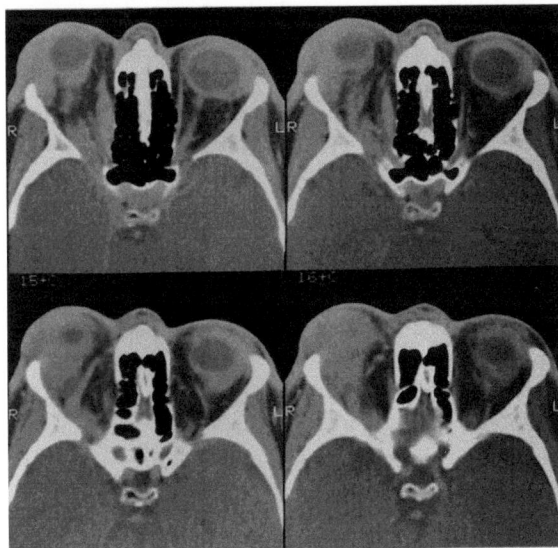

108.2

CT (108.1, 108.2)
Rechts erhebliche Verdickung aller Augenmuskeln mit Kompression des Sehnervs im Bereich der Orbitaspitze. Erhebliche Verbreiterung der Bulbuswand und ausgedehnte streifige Zonen erhöhter Dichte im orbitalen Fettgewebe sowie Verdickung entlang der Sehnervenscheide. Erhebliche Vergrößerung der Tränendrüse und des periorbitalen Gewebes. Ausdehnung der Zonen erhöhter Dichte durch die Fissura orbitalis bis in den Sinus cavernosus. Links geringe Vergrößerung der Tränendrüse und erhebliche Verdickung der Bulbuswand.

Differentialdiagnose
Pseudotumor orbitae oder lymphatische Systemerkrankung.

Verlauf
Probeexzision: Benigne lymphatische Hyperplasie (vereinbar mit der Diagnose eines „entzündlichen Pseudotumors der Orbita").

Bestrahlung mit insgesamt 20 Gy, danach deutlicher Rückgang des Exophthalmus sowie Senkung des Augeninnendrucks.

4 Monate später gute Rückbildung der Protrusio bulbi rechts. Motilität frei. Keine Doppelbilder.

(Fortsetzung s. S. 154)

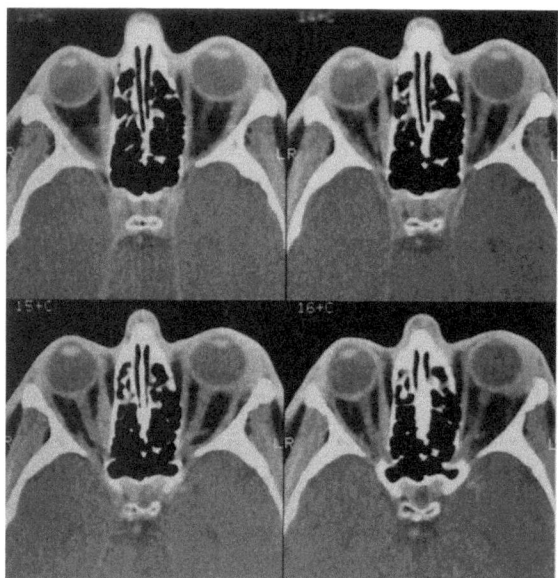

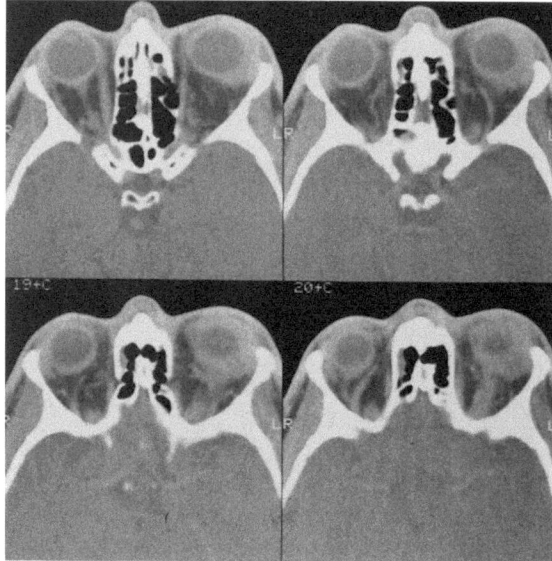

CT (108.3, 108.4)
Kontroll-CT 15 Monate später: Rechts geringgradige Verdickung der Augenmuskeln. Keine eindeutige Vergrößerung der Tränendrüse. Links erhebliche Vergrößerung der Tränendrüse mit konvexbogiger Begrenzung. Erhebliche Verbreiterung der Bulbuswand und geringe Verbreiterung der periorbitalen Weichteile.

Diagnose
Entzündlicher Pseudotumor orbitae bei histologisch nachgewiesener benigner lymphatischer Hyperplasie.
  Rechts: Deutliche Befundbesserung.
  Links: Befundverschlechterung.

Fall 109

S. A., 51jährige Frau

Anamnese und klinischer Befund
Seit 3 Jahren Exophthalmus links und schmerzhafte Schwellung im Bereich der linken oberen Orbita.
Auswärtige laterale Orbitotomie mit partieller Entfernung eines Tumors.
Seit 4 Monaten Zunahme der Protrusio bulbi links.

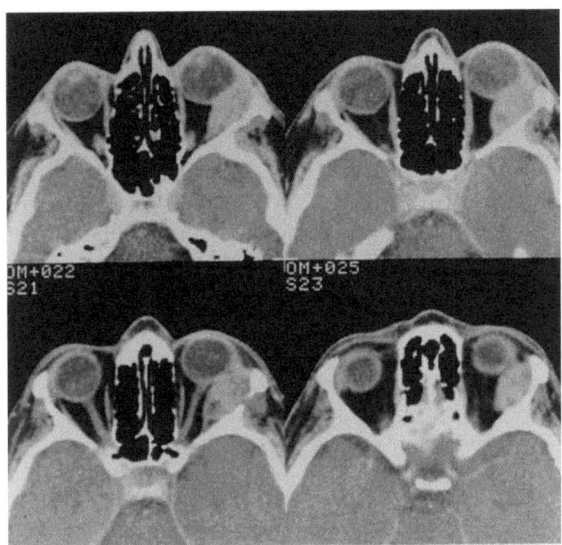

109.1

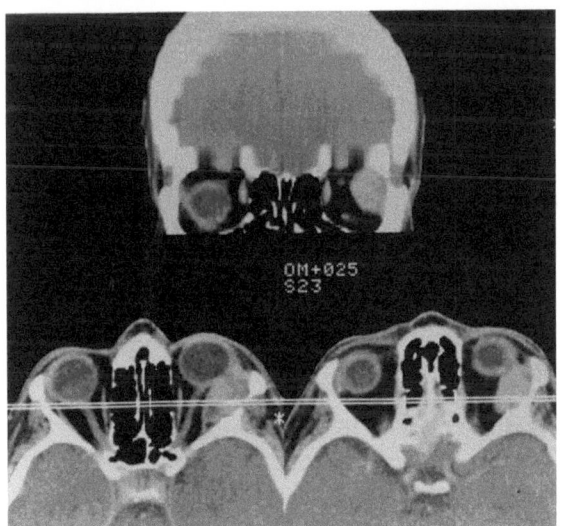

109.2

CT
Große rundliche, inhomogen hyperdense Raumforderung im Bereich der Fossa glandulae lacrimalis mit rundlichen Zonen erniedrigter Dichte. Verlagerung des M. rectus lateralis und des Bulbus sowie Impression des Bulbus.

Diagnose
Größenzunahme der verbliebenen Tumoranteile.

Verlauf
Exenteratio orbitae mit Entfernung des Knochens und des M. temporalis.
Histologie: Adenoid-zystisches Tränendrüsenkarzinom.
1 Jahr später erneutes massives Tumorrezidiv. Oberkieferteilresektion. Nachbestrahlung.

Kommentar
Die Erstoperation hätte lege artis als En-bloc-Resektion durchgeführt werden müssen.

B. J., 78jähriger Mann

Anamnese und klinischer Befund
Seit Monaten Druckgefühl über dem rechten Auge und zunehmende Sehverschlechterung beidseits. Der Visus liegt rechts bei unsicherer Lichtscheinwahrnehmung, links bei 0,8. Rechts prominente Papille, zirkulär gestaut.

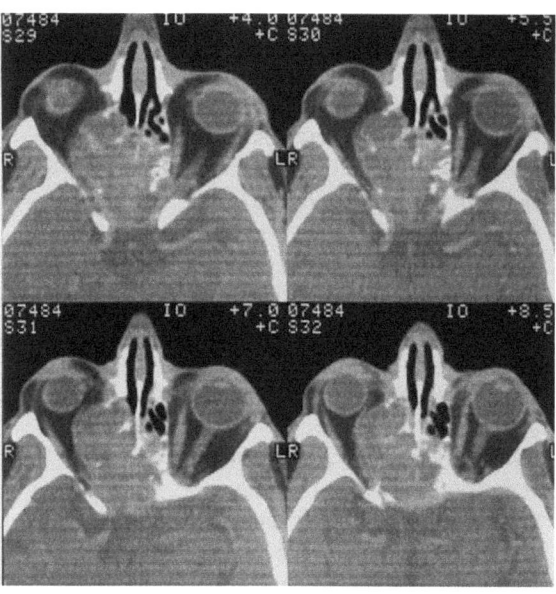

110.1

CT
Große solide Raumforderung im Bereich der Siebbeinzellen beidseits und der Keilbeinhöhlen mit Einbruch in die rechte Nasenhaupthöhle und geringgradig auch in den rechten Sinus maxillaris. Die mediale Orbitawand rechts ist destruiert, der Tumor wächst in die Orbita ein und verdrängt den M. rectus medialis konkavbogig. Der dorsale Anteil des Muskels ist gegenüber dem Tumor nicht eindeutig abgrenzbar. Durch die Raumforderung werden der rechte Sehnerv konkavbogig verlagert und der rechte Canalis opticus eingeengt. Die mediale Wand der linken Orbita ist arrodiert, aber noch nicht durchbrochen. Geringe Einengung des linken Canalis opticus. Vollständige Destruktion des Planum sphenoidale und des Sellabodens. Der Tumor wächst in die vordere Schädelgrube ein.

Diagnose
Solide, wahrscheinlich von den Siebbeinzellen ausgehende Raumforderung.

Verlauf
Vor einem halben Jahr waren bereits im Abstand von einem Monat Probeexzisionen durchgeführt worden, die jeweils nur den Nachweis einer Mukozele ergaben. Die jetzt auf Grund des CT gewonnene Histologie ergab ein differenziertes Gallertkarzinom.

Kommentar
Die histologische Diagnose einer Mukozele sollte durch bildgebende Verfahren ergänzt werden, da nicht selten primär maligne Prozesse durch Verlegung der Sinusostien zur Ausbildung von Mukozelen führen.

Fall 111

J. C., 28jährige Frau

Anamnese und klinischer Befund
Seit 6 Monaten Vergrößerung beider Tränendrüsen, zunächst links mehr als rechts.
Entbindung vor 4 Monaten, danach Kortisontherapie. Nach Beendigung der Kortisontherapie erneute Befundverschlechterung.

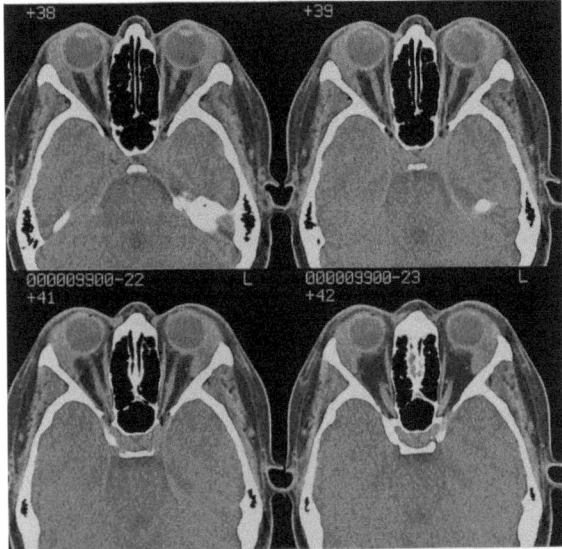

111.1

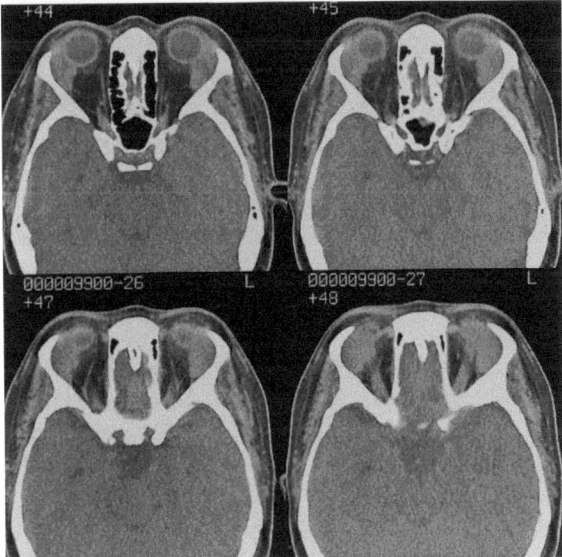

111.2

CT
Symmetrische Vergrößerung beider Tränendrüsen mit Ausdehnung nach vorn und weit nach dorsal in den lateralen Extrakonalraum. Protrusio bulbi beidseits.

Differentialdiagnose
Lymphoide Hyperplasie, leukämische Infiltration, dakryoadenitische Form des entzündlichen Pseudotumors der Orbita oder anderes.

Histologie
Granulomatöse Dakryoadenitis.

Kommentar
Die Form der Tränendrüsenvergrößerung spricht gegen die Diagnose eines Tränendrüsenmischtumors oder eines Tränendrüsenkarzinoms.
Im vorliegenden Fall konnten durch weitere Untersuchungen eine Systemerkrankung, eine Tuberkulose, eine Sarkoidose und eine lymphoproliferative Erkrankung ausgeschlossen werden.

Fall 112

F. C., 39jährige Frau

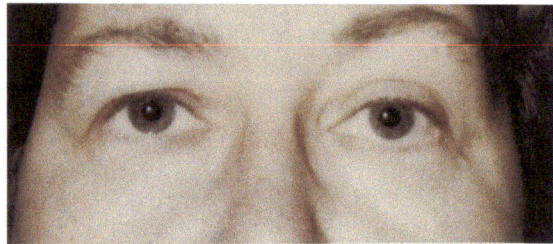

112.1

Anamnese und klinischer Befund

Seit einem Jahr rezidivierende „Neuritis nervi optici" links mit gutem Ansprechen auf Steroide und Rezidiv nach Dosisreduktion.

Endoskopische Biopsie: Morbus Wegener.

Jetzt links Schmerzen und Protrusio, Optikusatrophie, Visus 0,1 und afferente Pupillenstörung.

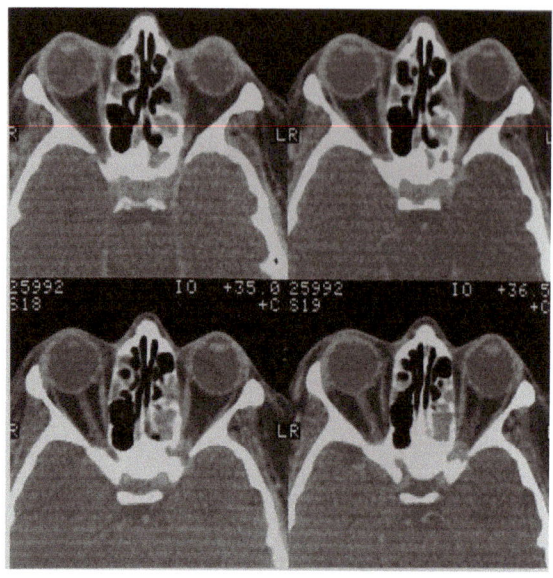

112.2

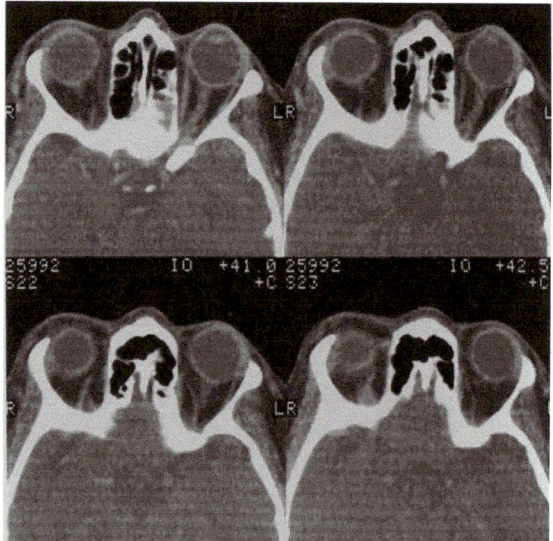

112.3

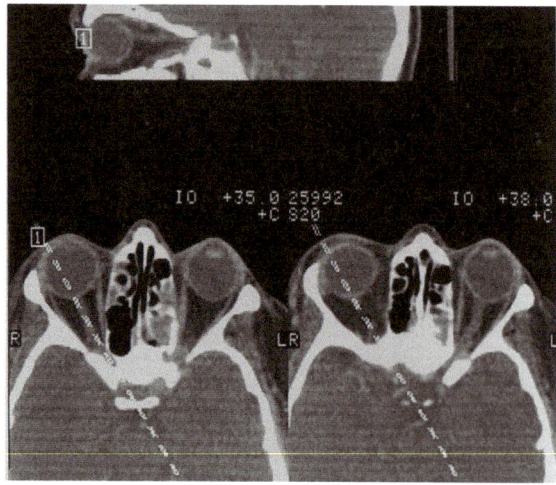

112.4

(Fortsetzung s. S. 161)

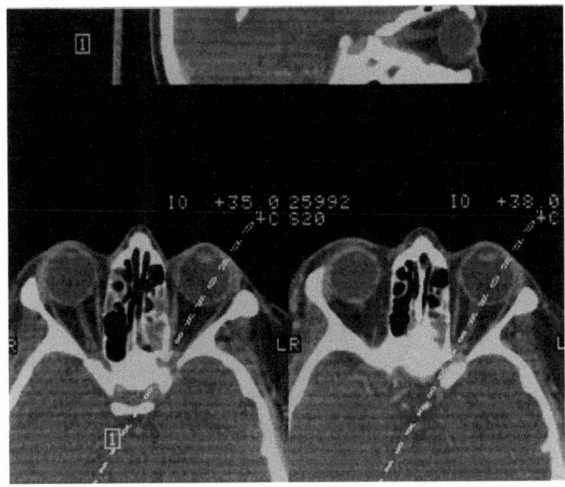

112.5

CT
Zustand nach Radikaloperation beider Kieferhöhlen: Siebbeinoperation beidseits und Kieferhöhlenfensterung. Hyperostose der Knochen in diesem Bereich und randständige weichteildichte Zonen. Defekt in der Wand der linken Keilbeinhöhle oben vorn. Von hier ausgehend eine weichteildichte Zone, die sich in die Orbitaspitze erstreckt.

Diagnose
Kleine, sich von der Keilbeinhöhle in die Orbitaspitze erstreckende Raumforderung bei bekanntem Morbus Wegener.

Verlauf
Unter immunsuppressiver Therapie symptomfrei.
Nach 2jähriger Therapie eigenmächtiges Absetzen der Therapie durch die Patientin, danach Entwicklung des Vollbildes des Morbus Wegener mit Nierenbeteiligung, Autoantikörperanstieg (c-ANCA) und Rezidiv der „Neuritis nervi optici".

Kommentar
Die Anamnese und der Nachweis des Knochendefekts sprechen für eine von den Nasennebenhöhlen ausgehende Veränderung. Damit scheidet ein Meningeom der Orbitaspitze aus.

Fall 113

G. E., 36jährige Frau

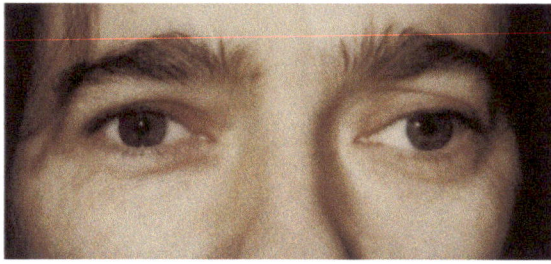

113.1

Anamnese und klinischer Befund
Vor einem Jahr Nachweis eines Mammakarzinoms; Radiatio und Chemotherapie (in Kasachstan).
Seit 3 Monaten Exophthalmus links.

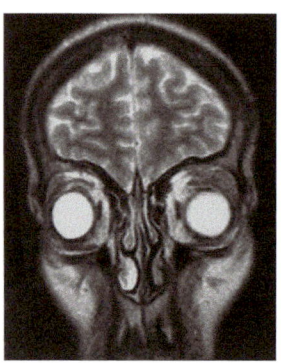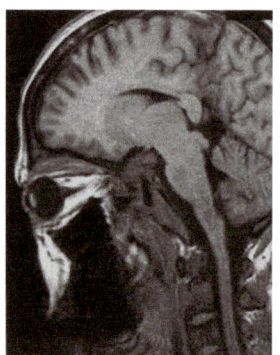

113.2–3

MRT (113.2, 113.3)
Raumforderung im oberen äußeren Extrakonalraum.

Diagnose
Metastase des bekannten Mammakarzinoms.

Verlauf
Ablatio mammae beidseits und Chemotherapie wegen zahlreicher Knochenmetastasen.

9 Monate später Verschwommensehen. Schmerzfreiheit.

(Fortsetzung s. S. 163)

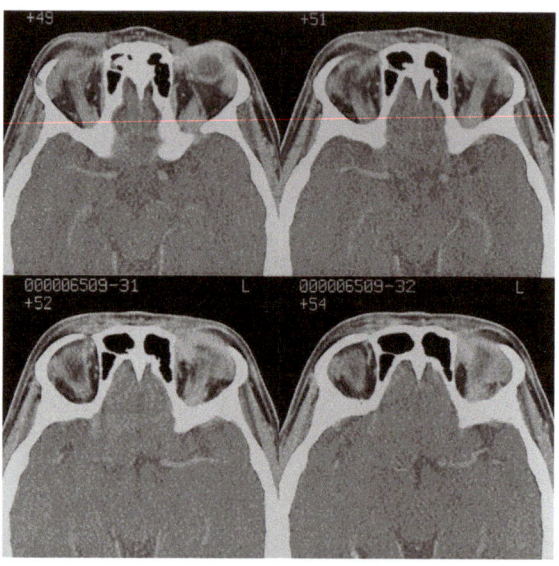

113.4

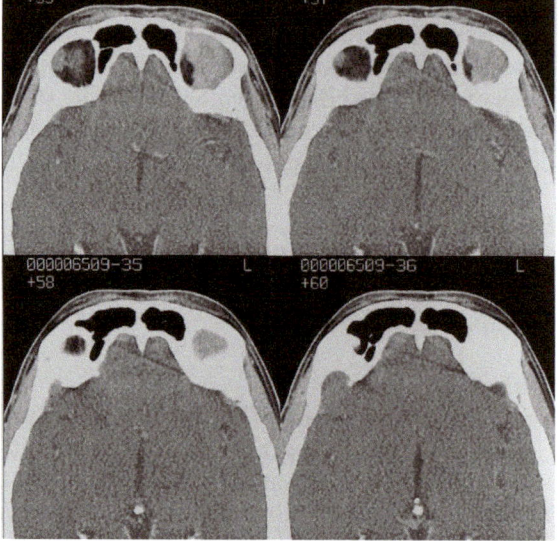

113.5

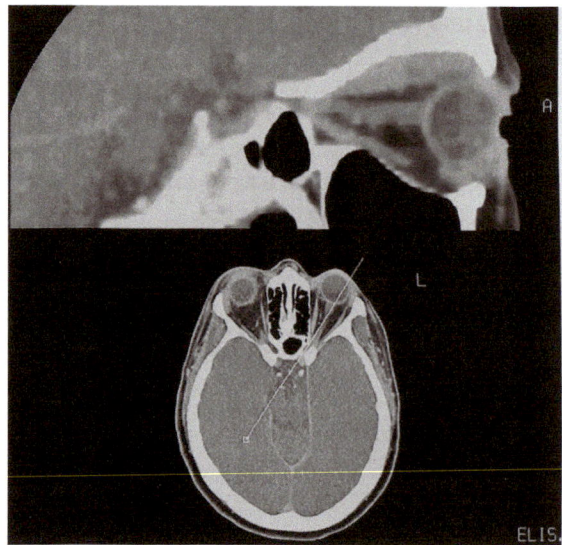

113.6

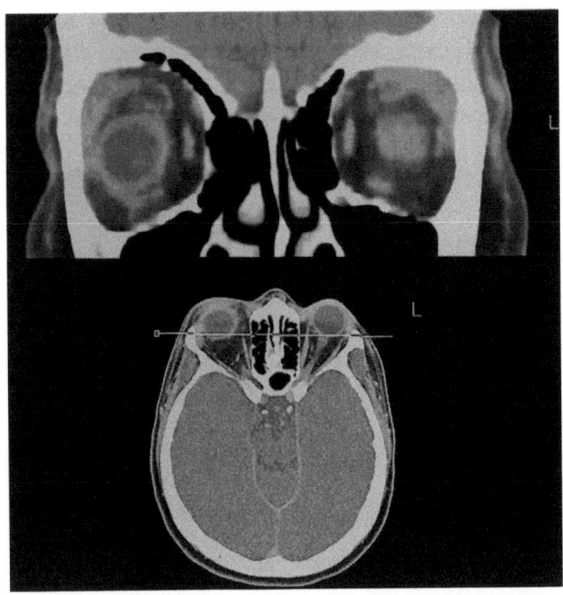

113.7

CT (113.4 – 113.7)
Zone von Weichteildichte im oberen äußeren Extrakonalraum mit Verlagerung des M. rectus superior nach kaudal und geringer Protrusio bulbi. Der obere Fettstreifen ist nicht mehr abgrenzbar.

Diagnose
Keine Verkleinerung der bekannten Mammametastase im oberen äußeren Extrakonalraum.

J. F., 68jähriger Mann

Anamnese und klinischer Befund
Vor 2 Tagen Kataraktoperation rechts.
Postoperativ vertikale Doppelbilder. Hebungs- und Senkungseinschränkung rechts.

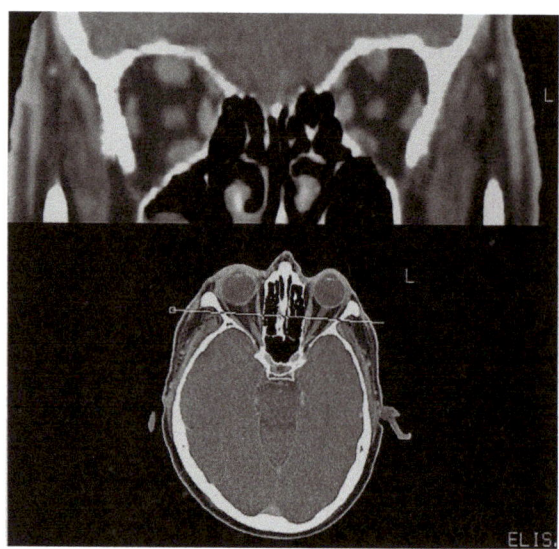

114.1

CT (114.1)
Geringgradige Verbreiterung des rechten M. rectus superior im Bereich des Muskelbauchs.

Differentialdiagnose
Hämatom im Muskelbauch des M. rectus superior rechts nach Retrobulbäranaesthesie oder eher monomyositische Form der endokrinen Orbitopathie.

Verlauf
Schilddrüsendiagnostik einschließlich Antikörperbestimmung negativ. Spontane Besserung der klinischen Symptomatik.

Erneute CT-Kontrolle 8 Monate später wegen neu aufgetretener *links*seitiger Symptome: Geringe Protrusio bulbi, Lidretraktion und komplexe Bewegungseinschränkung links.

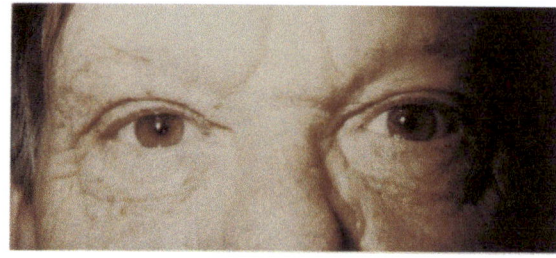

114.2

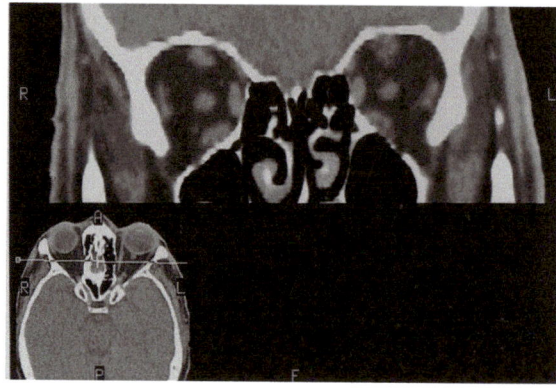

114.3

CT (114.2, 114.3)
Die Verbreiterung des rechten M. rectus superior besteht nicht mehr. Neu aufgetreten ist eine Verbreiterung des *linken* M. rectus superior.

Differentialdiagnose
Der klinische Verlauf spricht für eine Myositis im Rahmen eines Pseudotumors der Orbita.

Kommentar
Wahrscheinlich war die rechtsseitige Bewegungseinschränkung unabhängig von der Retrobulbäranästhesie und die Doppelbildwahrnehmung vor der Kataraktoperation wegen der starken Visusherabsetzung nicht wahrgenommen worden.

S. E., 67jährige Frau

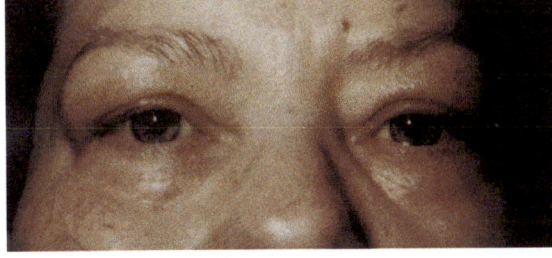

115.1

Anamnese und klinischer Befund
Vor 11 Jahren Nachweis einer immunogenen Hyperthyreose. Zweimalige Radiojodtherapie vor 11 und vor 2 Jahren.
Bei der letzten Kontrolluntersuchung vor 1 Woche: Euthyreose.
Die Patientin ist nach eigenen Angaben beschwerdefrei.
Klinisch: Erhebliche Schwellung der Augenlider, insbesondere der Oberlider lateral beidseits.

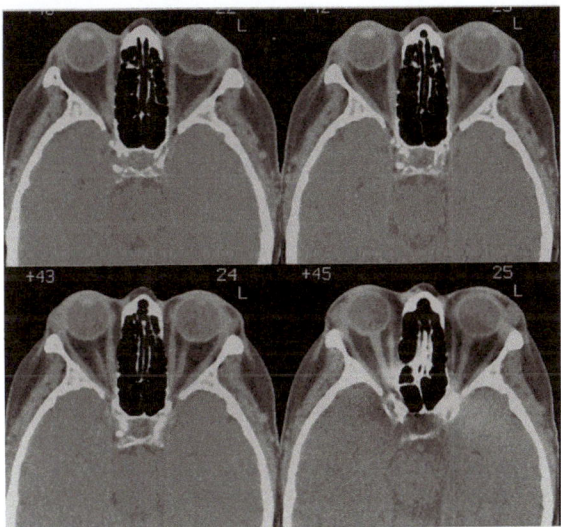

115.2

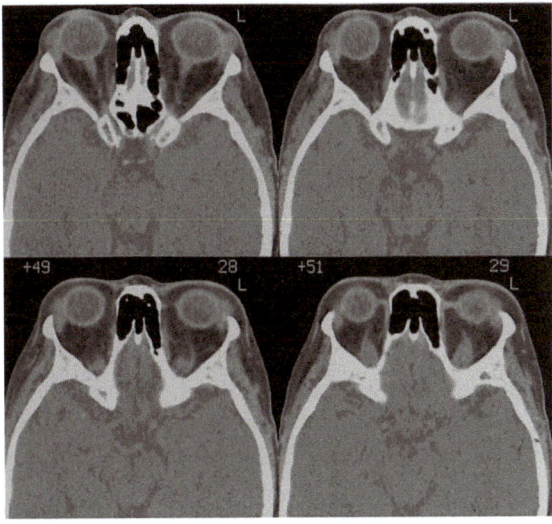

115.3

CT
Mäßiggradiger Fettgewebshydrops und geringgradige Verbreiterung aller Augenmuskeln. Vergrößerung und Vorwölbung insbesondere der Pars palpebralis der Tränendrüse beidseits.

Diagnose
Endokrine Orbitopathie, vorwiegend dakryoadenitische Form.

K.L., 69jährige Frau

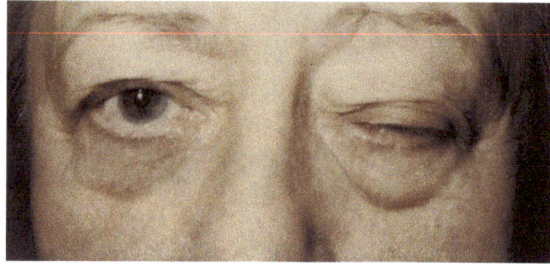
116.1

Anamnese und klinischer Befund
Vor 1½ Jahren Ablatio mammae links wegen Mammakarzinom. Seit 10 Monaten unklare Ptosis und Exophthalmus links.

Schilddrüsenuntersuchung vor 6 Monaten: Euthyreose.

Vor 1 Monat operative Entfernung eines supraklavikulären Lymphknotens links und Beginn einer Chemotherapie.

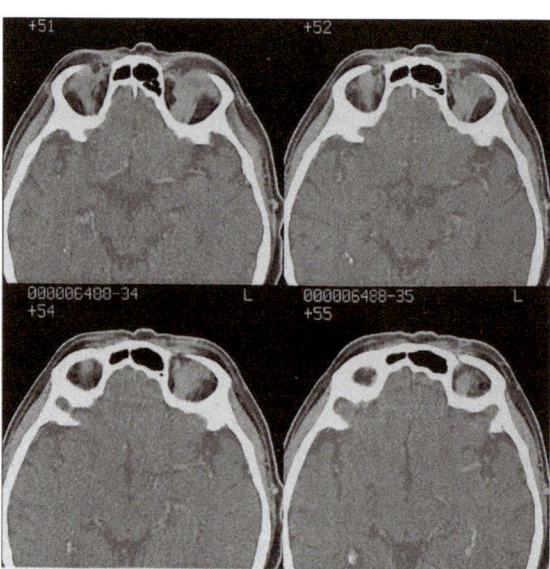
116.2

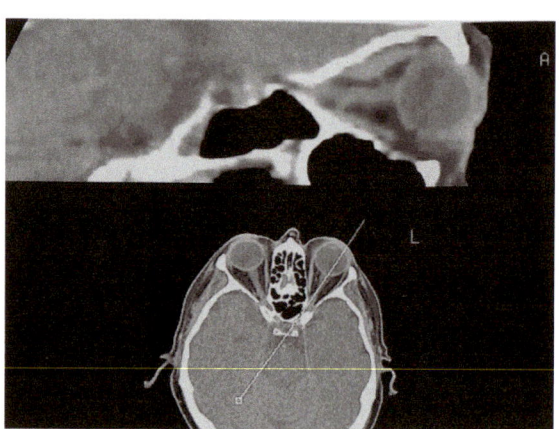
116.3

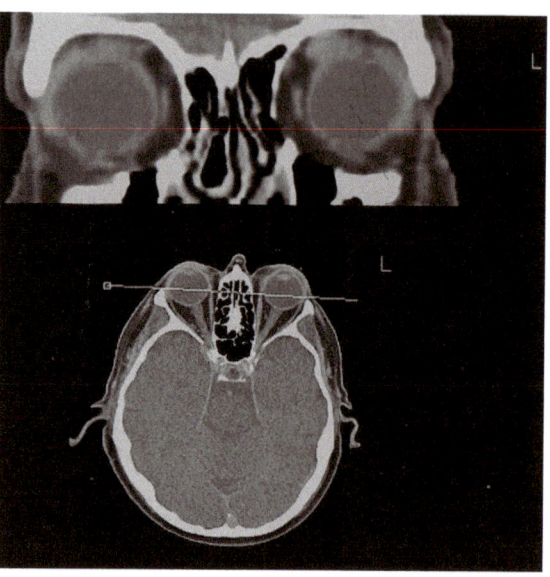
116.4

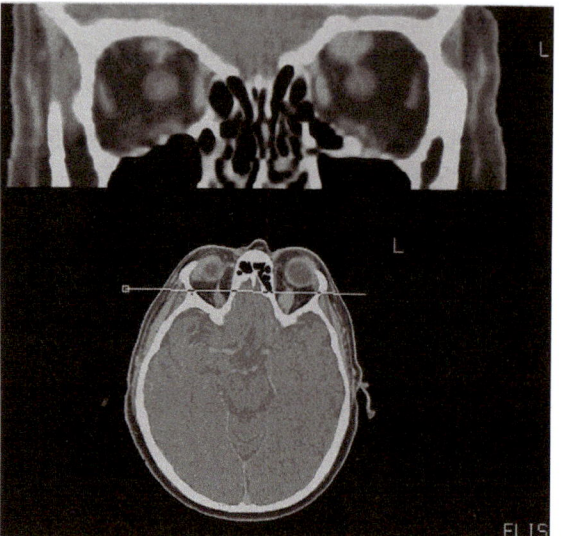
116.5

CT
Verbreiterung des M. rectus superior und levator palpebrae links.

Differentialdiagnose
Zustand nach endokriner Orbitopathie (monomyositische Form) bei gleichzeitiger Myasthenie.

Eine Metastase erscheint wegen des langen Verlaufs und der relativ gleichmäßigen spindelförmigen Verdickung des M. rectus superior nicht wahrscheinlich.

Verlauf
2 Jahre später keine Befundänderung.

Fall 117

P.H., 57jährige Frau

Anamnese und klinischer Befund
Die Patientin leidet nach eigenen Angaben seit etwa einem halben Jahr unter „Schwellung im Bereich des rechten Auges, vermehrtem Tränen und Brennen".

Protrusio bulbi rechts sowie episklerale und retinale Venenstauung.

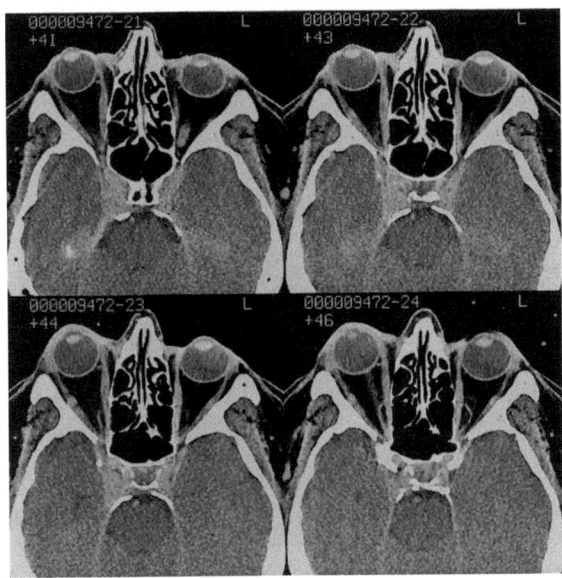

117.1

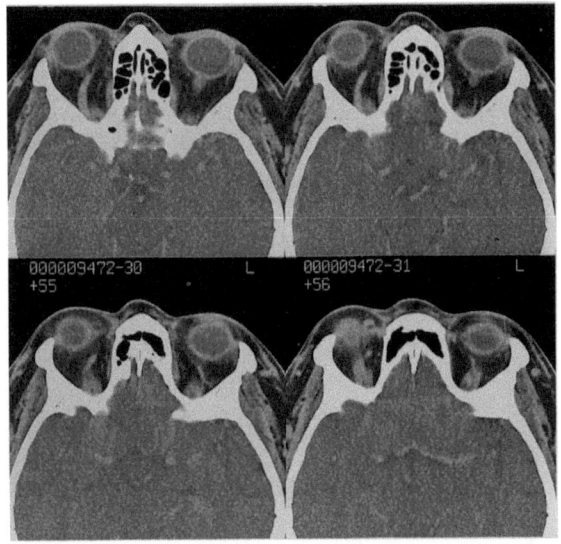

117.2

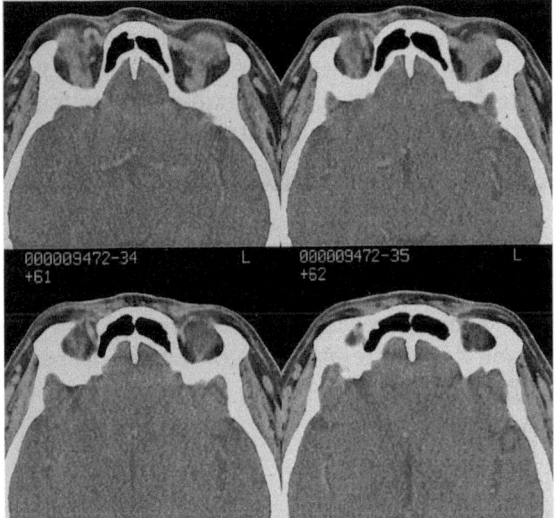

117.3

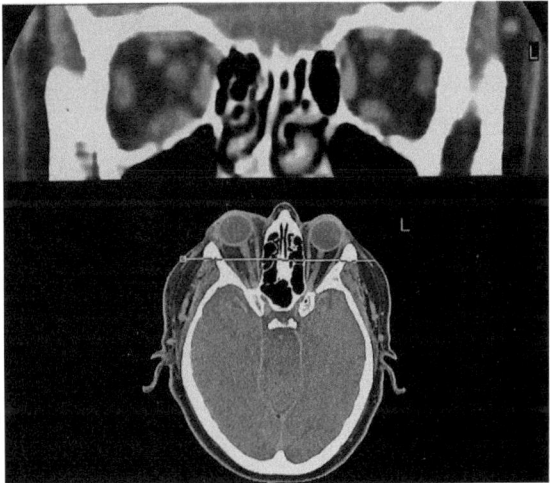

117.4

(Fortsetzung s. S. 168)

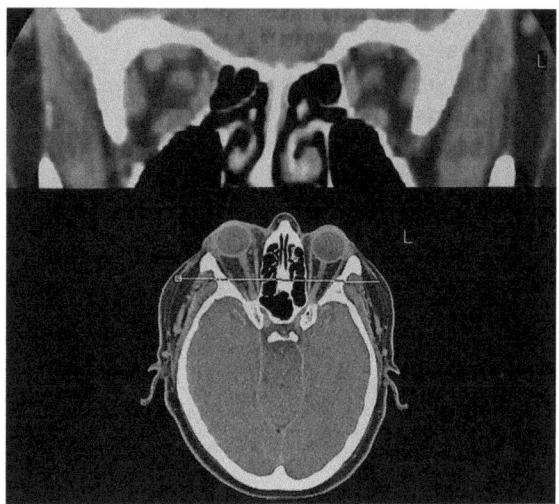

117.5

CT
Verbreiterung des rechten Sinus cavernosus, erhebliche Verdickung der V. ophthalmica superior und stark erweiterte und geschlängelte Venen im Bereich der Trochlea. Mäßiggradige Verbreiterung der Augenmuskeln und Protrusio bulbi.

Diagnose
Sinus-cavernosus-Fistel rechts.

Kommentar
Der computertomographische Befund ist auf Grund der verbreiterten V. ophthalmica superior pathognomonisch.

Fall 118

K. S., 73jähriger Mann

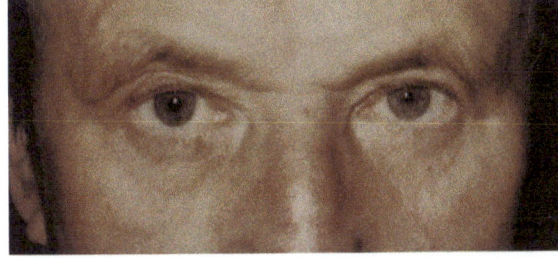

118.1

Anamnese und klinischer Befund
Seit 5 Tagen komplette Abducensparese links. Verdacht auf Metastase im Sinus cavernosus bei seit 1½ Jahren bekanntem myxoidem Liposarkom (Leiste, Thoraxwand, Nebenniere).

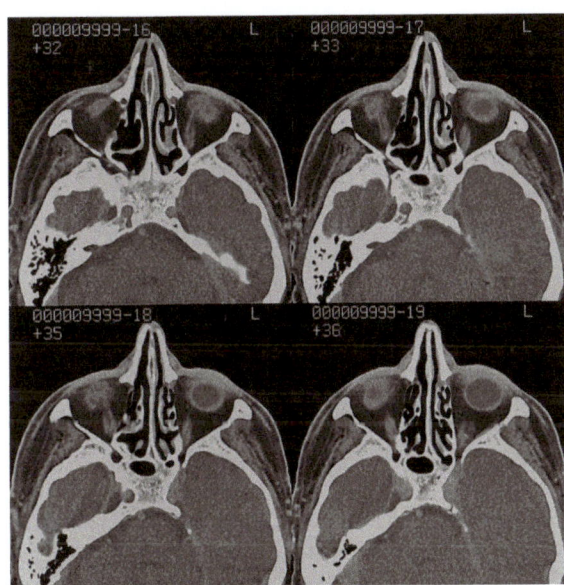

118.2

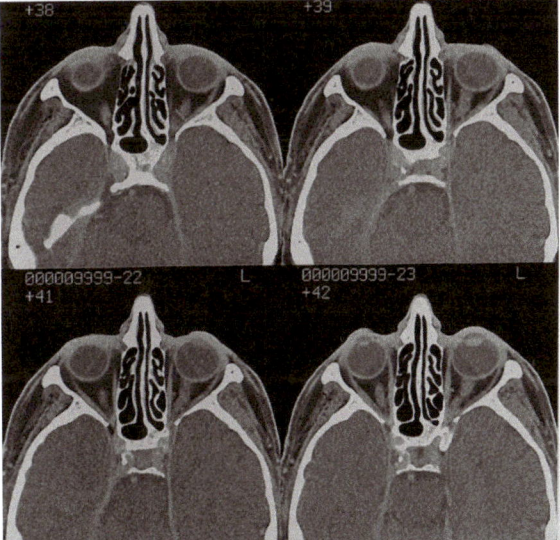

118.3

CT (118.2, 118.3)
Die laterale Begrenzung des linken Sinus cavernosus ist vorn andeutungsweise konvexbogig begrenzt und das Ganglion Gasseri geringgradig nach dorsal verlagert.

Diagnose
Diskrete Verbreiterung des linken Sinus cavernosus.

2 Wochen danach beginnend Schmerzen hinter dem linken Auge (118.4).

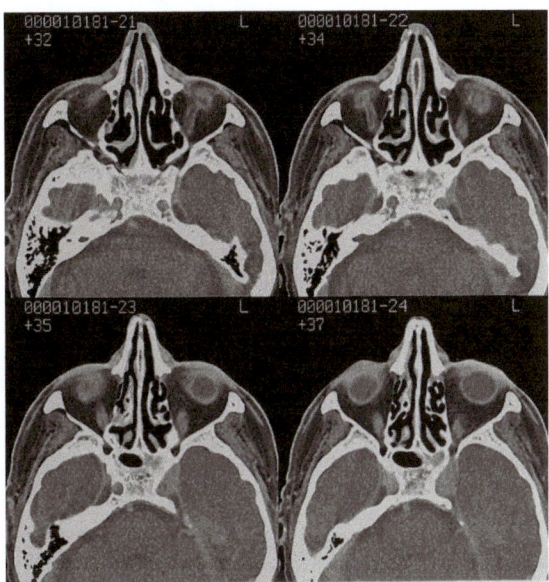

118.4

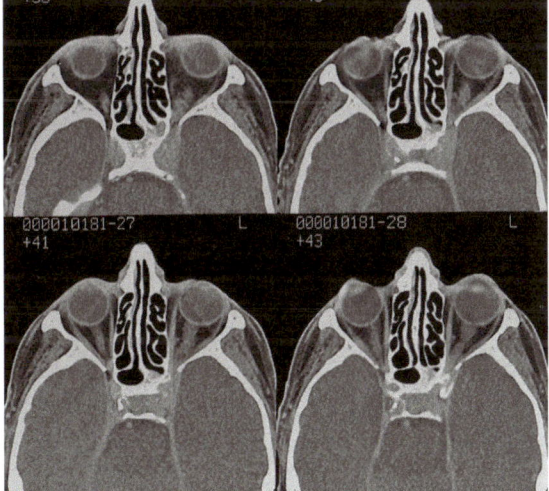

118.5

CT (118.4, 118.5)
Ein Monat nach dem Erst-CT: Zunahme der Verbreiterung des linken Sinus cavernosus. Zonen von Weichteildichte im benachbarten oberen vorderen Anteil der linken Keilbeinhöhle.

(Fortsetzung s. S. 170)

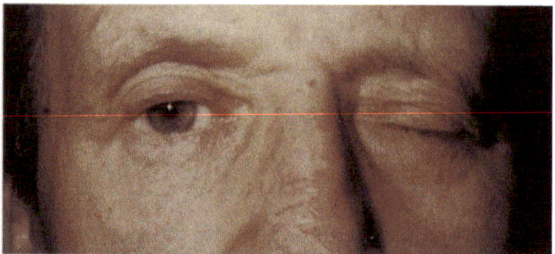

118.6

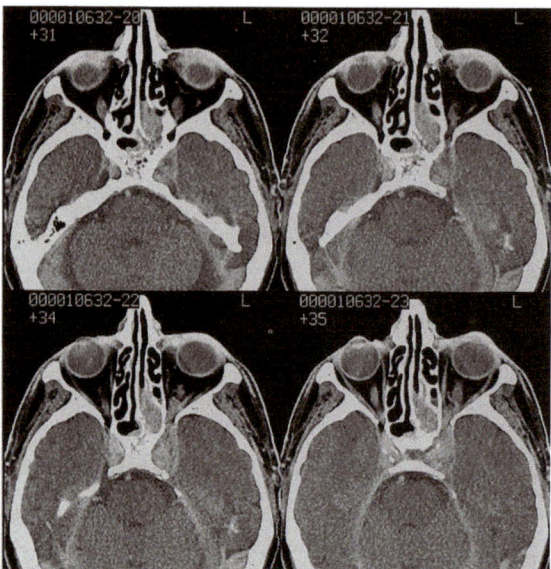

118.7

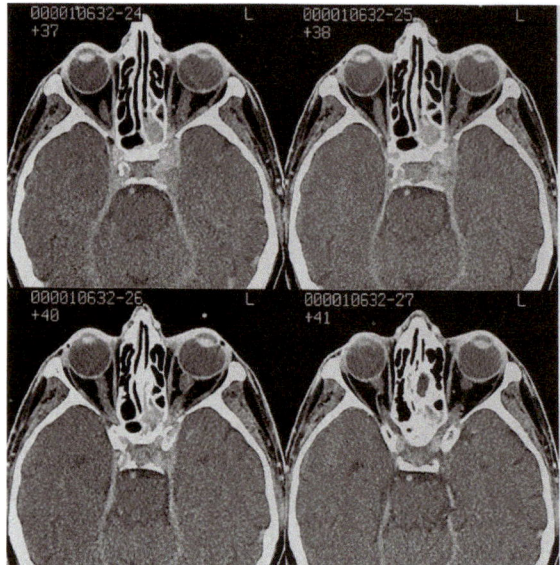

18.8

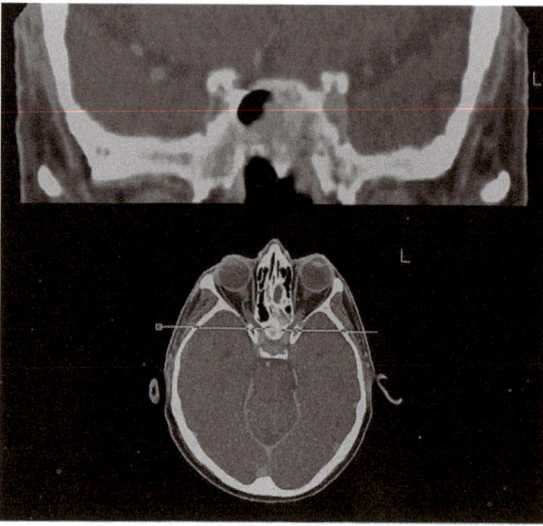

118

CT
3½ Monate nach dem Erst-CT: Weichteildichte Zonen in den hinteren Siebbeinzellen links, im oberen vorderen Anteil der Keilbeinhöhlen, im linken Sinus cavernosus und in der linken Orbitaspitze.

Diagnose
Metastase des bekannten myxoiden Liposarkoms (bioptisch bestätigt).

Kommentar
Die Diagnose war in diesem Fall auf Grund der bekannten Vorgeschichte eindeutig zu stellen.

Nach dem CT-Bild allein hätte es sich auch um die Metastase eines anderen Malignoms handeln können oder aber auch um eine granulomatöse Entzündung wie z.B. Morbus Wegener.

Fall 119

L. F., 66jähriger Mann

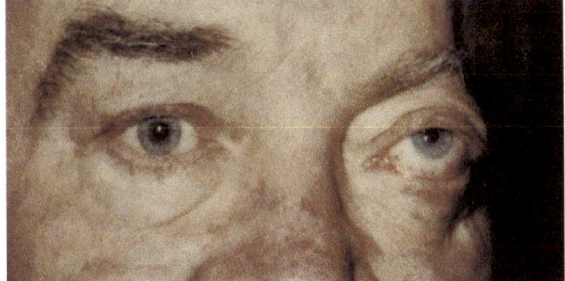

119.1

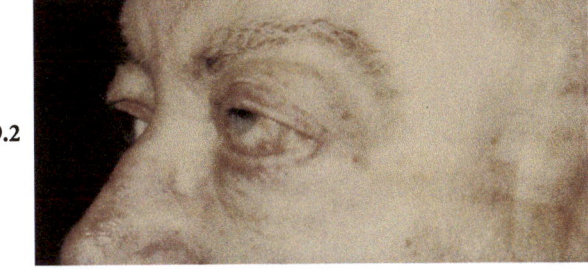

119.2

Anamnese und klinischer Befund
Zweimalige Orbitotomie links vor 16 und vor 17 Jahren.
  Histologische Diagnose beim ersten Mal: Osteoidosteom. Beim zweiten Mal nicht ganz klarer Befund, vermutlich Rezidiv des Osteoidosteoms.
  Nachfolgende Bestrahlung.
  Jetzt ausgeprägter Exophthalmus links.

CT
Zustand nach Entfernung der gesamten linken lateralen Orbitawand mit erheblicher Verlagerung der orbitalen Strukturen nach lateral und Protrusio bulbi. Eine große Verkalkung medial im Bereich des deformierten und verbreiterten M. rectus medialis links. Relativ viel orbitales Fettgewebe beidseits.

Diagnose
Links Zustand nach lateraler Orbitotomie; relativ ausgeprägter Fettgewebshydrops und grobe Verkalkung im Bereich des deformierten und verbreitertem M. rectus medialis.

Verlauf
Trotz fehlender Malignitätszeichen im CT-Bild wurde wegen nicht ganz eindeutiger Anamnese mit zweimaliger Operation und nachfolgender Bestrahlung eine Biopsie veranlaßt, die ein Liposarkom ergab.

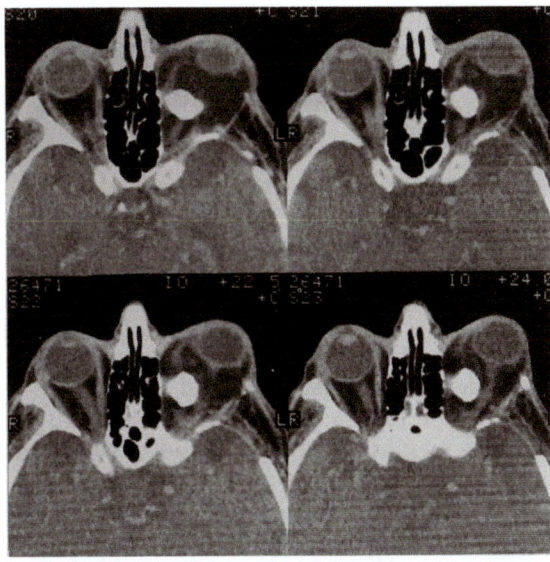

119.3

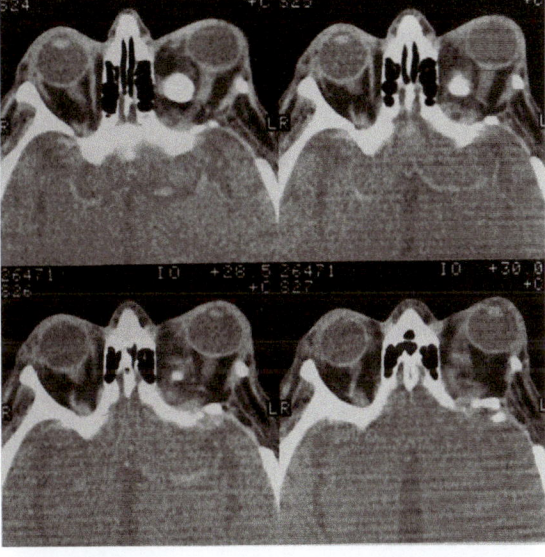

119.4

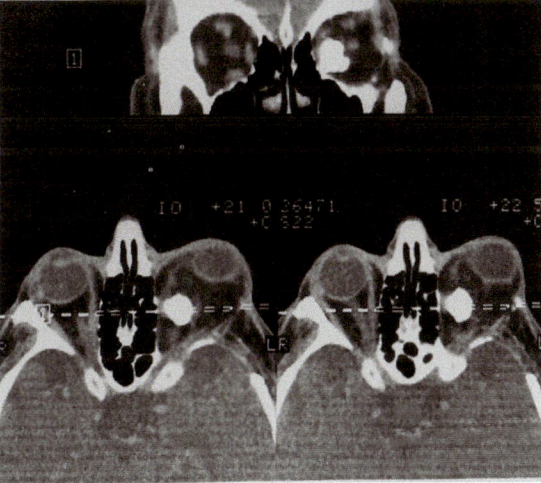

119.5

Fall 120

S. K., 50jährige Frau

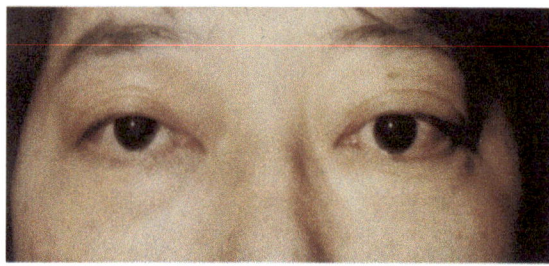
120.1

Anamnese und klinischer Befund
Seit etwa 7 Jahren Exophthalmus bekannt. Vor 3 Jahren Schilddrüsenoperation wegen Überfunktion.
Seit Mitte vergangenen Jahres zunehmende Visusminderung links und zeitweise Doppelbilder.
Zur Zeit Kortisontherapie.

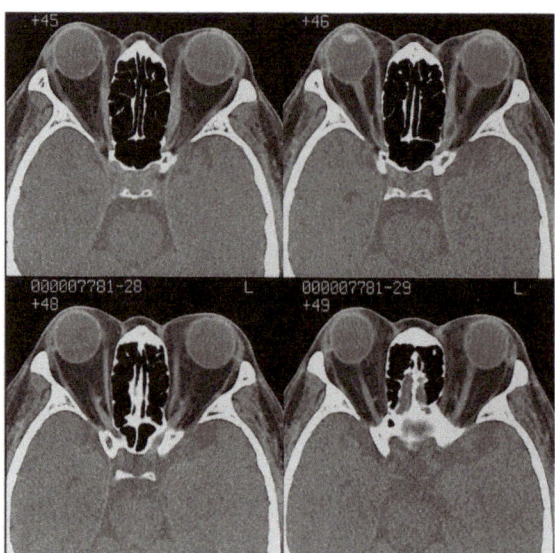
120.2

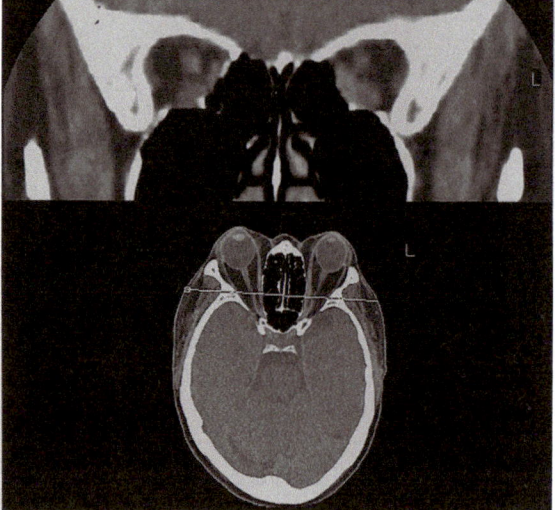
120.3

120.4

CT
Geringe längsovale Deformierung beider Bulbi: Achsenmyopie. Ausgeprägter Fettgewebshydrops beidseits sowie Verbreiterung des M. rectus medialis links und des M. rectus inferor beidseits mit Protrusio bulbi beidseits.

Diagnose
Endokrine Orbitopathie.

Kommentar
Die Doppelbilder sind Folge der asymmetrischen Muskelverdickungen.

Fall 121

B. I., 31jährige Frau

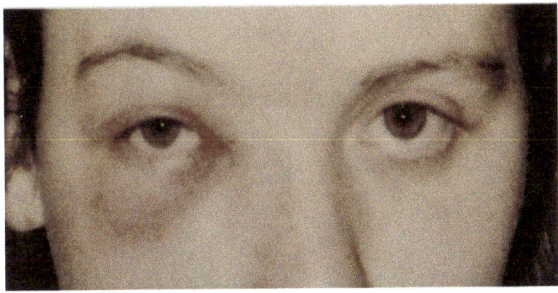

121.1

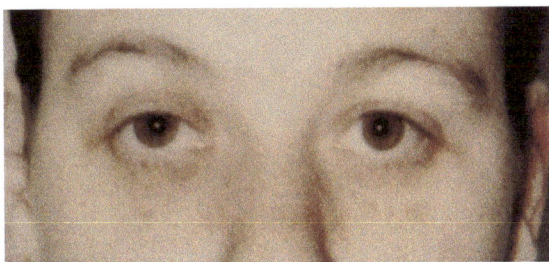

121.3

Klinisches Bild 3 Wochen später (121.3).

Anamnese und klinischer Befund
Seit etwa 5 Monaten intermittierend Jucken, Brennen und konjunktivale Injektion. Seit einigen Tagen zunehmende Rötung und Schwellung des rechten Unterlids mit zunehmender Einbeziehung der Periorbita.

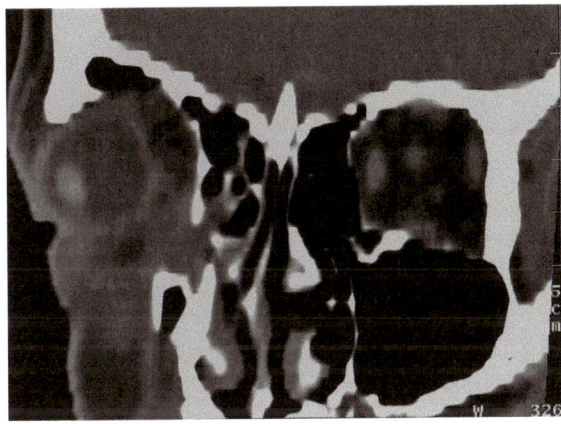

121.2

CT (121.2)
Schräge CT-Rekonstruktion durch den rechten Tränensack, Tränennasengang und die angrenzende Nasenhaupthöhle: Zonen erhöhter Dichte im Bereich des rechten Tränensacks mit Ausdehnung in den Tränennasengang. Schleimhautschwellung der angrenzenden Nasenhaupthöhle. Die übrigen Nasennebenhöhlen sind frei.

Diagnose
Dakryozystitis.

Verlauf
Endonasale Eiterentleerung und Spülung sowie systemische Antibiose.

Weitgehende Rückbildung der Symptome innerhalb von 10 Tagen.

Für die freundliche Überlassung des CT-Bildes danken wir dem Institut für Röntgenologie/Nuklear/CT/MRT, Grafenbergerallee, Düsseldorf.

8 Ähnliche computertomographische Befunde bei ätiologisch unterschiedlichen Erkrankungen

Verbreiterung einzelner Augenmuskeln

Tafel 15a

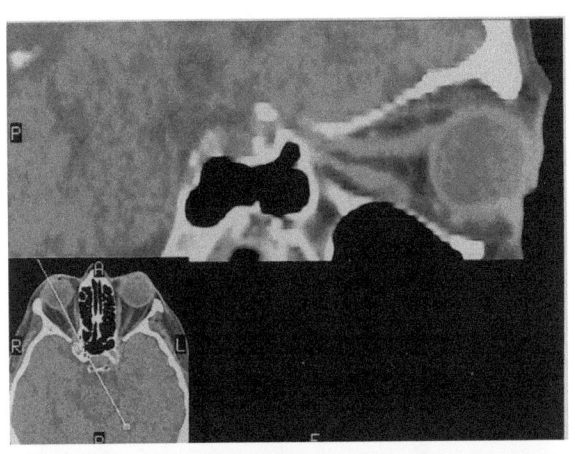

42.1

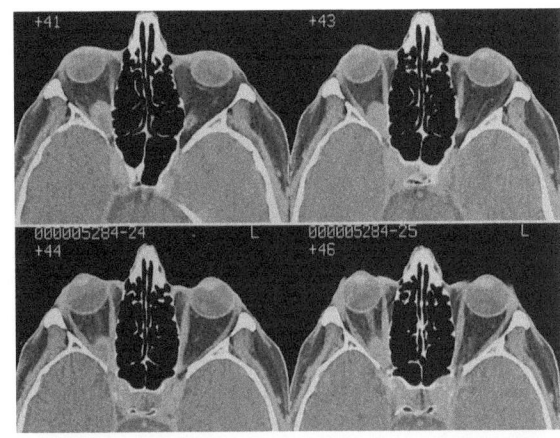

84.1

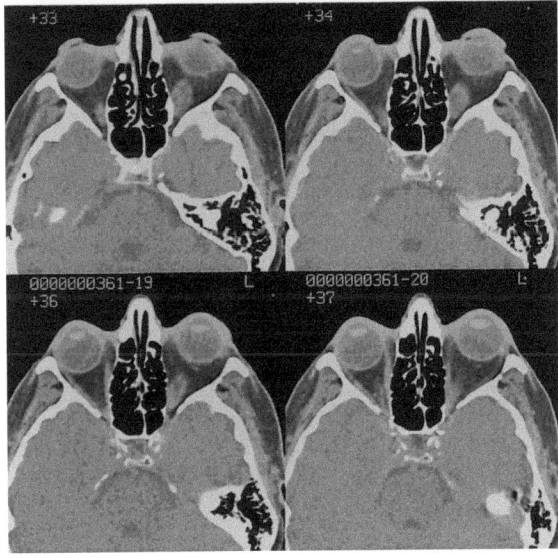

28.2

46.1

Fall 42.1
Diagnose: Endokrine Orbitopathie, monomyositische Form.

Fall 28.2
Diagnose: Endokrine Orbitopathie, monomyositische Form, zum Teil mit fibrotischer Umwandlung.

Fall 84.1
Diagnose: Metastase eines bekannten Bronchialkarzinoms (Plattenepithelkarzinom).

Fall 46.1
Diagnose: Monomyositische Form des entzündlichen Pseudotumors der Orbita.

Tafel 15 b

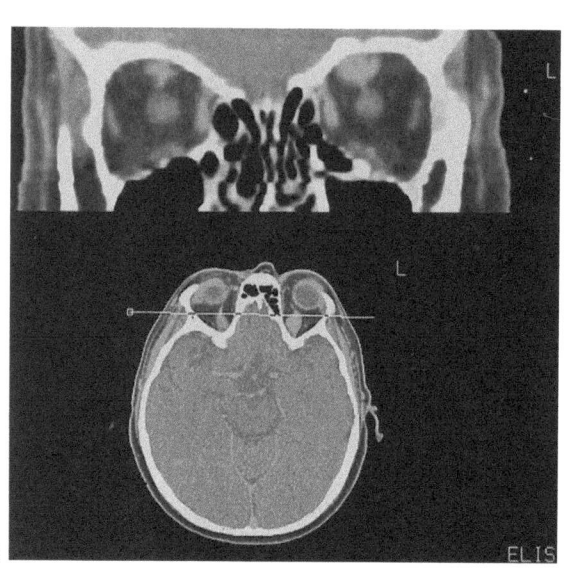

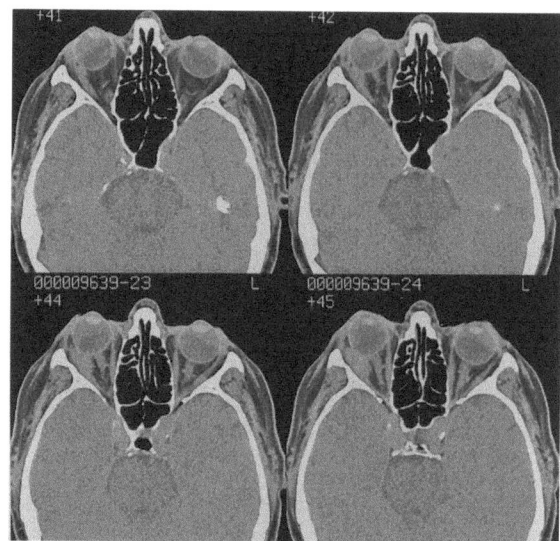

Fall 116.5
Diagnose: Endokrine Orbitopathie.

Fall 93.1
Diagnose: Solitäres Fibrom.

Fall 78.1
Diagnose: Metastase eines entdifferentierten Karzinoms der Harnblase oder der Zervix.

Fall 47.1
Diagnose: Myositische Form des entzündlichen Pseudotumors der Orbita.

Tafel 15c

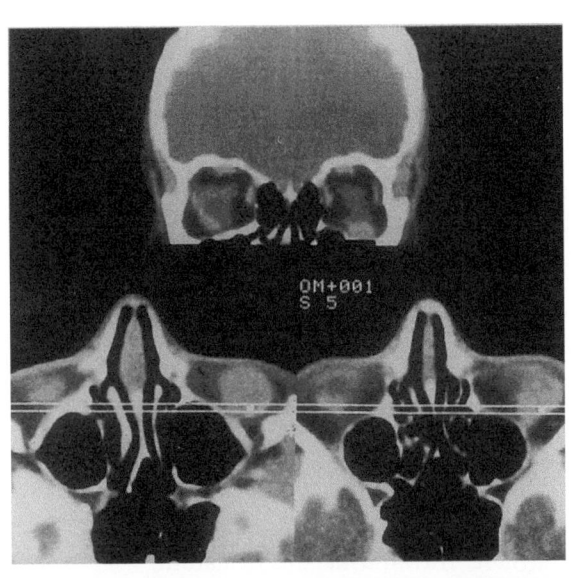

122.1

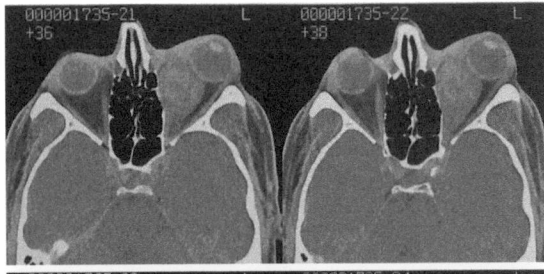

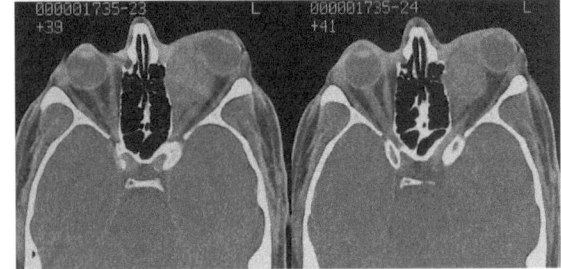

103.2

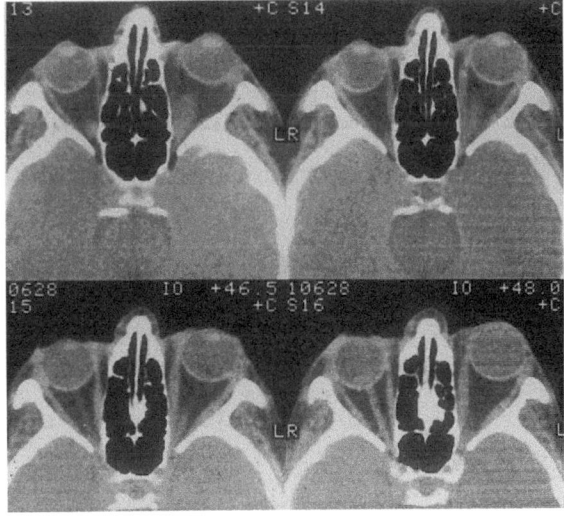

123.1

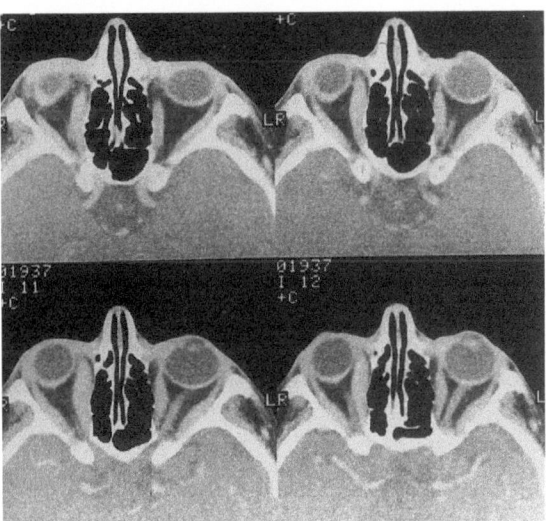

124.1

Fall 122.1
Diagnose: Granularzellmyoblastom.

Fall 123.1
Diagnose: Endokrine Orbitopathie, monomyositische Form.

Fall 103.2
Diagnose: Rhabdomyosarkom.

Fall 124.1
Diagnose: Paraneoplastisches Syndrom bei Magenkarzinom.

Für die Überlassung des histologischen Befundes 122.1 danken wir Herrn Prof. Dr. H. Witschel, Direktor der Univ. Augenklinik Freiburg.

Tafel 15 d

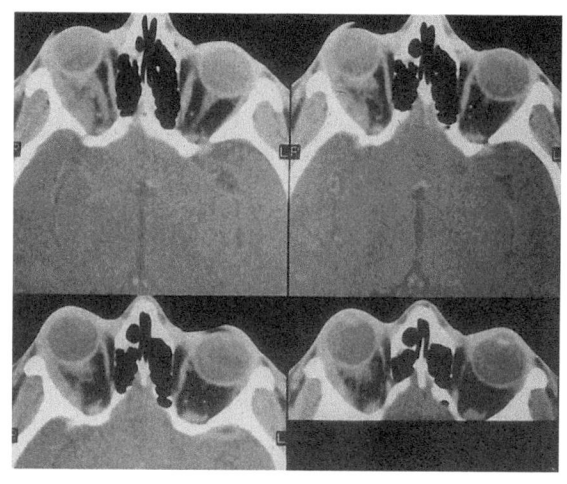

125.1

Fall 125.1
Diagnose: Myxoides Liposarkom.

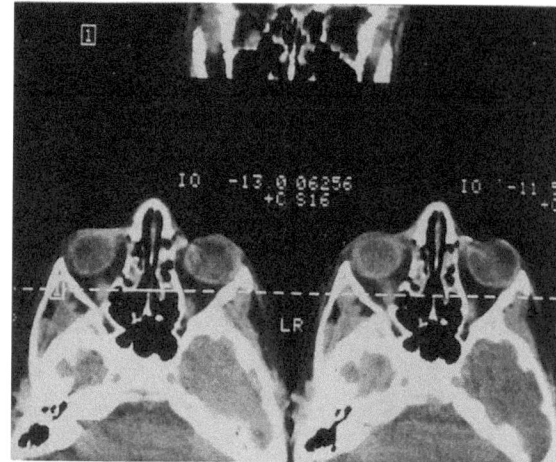

126.1

Fall 126.1
Diagnose: Intramuskuläres Hämatom.

Diffuse Infiltration der Orbita

Tafel 16 a

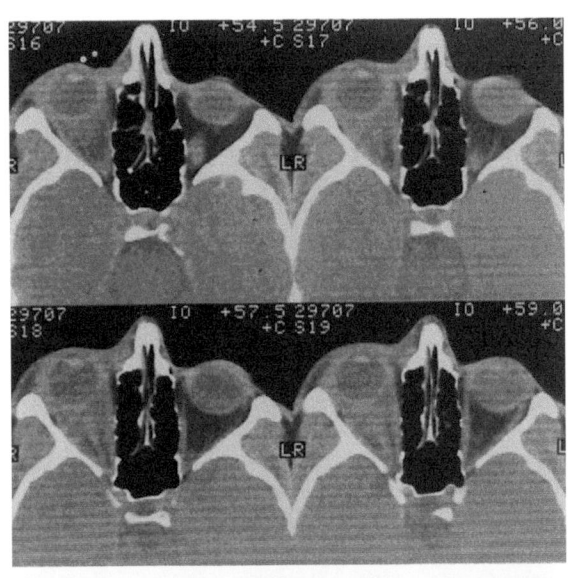

16.2

13.2

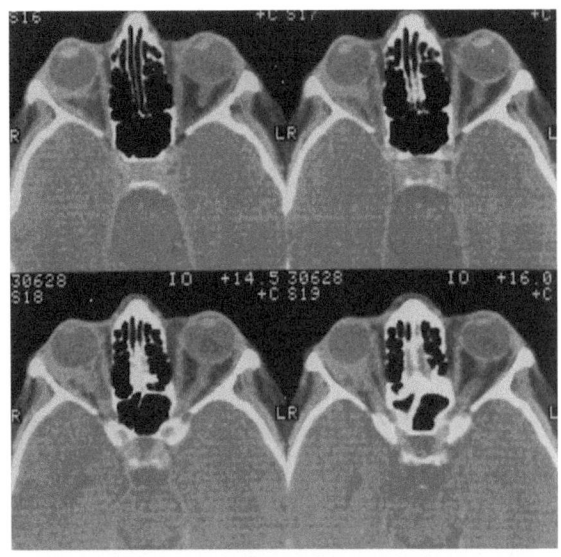

79.2

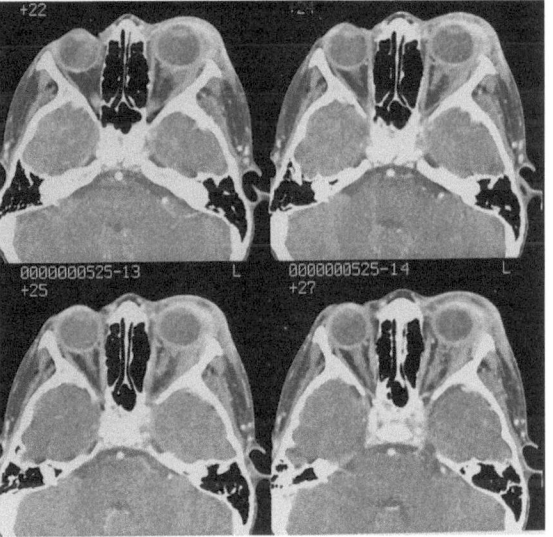

85.2

Fall 16.2
Diagnose: Entzündlicher Pseudotumor der Orbita.

Fall 13.2
Diagnose: Entzündlicher Pseudotumor der Orbita.

Fall 79.2
Diagnose: Metastase eines szirrhösen Mammakarzinoms.

Fall 85.2
Diagnose: „Orbitaphlegmone".

Tafel 16b

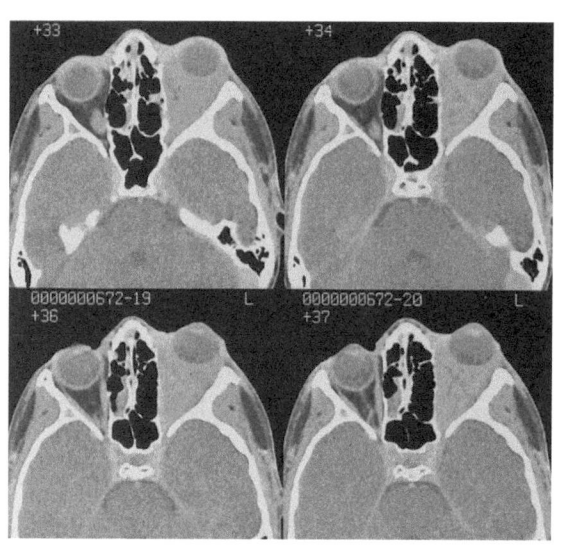

57.3

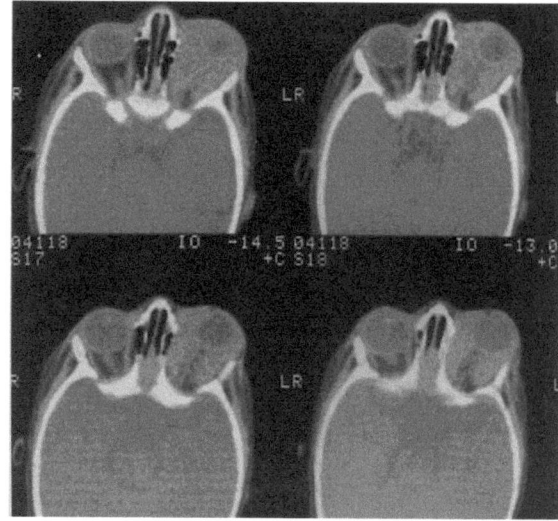

95.3

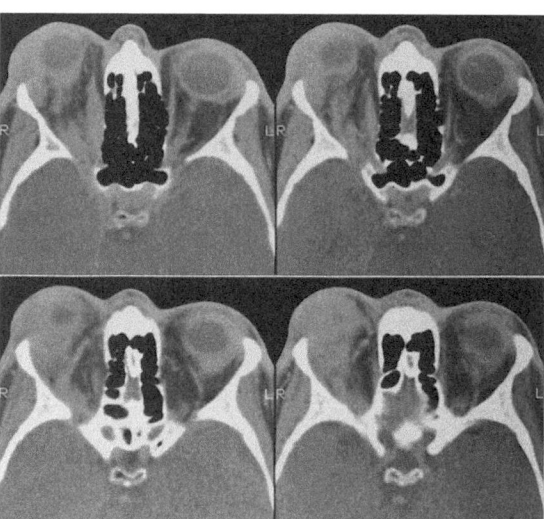

108.2

96.3

Fall 57.3
Diagnose: Entzündlicher Pseudotumor der Orbita.

Fall 108.2
Diagnose: Benigne lymphatische Hyperplasie im Sinne eines entzündlichen Pseudotumors der Orbita.

Fall 95.3
Diagnose: Kapilläres Hämangiom.

Fall 96.3
Diagnose: Metastase eines szirrhösen Mammakarzinoms.

Tafel 16c

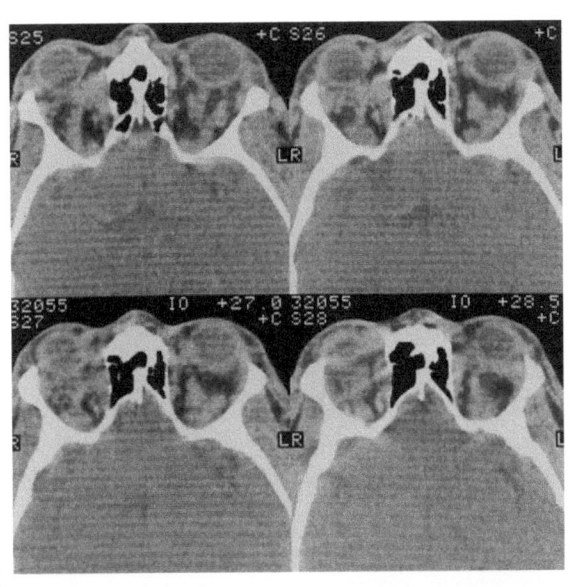

105.4

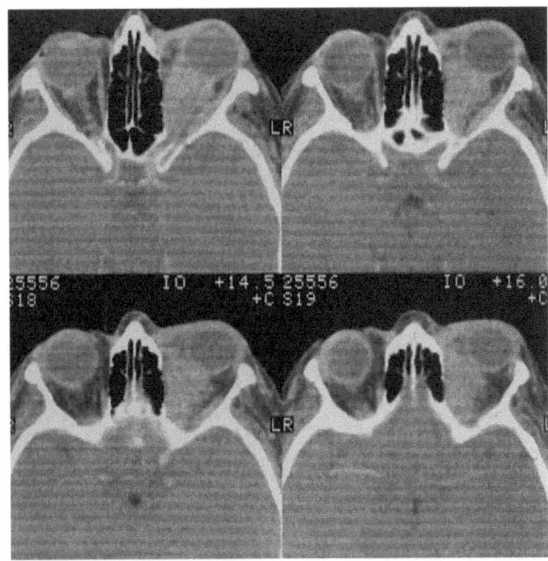

100.4

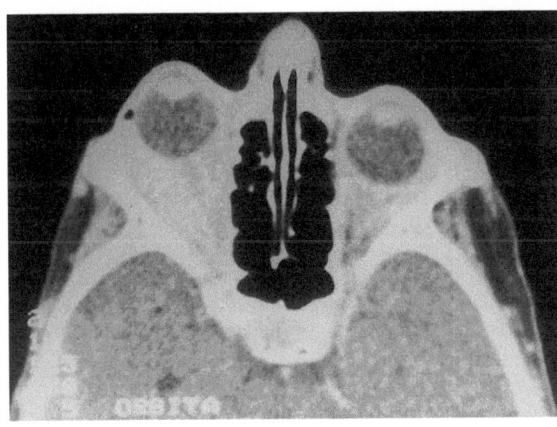

127.1

128.1

Fall 105.4
Diagnose: Non-Hodgkin-Lymphom.

Fall 127.1
Diagnose: Entzündlicher Pseudotumor der Orbita.

Fall 100.4
Diagnose: Metastase eines Mammakarzinoms.

Fall 128.1
Diagnose: Entzündlicher Pseudotumor der Orbita.

Tafel 16 d

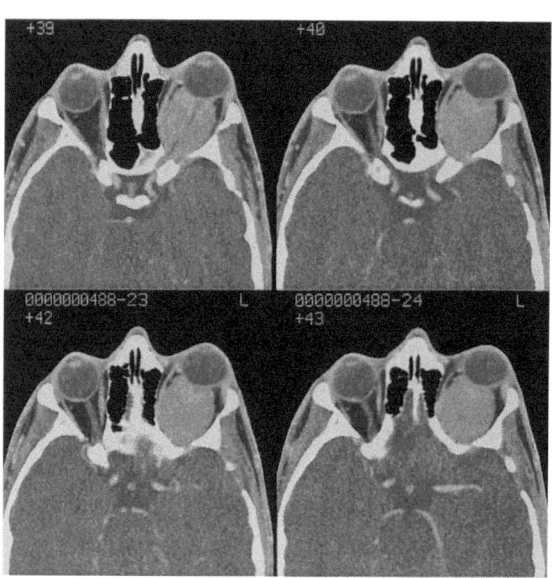

129.1

Fall 129.1
Diagnose: Optikusscheidenmeningeom.

Einseitige Verbreiterung des Sinus cavernosus

Tafel 17a

91.1

87.2

117.1

117.2

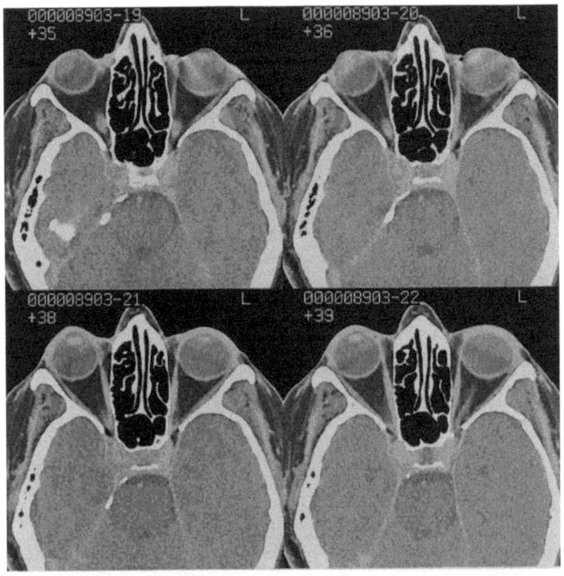

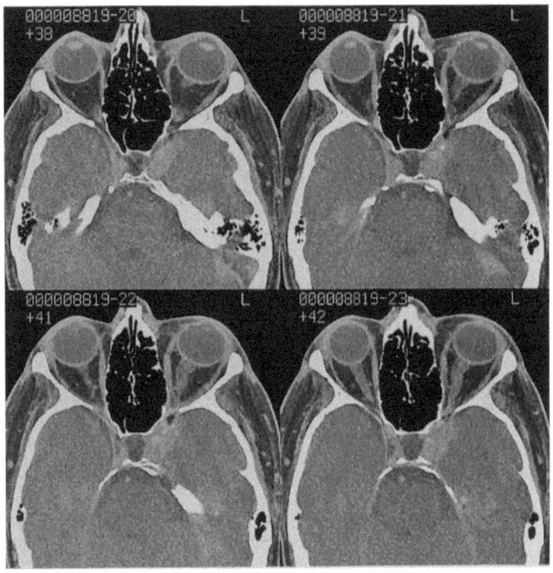

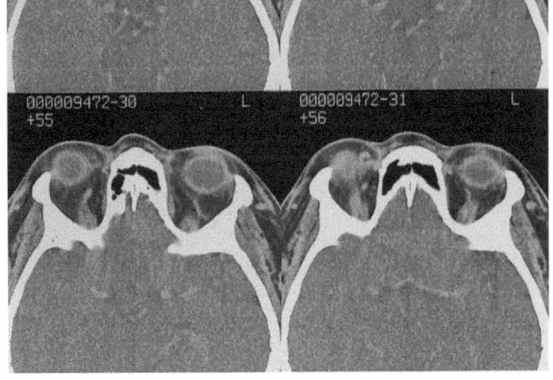

Fall 91.1
Diagnose: Aneurysma der A. carotis interna.

Fall 87.2
Diagnose: Malignes Lymphom.

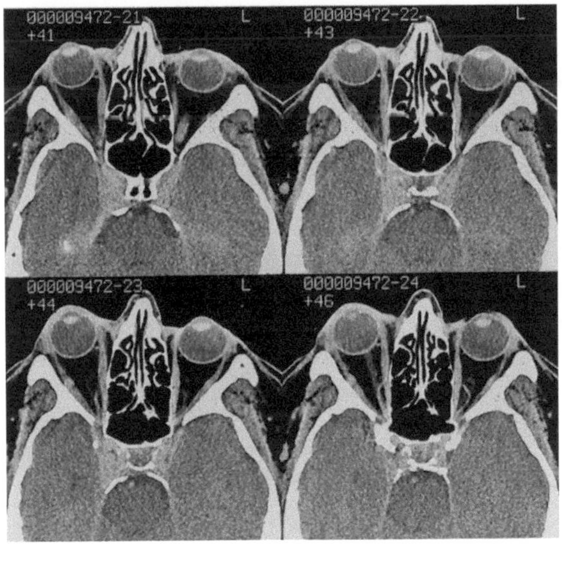

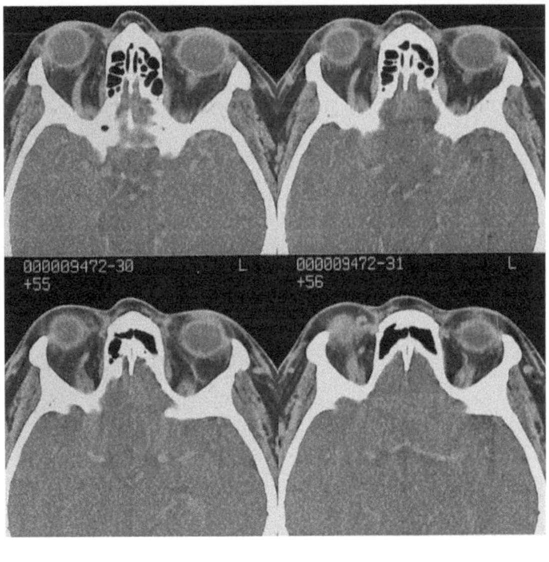

Fall 117.1 und 2
Diagnose: Sinus-cavernosus-Fistel.

Tafel 17b

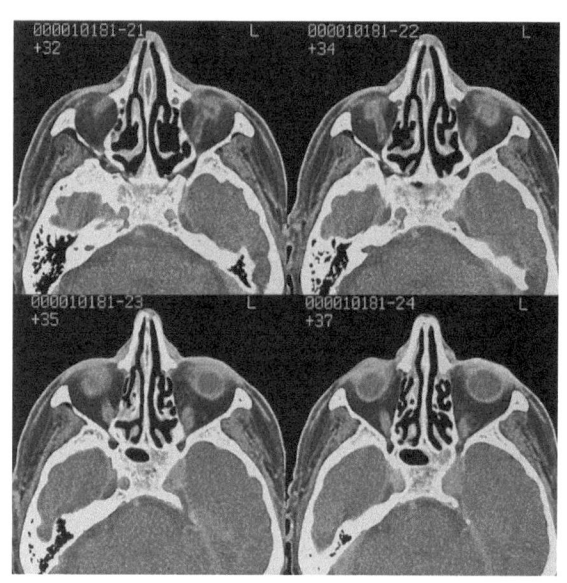

118.5

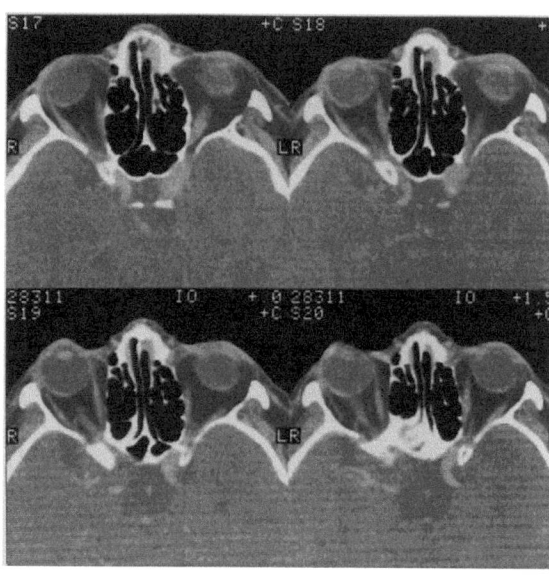

130.1

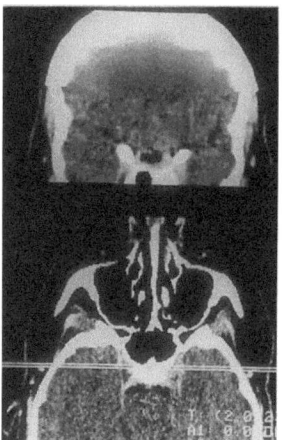

59.2

Fall 118.5
Diagnose: Metastase eines bekannten myxoiden Liposarkoms.

Fall 130.1
Diagnose: Dolichoektasie der A. carotis interna.

Fall 59.2
Diagnose: Tolosa-Hunt-Syndrom.

9 Charakteristische computertomographische Befunde, die eine Diagnose mit großer Sicherheit erlauben

Tafel 18a

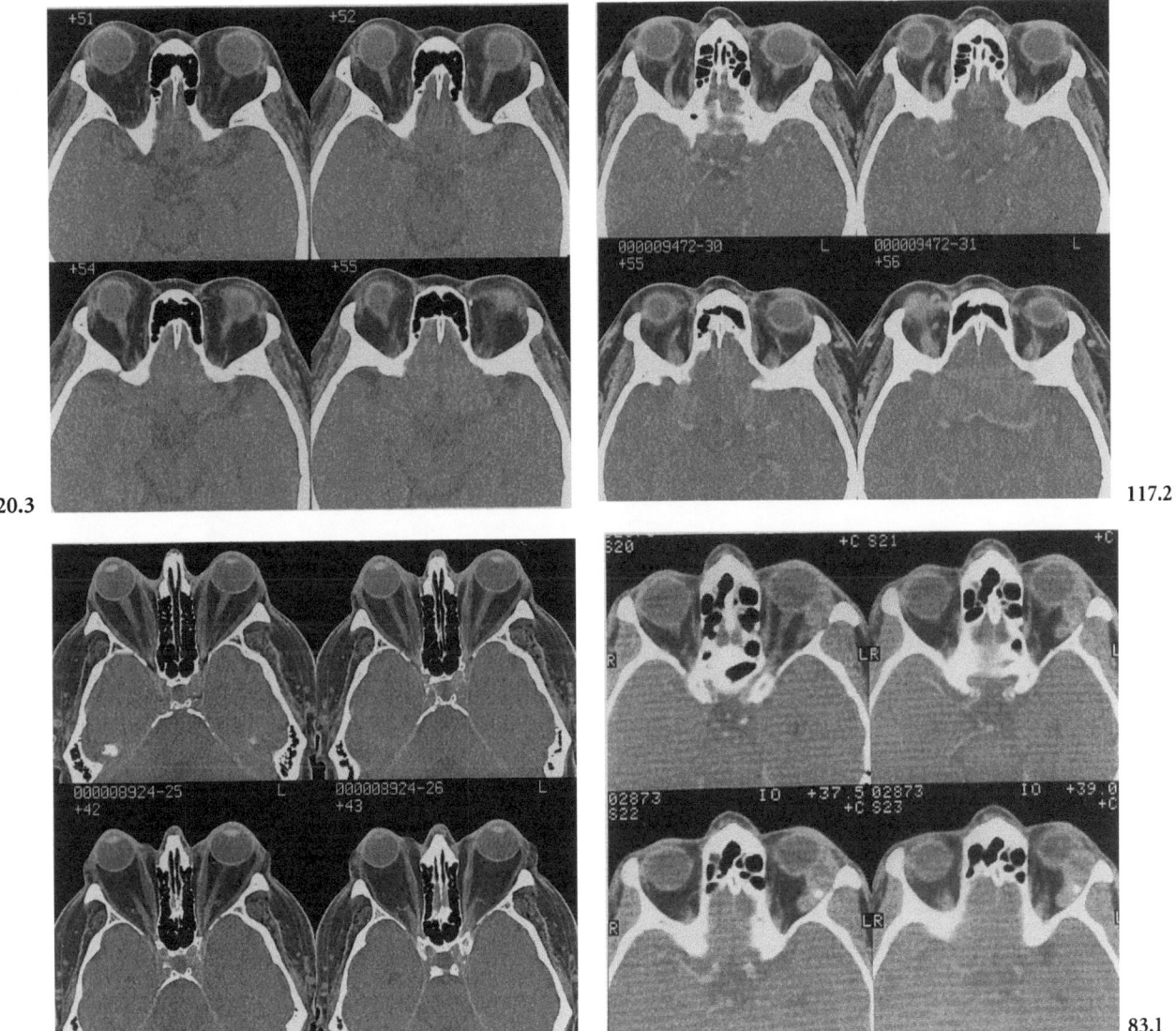

Fall 120.3
Diagnose: Endokrine Orbitopathie.

Fall 99.3
Diagnose: Endokrine Orbitopathie.

Fall 117.2
Diagnose: Sinus-cavernosus-Fistel.

Fall 83.1
Diagnose: Tränendrüsenmischtumor.

Tafel 18b

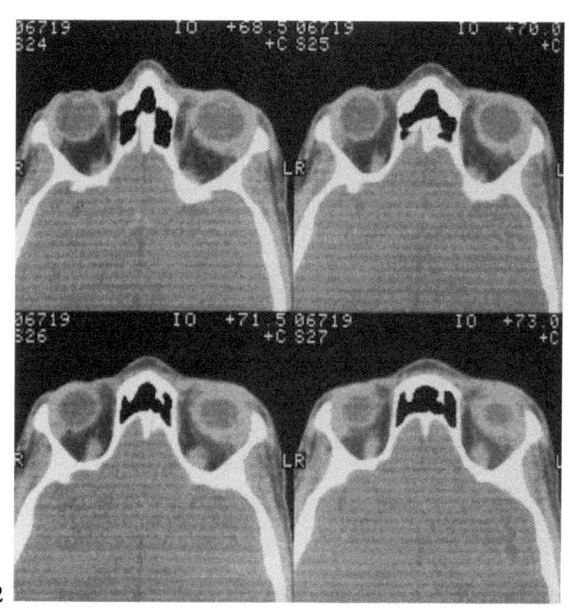

82.2

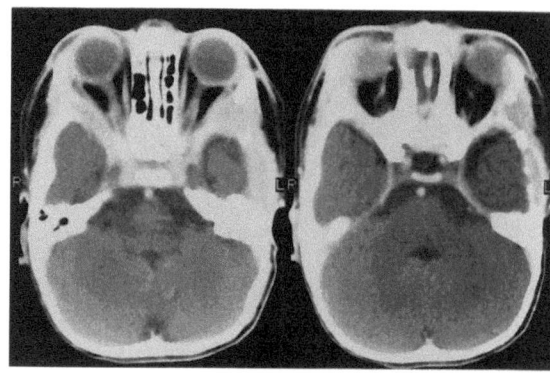

81.3

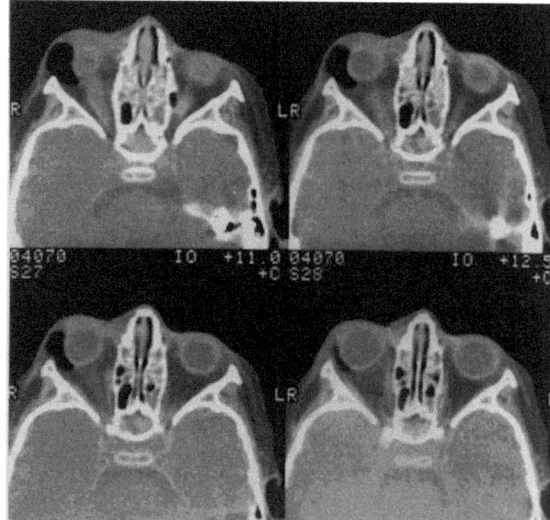

12.3

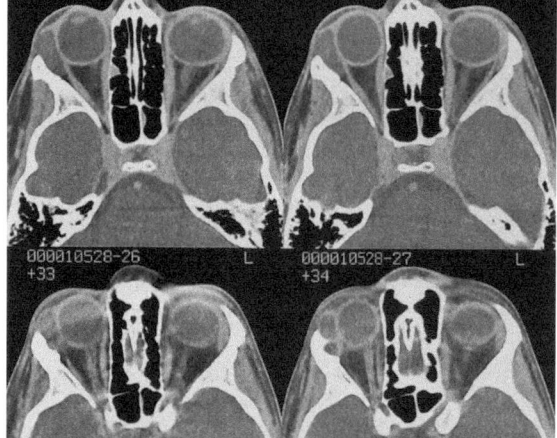

80.2

Fall 82.2
Diagnose: Entzündlicher Pseudotumor der Orbita, skleritisch-tenonitische Form.

Fall 80.2
Diagnose: Dermoidzyste.

Fall 81.3
Diagnose: Histiozytose X.

Fall 12.3
Diagnose: Orbitales Emphysem nach Trauma.

Tafel 18c

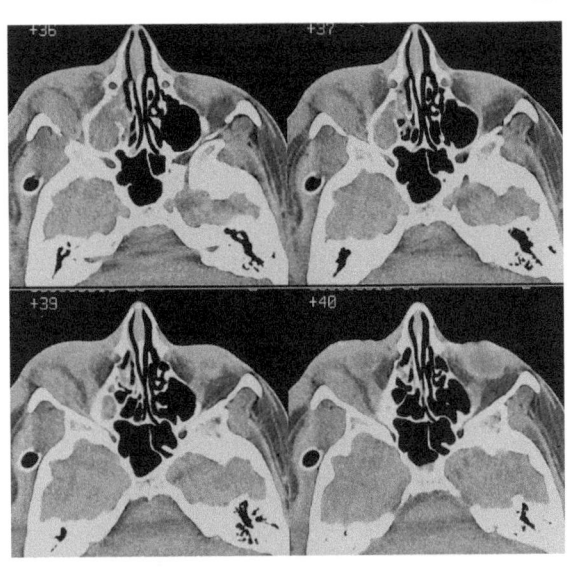

15.2

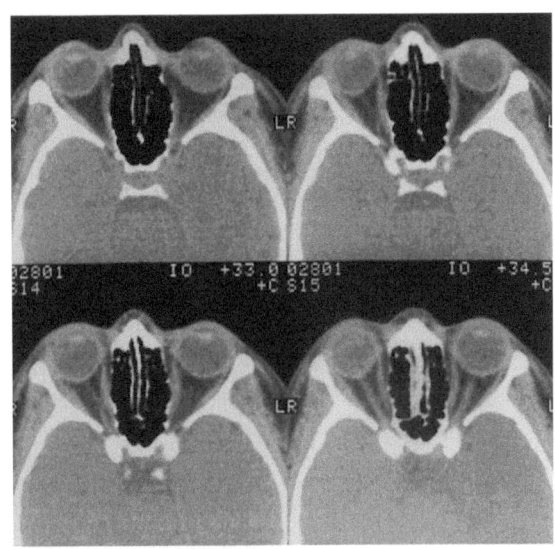

47.1

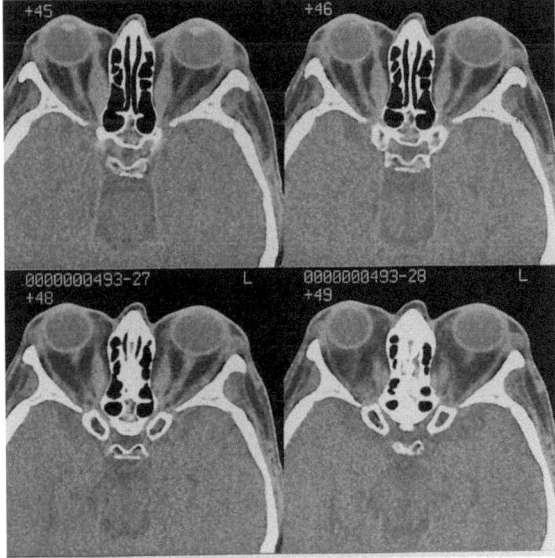

32.2

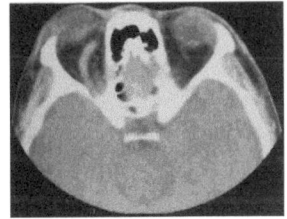

18.2

Fall 15.2
Diagnose: Entzündliche Infiltration.

Fall 32.2
Diagnose: Endokrine Orbitopathie.

Fall 47.1
Diagnose: Entzündlicher Pseudotumor der Orbita, myositische Form.

Fall 18.2
Diagnose: Sinus-cavernosus-Fistel.

Tafel 18 d

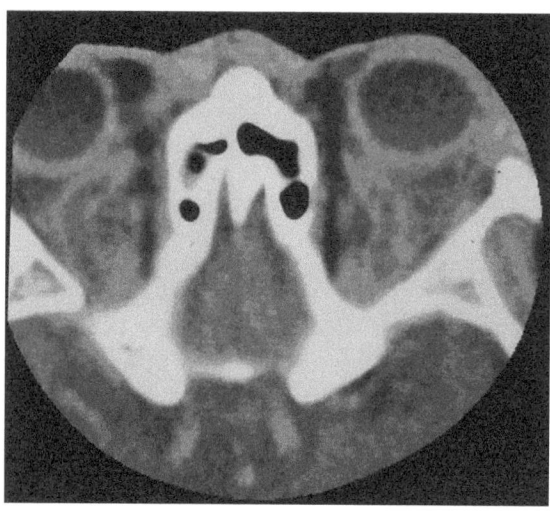

76.2

Fall 76.2
Diagnose: Thrombose der V. ophthalmica superior.

Literatur

Antes G (1977) Das primäre gastrointestinale Lymphom. Radiologe 37:35–41

Atlas SW, Bilaniuk LT, Zimmermann RA et al. (1987) Orbit: initial experience with surface coil spin-echo MR imaging at 1.5 T1. Radiology 164:501–509

Bacci V, Giammarco V (1993) „Fiancees" Graves disease. Ann Intern Med 118(3):232

Bahn RS, Heufelder AE (1992) Retroocular fibroblasts: important effector cells in Graves' ophthalmopathy. Thyroid 2(1):89–94

Bahn RS, Heufelder AE (1993) Mechanisms of disease: pathogenesis of Graves' ophthalmopathy. N Engl J Med 329(20):1468–1475

Bartalena L, Marcocci C, Bogazzi F et al. (1989) Use of corticosteroids to prevent progression of Graves' ophthalmopathy after radioiodine therapy for hyperthyrodism. N Engl J Med 321:1349–1352

Becker H, Frisch S (1996) Diagnostische Bedeutung intraorbitaler Verkalkungen im Computertomogramm. Klin Neuroradiol 6(1):29–35

Birch-Hirschfeld (1905) Zur Diagnostik und Pathologie der Orbitatumoren. Ber Dtsch Ophthalmol Ges 32:127

Blodi FC, Gass JDM (1968) Inflammatory pseudotumour of the orbit. Br J Ophthalmol 52:79

Boergen KP (1991) Ophthalmological diagnosis in autoimmune orbitopathy. Exp Clin Endocrinol 97(2/3):235–242

Boergen KP (1993) Augenmuskelveränderungen und ihre Folgen bei endokriner Orbitopathie. Z Prakt Augenheilkd 14:351–356

Boergen KP, Pickardt CR (1991) Neueinteilung der endokrinen Orbitopathien. Med Welt 42:72–76

Borgmann H (1983) „Tolosa-Hunt-Syndrom" – zweijährige Verlaufsbeobachtung. Fortschr Ophthalmol 80:56–57

Brismar J, Davis KR, Dallow RL, Brismar G (1976) Unilateral endocrine exophthalmos. Diagnostic problems in association with computed tomography. Neuroradiology 12:21–42

Burch HB, Wartofski L (1995) Graves' ophthalmopathy: current concepts regarding pathogenesis and management. Endocr Rev 14:747–793

Char DH, Unsöld R (1990) Computed tomography: ocular and orbital pathology. Clinical aspects. In: Newton TH, Bilaniuk LT (eds) Modern neuroradiology, vol 4: Radiology of the eye and orbit. Raven Press, New York, pp 9.1–9.64

Chung JW, Chang KH, Han MH et al. (1988) Computed tomography of cavernous sinus diseases. Neuroradiology 30:319–328

Dal Pozzo G, Boschi MC (1982) Extraocular muscle enlargement in acromegaly. J Comput Assist Tomogr 6:706–707

Drevelangas A, Kalaitzoglou I, Tsolaki M (1993) Tolosa-Hunt syndrome with sellar erosion: case report. Neuroradiology 35:451–453

Font RL, Gamel JW (1978) Epithelial tumors of the lacrimal gland: an analysis of 265 cases. In: Jakobiec FA (ed) Ocular and adnexal tumors. Aesculapius, Birmingham/AL, pp 778–805

Forbes GS, Earnest IV F, Waller RR (1982) Computed tomography of orbital tumors, including late-generation scanning techniques. Radiology 142:387–394

Freyschmidt J, Ostertag H (1988) Knochentumoren. Springer, Berlin Heidelberg New York Tokyo

Frueh BR (1992) Why the NOSPECS classification of Graves' eye disease should be abandoned, with suggestions for the characterization of this disease. Thyroid 2(1):85–88

Gilsbach JM, Unsöld R, Kommerell G et al. (1988) Extended pterional decompression of the orbit: an alternative treatment in endocrine orbitopathy. Neurosurg Rev 11:167–170

Greeven G, Unsöld R (1994) Anleitung zur computertomographischen Untersuchung der Orbita. Schnetztor, Konstanz (conscientia diagnostica)

Hagemann J, Hagemann JR, Arnold H (1983) Varicosis der Orbita im CT. Fortschr Röntgenstr 139(1):91–93

Handler LC, Davey IC, Hill JC et al. (1991) The acute orbit: differentiation of orbital cellulitis from subperiosteal abscess by computerized tomography. Neuroradiology 33:15–18

Harr DL, Quencer RM, Abrams GW (1982) Computed tomography and ultrasound in the evaluation of orbital infection and pseudotumor. Radiology 142:395–401

Harris GJ (1983) Subperiosteal abscess of the orbit. Arch Ophthalmol 101:751–757

Hasso AN, Pop PM, Thompson JR et al. (1982) High resolution thin section computed tomography of the cavernous sinus. Radiographics 2(1):83–100

Helmberger T, Schmitt R, Wuttke V (1989) CT-Diagnose einer diffusen Episkleritis. Fortschr Röntgenstr 151(6):752–753

Herrmann S, Bachmann G, Zekorn T (1994) Diagnostik der endokrinen Orbitopathie in der Kernspintomographie. Tagungsber Deutscher Röntgenkongress, Wiesbaden 11.–14. Mai 1994

Heufelder AE (1995a) Pathogenesis of Graves' ophthalmopathy: recent controversies and progress. Eur J Endocrinol 132:532–541

Heufelder AE (1995b) Involvement of the fibroblast and TSH receptor in the pathogenesis of Graves' ophthalmopathy. Thyroid 5:331–340

Heufelder AE, Dutton CM, Sarkar G et al. (1993) Detection of TSH receptor RNA in cultured fibroblasts from patients with Graves' ophthalmopathy and pretibial dermopathie. Thyroid 3(4):297–300

Heufelder AE, Schworm HD, Hofbauer LC (1996) Die endokrine Orbitopathie. Aktueller Stand zur Pathogenese, Diagnostik und Therapie. Dtsch Ärztebl 93(20):B 1043

Hesselink JR, Davis KR, Weber AL et al. (1980) Radiological evaluation of orbital metastases, with emphasis on computed tomography. Radiology 137:363–366

Hirsch M, Lifshitz T (1988) Computerized tomography in the diagnosis and treatment of orbital cellulitis. Pediatr Radiol 18:302–305

Hornblass A, Herschorn BJ, Stern K et al. (1984) Orbital abscess. Surv Ophthalmol 29:169–178

Hosten N, Schörner W, Zwicker C et al. (1991) Lymphozytäre Infiltration der Orbita in MRT and CT. Fortschr Röntgenstr 155(5):445–451

Hosten N, Lietz A, Noske W, Bechrakis NE (1993) Endokrine Orbitopathie. Korrelation magnetresonanztomographischer und histopathologischer Befunde. Fortschr Röntgenstr 159(3):304–306

Jacobiec FA, Jones IS (1978) Orbital Inflammations. In: Duane TD (ed) Clinical ophthalmology, vol 2. Harper & Row, Hagerstown, Maryland, Chapter 35:1–75

Joint Committee of European, Japanese, Asia-Oceanian et al. (1993) Classification of eye changes of Graves' disease. Thyroid 2:235–236

Just M, Kahaly G, Higer HP et al. (1991) Graves' ophthalmopathy: role of MR imaging in radiation therapy. Radiology 179:187

Kolokythas O, Brede P, Merkle E (1996) Retrobulbäres pleomorphes Adenom. Röntgenpraxis 49:92–93

Krohel GB, Krauss HR, Winnick J (1982) Orbital abscess. Ophthalmology 89:492–498

Laborde G, Unsöld R, Strunk B et al. (1993) La décompression de l'orbite par voie ptérionale dans le orbitopathies dysthyroidiennes. Neurochirurgie 39(6):360–368

Lallemand DP, Brasch RC, Char DH et al. (1984) Orbital tumors in children. Radiology 151:85–88

Langer M, Zwicker C, Grannemann D (1987) Kernspintomographische Untersuchungen von orbitalen Raumforderungen. Digit Bilddiagn 7:112–118

Le Hir P, Marsot-Dupuch K, Bigel P et al. (1996) Rhinoscleroma with orbital extension: CT and MRI. Neuroradiology 38:175–178

Lemke A-J, Hosten N, Neumann K et al. (1995) Raumforderungen der Tränendrüse in CT und MRT am Beispiel von vier Fällen. Aktuelle Radiol 5:363–366

Leuenberger S, Signer E (1986) Histiozytose X bei einem 3½jährigen Mädchen mit unklarem Orbitatumor. Klin Monatsbl Augenheilkd 188:486–487

Mackensen G, Unsöld R (1986) Akuter Kopfschmerz aus ophthalmologischer Sicht. In: Lund O-E, Waubke TN (Hrsg) Akute Augenerkrankungen, akute Symptome. Hauptreferate 21. Essener Fortbildung für Augenärzte. Enke, Stuttgart, S 63–75

Mann K (1993) Neues zur Pathogenese des Morbus Basedow. Zusammenfassung und Aspekte für die zukünftige Therapie. In: Reinwein D, Weinheimer B (Hrsg) Schilddrüse 1993. Therapie der Hyperthyreose. 11. Konferenz über die menschliche Schilddrüse, Heidelberg, Henning Symposium. De Gruyter, Berlin, S 54–59

Mann K (1995) Pathophysiologie des Morbus Basedow und Darstellung häufiger diagnostischer Irrtümer in Morbus Basedow und endokrine Orbitopathie. Häufige Irrtümer bei der Diagnose und typische Fehler bei der Behandlung. In: Pfannenstiel P (Hrsg) Verhandlungsber 13. Wiesbadener Schilddrüsengespräch, Februar 1995

Maroon JC, Kennerdell JS (1976) Lateral microsurgical approach to intraorbital tumors. J Neurosurg 44:556–561

Merlis AL, Schaiberger CL, Adler R (1982) External carotid-cavernous sinus fistula simulating unilateral Graves' ophthalmopathy. J Comput Assist Tomogr 6:1006–1009

Mittal BB, Deutsch M, Kennerdell J et al. (1986) Paraocular lymphoid tumors. Radiology 159:793–796

Mödder U, Zanella FE, Lorenz R et al. (1985a) Malignes Lymphom der Orbita, des Gesichtsschädels und des Parapharyngealraumes. Radiologe 25:213–216

Mödder U, Zanella FE, Kirchhof B (1985b) Computertomographie der Orbita. Teil II Iatrogene Veränderungen. Fortschr Röntgenstr 142(6):675–678

Moseley I (1991) Granular cell tumour of the orbit: radiological findings. Neuroradiology 33:399–402

Muhle C, Nölle B, Brinkmann G et al. (1994) Magnetresonanztomographie und Computertomographie der Wegenerschen Granulomatose der Orbita. Aktuelle Radiol 4:229–234

Newton TH, Bilaniuk LT (eds) (1990) Radiology of the eye and orbit, vol IV. Raven Press, New York

Nugent RA, Belkin RI, Neigel JM et al. (1990) Graves orbitopathy: correlation of CT and clinical findings. Radiology 177:675–682

Ohnishi T, Noguchi S, Muramaki N et al. (1993) Levator palpebrae superioris muscle: MR evaluation of enlargement as a cause of upper eyelid retraction in Graves disease. Radiology 188(1):115–118

Ohnishi T, Noguchi S, Murakami N et al. (1994) Extraocular muscles in Graves ophthalmopathy: usefulness of T2 relaxation time measurements. Radiology 190:857–862

Ostertag CB, Unsöld R, Weigel K (1983) Stereotactic biopsy of orbital lesions. Neuroophthalmology 3(4):277–280

Pappa A, Jackson P, Munro PMG et al. (1993) Glycosaminoglycans in the pathogenesis of thyroid-associated ophthalmopathy. In: Kaufmann H (ed) Transactions 21st Meeting European Strabismological Association, Salzburg 1993, pp 359–363

Peyster RG, Hoover ED (1984) Computerized tomography in orbital disease and neuroophthalmology. Year Book Medical Publishers, Chicago, London

Pickardt CR (1991) Why do we need the ophthalmologist? Exp Clin Endocrinol 97(2/3):231–234

Prummel MF, Mourits M, Berghowt A et al. (1991) Prednisone and cyclosporine in the treatment of servere Graves' ophthalmopathy. N Engl J Med 321:1353–1359

Prummel MF, Wiersinga WM (1993) Smoking and risk of Graves' disease. J Am Med Assoc 269:479–482

Rootman J (1988) ed. Diseases of the orbit. Lippincott, Company, Philadelphia

Rootman J, McCarthy M, White V et al. (1994) Idiopathic Sclerosing Inflammation of the Orbit. A distinct clinicopathologic entity. Opthalmology 101:570-584

Rosch PJ (1993) Stressful life events and Graves' disease. Lancet 342 (8871):566-567

Rothfus WE, Curtin HD (1984) Extrocular muscle enlargement: a CT review. Radiology 151:677-681

Schildwächter A, Unsöld R (1987) Flüchtige Paresen bei Tumoren. Z Prakt Augenheilkd 8:281-285

Schneider G, Tölly E (1984) Radiologische Diagnostik des Gesichtsschädels. Thieme, Stuttgart

Sigmund G, Bähren W, Sigg O et al. (1986) Epidurales Empyem und Orbitaphlegmone. Fortschr Röntgenstr 145(1):33-37

Sonino N, Girelli ME, Boscaro M et al. (1993) Life events in the pathogenesis of Graves' disease. A controlled study. Acta Endocrinol 128(4):293-296

Stammen J, Unsöld R, Greeven G (1995) Computertomographische Befunde bei akutem Brown-Syndrom. Sitzungsber 157. Versammlung Rhein.-Westf. Augenärzte, Aachen, S 139-146

Towbin R, Han BK, Kaufman RA et al. (1986) Postseptal cellulitis: CT in diagnosis and management. Radiology 158:735-737

Trattnig S, Eilenberger M, Schurawitzki H et al. (1991) Varicosis orbitalis. Fortschr Röntgenstr 155(3):207-210

Trokel SL, Sadek KH (1979) Recognition and differential diagnosis of enlarged extraocular muscles in computed tomography. Am J Ophthalmol 87:503-512

Uhlenbrock D, Becker W, Appel W et al. (1983) Die alte und neu aufgetretene endokrine Ophthalmopathie in der Computertomographie. Gemeinsamkeiten - Unterschiede. Fortschr Röntgenstr 139(6):644-647

Unsöld R (1982) Zur computertomographischen Differentialdiagnose der Erkrankungen des Sehnerven. Graefes Arch Clin Exp Ophthalmol 218:124-138

Unsöld R (1984a) Differentialdiagnose chronisch-entzündlicher Orbitaprozesse unter Verwendung der Computertomographie. In: Lund O-E, Waubke T (Hrsg) Die chronisch-entzündlichen Erkrankungen des Auges. Hauptreferate 19. Essener Fortbildung für Augenärzte. Enke, Stuttgart, S 142-155

Unsöld R (1984b) Die Bedeutung der Computer-Tomographie für die Diagnose orbitaler Traumen. Fortschr Ophthalmol 81:579-582

Unsöld R (1985) CT-Orbitadiagnostik im Kindesalter. In: Lund OE, Waubke TN (Hrsg) Die Augenerkrankungen im Kindesalter. Hauptreferate 20. Essener Fortbildung für Augenärzte. Enke, Stuttgart, S 218-225

Unsöld R (1989) Computertomographische Befunde bei endokriner Orbitopathie. Ihre differentialdiagnostische und therapeutische Bedeutung. Sitzungsber 151. Versammlung Rhein.-Westfäl. Augenärzte, Münster, S 87-89

Unsöld R (1993) Radiologische Befunde bei Exophthalmus. In Lund OE, Waubke TN (Hrsg) Neuroophthalmologie. Hauptreferate 28. Essener Fortbildung für Augenärzte. Enke, Stuttgart, S 146-155

Unsöld R, Seeger W (1989) Compressive optic nerve lesions at the optic canal. Springer, Berlin Heidelberg New York Tokyo

Unsöld R, Hoyt WF, Newton TH (1979) Die computertomographischen Merkmale des kavernösen Hämangioms und ihre Bedeutung für die Differentialdiagnose im Muskeltrichter gelegener Tumoren der Orbita. Klin Monatsbl Augenheilkd 175:773-785

Unsöld R, Newton TH, DeGroot J (1980a) CT-evaluation of extraocular muscles. Anatomic-CT-correlations. Graefes Arch Klin Exp Ophthalmol 214:155-180

Unsöld R, Ostertag C, Newton TH (1980b) Zur Differentialdiagnose endokriner Orbitopathien und entzündlicher Pseudotumoren der Orbita. Computertomographie-Befunde. Klin Monatsbl Augenheilkd 177:31-47

Unsöld R, DeGroot J, Newton TH (1980c) Images of the optic nerve: anatomic-CT correlation. Am J Neuroradiol 1:317-323

Unsöld R, Feldon S, Newton TH (1981) Zur Diagnose orbitaler Muskelerkrankungen. Klinische Anwendung von Computer-Rekonstruktionen. Klin Monatsbl Augenheilkd 178:436-438

Unsöld R, Ostertag CB, DeGroot J et al. (1982) Computer reformations of the brain and skull base. Springer, Berlin Heidelberg New York

Vana S, Nemec J, Rezek P et al. (1992) Langfristige Resultate der Therapie bei endokriner Orbitopathie. Totale thyreoidale Ablation in Kombination mit Prednisolon verbessert die Erfolge. In: Röher HD, Weinheimer B (Hrsg) Schilddrüse 1991: Therapie der Struma. 10. Konferenz über die menschliche Schilddrüse, Heidelberg, Henning Symposium. De Gruyter, Berlin, S 432-439

Vargas ME, Warren FA, Kupersmith MJ (1993) Exotropia as a sign of myasthenia gravis in dysthyroid ophthalmopathy. Br J Ophthalmol 77(12):822-823

Werner SC (1977) Modification of the classification of the eye changes of Graves' disease. Am J Ophthalmol 83:725-727

Winsa B, Adami H-O, Bergström R et al. (1991) Stressful life events and Graves' disease. Lancet 338:1475-1479

Sachverzeichnis

Abszeß
    subperiostale 3, 19, 29, 45, 111, 112
    Tränendrüse 103

Brown-Syndrom 79, 80

Carotis-Sinus-cavernosus Fistel 72, 148 167, 185, 187
    posttraumatische 37
Coca-cola bottle sign 53, 59, 68

Dakryoadenitis
    abszedierende 44
    akute, virale Genese 97
    chronisch-entzündliche 98, 99, 100, 101
    granulomatöse 159
    sklerosierende 44
Dakryocystitis 173
Dekompression
    operative 65, 66, 67
    spontane 53, 55, 59, 64, 130
Dermoidcyste 119, 186

Emphysem 26, 186
endokrine Orbitopathie 3, 6, 57
    atypische Bilder 3
    dakryoadenitische Form 15, 71, 72, 136, 165
    Dekompression, spontane 53, 55, 59, 64, 130
    Fettgewebshydrops 48, 50, 55, 72, 143, 172, 185
    fibrotische Umwandlung 48, 49, 51, 63, 130, 143, 175
    monomyositische Form 49, 69, 70, 72, 166, 175
    paucimyositische Form 69
    polymyositische Form 22, 41, 48, 51, 52, 53, 54, 58, 60, 62, 63, 64, 66, 67, 72, 130, 141, 143, 150, 187
Enophthalmus 118, 138, 179, 180
Entzündungsreaktion
    chronisch vernarbende 154
    granulomatöse 9

Fibrom, solitäres 135, 176
Fraktur 26

Gefäßmißbildung
    venöse 23, 152
Granularzelltumor 177

Hämangiom, kapilläres 137, 180
Hämatom
    extraconales 26
    intramuskuläres 178
Histiozytose X 18, 45, 107, 120, 186

Hypophysenadenom
    somatotropinproduzierendes 73

Inferior rectus muscle syndrome 49
Infiltration
    diffuse 3, 28

Liposarkom 171
    myxoides 178
Lymphom 138, 155
    Non Hodgkin 10, 40, 102, 128, 151, 181

Maltom 10, 102
Metastase
    Bronchial-Carcinom 123, 175
    Harnblase 117, 176
    Liposarkom, myxoides 170
    Mamma 106, 145, 162, 176, 181
    Neuroblastom 18, 45
    scirrhöses Mamma-Carcinom 118, 138, 179, 180
Myasthenie 51, 52, 57, 58, 166
Myositis 28

Nasennebenhöhlenerkrankungen, orbitale Komplikationen 109
    Eitereinbruch in die Orbita 111, 113
    septische Thrombophlebitis 111
    Sinus-cavernosus Thrombose 111, 114
    subperiostaler Abszeß 111, 112
    Tumoreinbruch 129, 139, 158

Opticusscheidenmeningeom 182
Orbitalphlegmone 6, 125, 179
Osteomyelitis 18

Panophthalmitis 26
paraneoplastisches Syndrom 72, 176, 177
Pseudotumor orbitae 4, 28, 75, 155
    aseptische Thrombophlebitis 92
    dakryoadenitische Form 45, 85, 121, 127
    diffus infiltrierende Form 34, 86, 87, 89, 90, 138, 179, 180, 181
    Myositis-Tendonitis 75, 77, 78, 164, 175, 176, 187
    Sinus-cavernosus (Tolosa-Hunt-Syndrom) 89, 92, 93
    skleritisch-tenonitische Form 36, 81, 83, 84, 121, 132, 186
    Tendonitis 79, 80
    Weichteiltumor 92

Rhabdomyosarkom 18, 134, 149, 177

Sinus-cavernosus 72, 111, 114, 123, 128, 133, 148, 167, 170, 183, 184, 185
Skleritis-Tenonitis 28

Tendonitis 28
Thrombose der V. ophthalmica superior 114, 188
Tolosa-Hunt-Syndrom 89, 92, 93, 123

Tränendrüse 95
  Abszeß 103
  adenoid-cystisches Carcinom 105, 157
  Metastase (Mamma) 106
  pleomorphes Adenom 104, 122, 185

Vaskulitischer Prozeß 147

Wegener'sche Granulomatose 4, 115, 160

Springer und Umwelt

Als internationaler wissenschaftlicher Verlag sind wir uns unserer besonderen Verpflichtung der Umwelt gegenüber bewußt und beziehen umweltorientierte Grundsätze in Unternehmensentscheidungen mit ein. Von unseren Geschäftspartnern (Druckereien, Papierfabriken, Verpackungsherstellern usw.) verlangen wir, daß sie sowohl beim Herstellungsprozess selbst als auch beim Einsatz der zur Verwendung kommenden Materialien ökologische Gesichtspunkte berücksichtigen.
Das für dieses Buch verwendete Papier ist aus chlorfrei bzw. chlorarm hergestelltem Zellstoff gefertigt und im pH-Wert neutral.

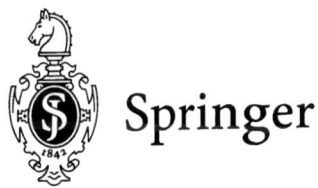

If you have any concerns about our products,
you can contact us on
ProductSafety@springernature.com

In case Publisher is established outside the EU,
the EU authorized representative is:
**Springer Nature Customer Service Center GmbH
Europaplatz 3, 69115 Heidelberg, Germany**

Printed by Libri Plureos GmbH
in Hamburg, Germany